WELCH MEISTERWERK IST DER MENSCH!

Kunstreise durch das Land der Psychiatrie

Ein Lese- und Lernbuch von
Wolfgang Werner

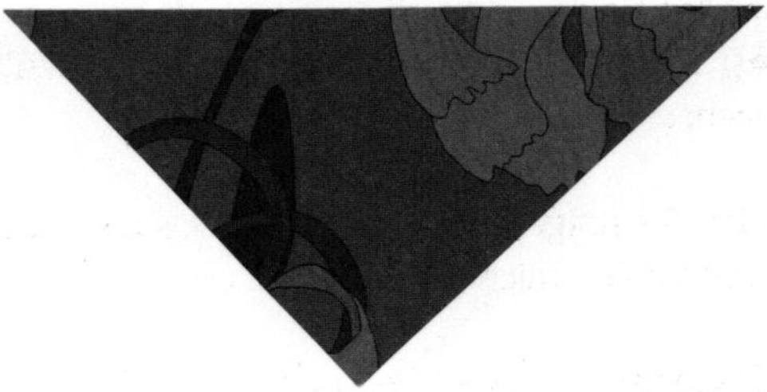

Niemand ist weise von Mutterleibe an; Zeit und Erfahrung lehren hier und fegen die Tenne ...

Es ist nicht alles Gold, ..., was glänzet, und ich habe manchen Stern vom Himmel fallen und manchen Stab, auf den man sich verließ, brechen sehen.

Darum will ich Dir einigen Rat geben und Dir sagen, was ich funden habe und was die Zeit mich gelehret hat.

(Matthias Claudius: An meinen Sohn Johannes, 1799)

Kontaktadresse:

Prof. Dr. Wolfgang Werner
E-Mail: wwb08@web.de

Bibliografische Information der Deutschen Nationalbibliothek

Die Deutsche Nationalbibliothek verzeichnet diese Publikation in der Deutschen Nationalbibliografie; detaillierte bibliografische Daten sind im Internet über http://dnb.d-nb.de abrufbar.

Im Sudhaus
Hechinger Straße 203
72072 Tübingen

E-Mail: dgvt-verlag@dgvt.de
Internet: www.dgvt-Verlag.de

Gestaltung:
WERNERWERKE, Cordes + Werner GbR, Berlin

Umschlagbild:
„Gilles“ oder „Pierrot“ von Antoine Watteau (Detail)

Gesamtherstellung:
freiburger graphische betriebe GmbH & Co. KG, Freiburg

ISBN 978-3-87159-290-4

Inhalt

Zum Geleit

Folgt man dieser Kunstreise durch das Land der Psychiatrie, so wird man angeregt, nicht nur über die einzelnen Bilder nachzudenken, sondern erfährt fast spielerisch etwas über ihre Entstehung und Wirkung auf den Betrachter aus Sicht eines langjährigen Facharztes für Psychiatrie und Psychotherapie. Diese Kommentare werden geschickt unterbrochen durch Zitate von bekannten Buchautoren und verwoben mit Kommentaren des Psychiaters Wolfgang Werner. Auf diese Weise entsteht ein wunderbarer Strom an Informationen, der einen von Etappe zu Etappe und innerhalb der Etappen von Bild zu Bild trägt.

Besonders ergriffen hat mich die zweite Etappe mit dem Titel „Orte des Trauerns". Trauern aus Betroffenensicht, Trauern aus der Sicht des Therapeuten, aber auch Trauern mit den Betroffenen zusammen sind Aspekte, die hier harmonisch zusammengeführt werden. Fast spielerisch erfahren wir Details über die Biographie des Malers Émile Friant. Seine Werke werden lebendig und erhalten eine Ausgestaltung, wie man sie sich farbiger nicht vorstellen kann. Unvermittelt, aber wichtig sind die eingestreuten Fragen zum Erleben des Kunstwerkes. Sie fordern uns auf anzuhalten und intensiver über die bis dahin dargelegten Kunstwerke nachzudenken, aber auch darüber, was die Kunst mit uns macht und was unsere Gedanken aus der Kunst entwickeln. Diese Fragen sind fast ein psychotherapeutischer Dialog zwischen dem Leser und dem Kunstwerk.

Ich denke, dass dem Autor mit diesem Buch etwas ganz Ungewöhnliches gelungen ist. Einerseits setzt er Kunstwerken aus der Saar-Lor-Lux-Region ein bleibendes Denkmal, vermittelt aber unaufdringlich, welche Fähigkeiten in einem Psychiater und Psychotherapeuten stecken, die Welt der Kunst zu erleben und in das eigene Leben zu integrieren. Ich hatte das Privileg, die ersten Etappen dieses wunderbaren Buches vor Drucklegung zu lesen, und muss gestehen, dass ich sie ungewöhnlich rasch und intensiv aufnehmen konnte. Zu keinem Zeitpunkt habe ich mich gelangweilt und denke, dass dieses Lesebuch ein Gewinn sein sollte für jeden Profi, aber auch jeden Anfänger auf dem Gebiet der Psychiatrie und Psychotherapie und schließlich selbstverständlich für viele Laien, die sich unbefangen auf eine Reise mit Wolfgang Werner begeben wollen.

München, im Juli 2013

Peter Gaston Falkai

Vor der Reise

„Letztlich ist der Mensch allein", sagte Dietrich Langen, einer meiner psychotherapeutischen Lehrer, und erhob sich vom Bettrand. Er hatte während einer klinischen Visite einige Minuten lang aufmerksam zugehört, wie seine Patientin ihre Lebenssituation beschrieb. Die ihn begleitenden Personen, eine Stationsschwester, eine Oberärztin und ein Assistenzarzt, sahen sich verblüfft und fragend an. Sie wirkten auf mich plötzlich verunsichert. Ich selbst war als Gast in Mainz dabei; ich leitete zu dieser Zeit kommissarisch die Homburger Universitätsnervenklinik und wollte etwas Zusätzliches lernen.

Die Worte von damals habe ich nie vergessen.

Ich begrüße auch Sie, die Sie als Reisender bei den kommenden Etappen dabei sein wollen, mit diesen Worten; sie haben, wie Sie im Laufe der Zeit noch sehen werden, große Bedeutung für das Beeindruckt-Werden, das Nachvollziehen, das Verstehen und auch für die Psychotherapie. In allen diesen Dimensionen will die kommende Reise immer wieder Zugänge vermitteln.

Man kann den Satz Letztlich ist der Mensch allein so formulieren, dass er noch mehr einleuchtet: Die Prozesse, aus denen heraus wir denken und handeln, spielen sich, ohne dass ein anderer sie lesen oder kontrollieren könnte, in unserem Inneren, im stillen Kämmerlein, ab. In diesem inneren Entscheidungsraum kann kein anderer dabei sein. Das ist immer so, gleich was wir an Erlebnissen, Erfahrungen, Schicksalsschlägen, Informationen, Prophezeiungen, Belastungen mitbekommen haben.

Ich mache diese Vorbemerkungen zu Beginn einer Reise. Nicht jeder, der nach Indien fährt, entdeckt Amerika, sagt Erich Kästner. Die erreichten Orte müssen ja nicht so weit (wie es in dieser Aussage dargestellt ist) vom beabsichtigten Ziel entfernt sein. Aber was wir erreichen, hängt immer wieder von dem ab, was wir unterwegs machen und wie wir uns verhalten. Und das hängt auch von dem ab, was wir alles vorher durchlebt haben.

Wer also auf eine Reise geht, um einen bestimmten Ort, ein bestimmtes Kunstwerk zur Kenntnis zu nehmen, muss wissen, dass er nicht einen Sachverhalt in sich dokumentieren wird, den alle anderen auf dieselbe Weise in sich einschreiben werden. Wenn etwas Eindruck hinterlässt, dann liegt das immer auch daran, dass man etwas von sich selbst wiedergefunden hat, manchmal zur erwünschten Bestätigung, sehr oft aber auch ganz unerwartet, unverhofft und gegen alle Verdrängung.

Ich weiß nicht, ob es zutrifft, dass in unserer Zeit mehr Reisen unternommen werden. Und das hängt ja auch von der Definition ab. Eine Fortbewegung von A nach B über 800 km muss keine Reise darstellen. Dass ich in Saarbrücken ins Flugzeug steige und in Berlin ankomme, ist fast nicht befremdlicher, als dass ich von zu Hause in die Stadt zum Einkaufen fahre. Aber die Zuordnung zur Reise kann natürlich trotzdem erfolgen. In meinem Anspruch, in meinem Leben und hier in diesem Buch bedeutet „Reisen" mehr. Ich habe einmal in meinem kleinen Büchlein mit dem Titel „Psychiatrisches Alphabet" einen Fragebogen zur Qualität des Reisens entworfen; gemeint war die therapeutische Reise durch die Psychiatrie.

Im Mittelteil dieses Bogens, also zentral, standen drei Fragen:

Haben Sie etwas Wesentliches von dem Land,
durch das Sie gewandert sind, erfahren?

Hatten Sie Gelegenheit, von sich etwas Neues
zu erfahren oder etwas Altes wieder anzutreffen?

Hatten Sie Gelegenheit, mit anderen Menschen
in Kontakt zu kommen?

Die Frage nach dem Kontakt darf, was diesen „Reiseführer" betrifft, nicht auf die einzelnen Etappen bezogen werden. Ich erhoffe mir eine darüber hinaus gehende Wirkung, und ich wünsche mir, dass es Ihnen, lieber Leser, möglich sein wird, nach der Lektüre des Buches alle drei Fragen positiv zu beantworten.

Nun kann man ja alleine oder in Begleitung reisen. Für Sie, als Leser, gibt es meine Begleitung, die Sie allerdings immer wieder, je nach Ihrer eigenen Entscheidung, weglassen können. Bei Gruppenreisen kann man sich der Anwesenheit und dem Einfluss der anderen weniger entziehen. Durch gemeinsames Erleben erschließen sich viele andere, unerwartete, Zugangswege, die zu intensiven Erfahrungen führen, die Herz und Hirn für das weitere Leben öffnen können.

Aber am Ende entscheidet es sich im stillen Kämmerlein, wie der Koloss von Rhodos oder die Venus von Milo erlebt werden. Letztlich ist der Mensch allein.

Während der nun beginnenden Kunstreise will ich Sie in verschiedenen Etappen durch das Land der Seele führen. Meine spezifische Betrachtungsweise des Menschen geht auch auf meinen Beruf zurück – mit allem, was ich darin persönlich erlebt und gestaltet habe. Es wäre aber sicher ähnlich lohnend, eine Reise durch das Land der Seele auf dem Erlebenshintergrund eines Hausierers darzustellen oder eines Gemischtwarenhändlers, der von Ort zu Ort fährt, oder aus der Sicht einer Prostituierten.

Gedanklicher Ausgangspunkt für unsere Reise und für deren Zielsetzung ist die Tatsache, dass alles, was dem Menschen zustoßen kann und was er bewirken kann, in jeder beliebigen überschaubaren Region aufzufinden, zu untersuchen und zu besprechen ist. So wie sich in der einzelnen Zelle der Bauplan des ganzen Körpers befindet, so weist eine ausreichend große Beispiel-Region alle Möglichkeiten der gesamten Menschheit auf. Johann Peter Hebel hat es im „Kannitverstan" beschrieben:

Der Mensch hat wohl täglich Gelegenheit, in Emmendingen und Gundelfingen so gut als in Amsterdam, Betrachtungen über den Unbestand aller irdischen Dinge anzustellen, wenn er will ...

Wenn Sie jetzt in der Mark Brandenburg leben oder anderswo – in der Ferne – und die Orte, die ich nenne, nicht vor der Haustür haben, so sollte das kein großes Hindernis sein. Denn einmal kann man all die Kunstwerke, die ich beim Namen nenne, durch andere und ähnliche weitgehend ersetzen und außerdem könnte man auch, in unserer mobilen Zeit, einmal an einen Ort der von mir skizzierten Reisen fahren und aus eigener Anschauung, eigenem Erlebnis meine Aussagen überprüfen, um zu eigenen Erfahrungen und Ansichten zu kommen.

Dass ich mich in diesem „Reiseführer" auf die Großregion beschränke, in der ich lebe, hat den Grund, dass ich wie jeder andere zuerst einmal eine Auswahl treffen muss (gleich in welchem Land und in welcher künstlerischen Disziplin) und dass ich dann natürlich das bevorzuge, was ich selbst erlebt habe und was zumindest die Reiseteilnehmer, die aus meiner Region stammen, ohne größere Umstände ebenfalls selbst in direktem Kontakt erfahren können.

Wenn man sich dann einmal entschieden hat, mit welchem Kunstwerk man sich befasst, welches Kunstwerk man zum Anlass einer weiteren Beschäftigung machen will, dann spielt die Tatsache der Auswahl keine so große Rolle mehr. Das Entscheidende ist dann nämlich, was jeweils von uns wahrgenommen und in uns ausgelöst wird.

In diesem Zusammenhang soll nicht verschwiegen werden, was es bedeutet, wenn man einem Kunstwerk in seiner ursprünglichen Form begegnet. Der Atem des Authentischen kann so gewaltig sein, dass er alle Erlebnisqualitäten über den Haufen wirft, die man sich früher aufgrund von Katalog- und Bildbanderleben erworben hatte. Sowohl bei Watteaus „Pierrot", mit dem der Umschlag dieses Buches gestaltet ist, als auch bei Georges de la Tours „Hiob" hatte ich das Glück, allein im Saal des Louvre und des Museums von Épinal zu sein, so dass ich mich niederknien konnte. Vor Munchs „Krankem Kind" in Oslo war die Menschenmenge so groß, dass ich meinen Schauer der Wiederbegegnung oder der erstmaligen leibhaftigen Begegnung ohne eine solche Selbsthilfe aushalten musste.

An den verschiedenen Orten der Reise werden Sie auf alle Fälle zu unterschiedlichen Informationen und Erlebnissen kommen. Dieses Buch will keine psychologischen und psychiatrischen Wahrheiten vermitteln, schon deshalb nicht, weil es sie nicht gibt. Es will aber dazu verhelfen, dass Sie zu eigener Stellungnahme kommen, zu Ihrem Modus Vivendi, zu Ihrer Art und Weise, wie Sie mit sich selbst und mit den anderen Menschen am besten zurechtkommen können. Denn letztlich ist der Mensch allein.

So ist dieses Buch auch zum Lernen gedacht und nicht ohne Grund erscheint es in einem Verlag, der mit der Verhaltenstherapie zu tun hat. Das bedeutet keine bevorzugende Aussage zu dieser Methode, sondern eine hoffnungsvolle Annahme, dass wir in der Lage sind, unser Verhalten zu bestimmen. Und da kann die Liebe, die doch das Höchste von allem ist, am meisten helfen: Die Liebe zu uns selbst und in gleicher Weise die Liebe zu dem anderen.

Wenn dieser „Reiseführer", dieses „Lesebuch", ein Lernbuch ist, so ist es doch kein Lehrbuch, jedenfalls nicht im üblichen Sinne. Denn im Lehrbuch werden Inhalte vermittelt, die für fast alle gleich sind, die man überprüfen und abfragen kann. Aber die Inhalte der Psychologie und Psychiatrie, sofern es um persönlich Bedeutendes und wirklich Wichtiges geht, sind kaum generalisierbar, und die hinzugezogenen Begriffe stellen immer wieder Erfindungen dar, die es uns ermöglichen sollen, mit komplexen Problemen besser zurechtzukommen.

Ich will jetzt die einzelnen Punkte der internationalen Klassifikation der Krankheiten nicht der Reihe nach abhandeln und diskutieren. Ich will nur darauf hinweisen, dass medizinische Kandidaten vor 40 Jahren durchs Examen gefallen wären, wenn sie die Definitionen der heute geltenden internationalen Konventionen als Antwort gesagt hätten – und natürlich auch, dass sie heute ihren akademischen Grad nicht erreichen würden, wenn sie das zur Antwort gäben, was vor 40 Jahren von ihnen verlangt wurde. Als Beispiel nenne ich die „Diagnosen" der

Schizophrenie und des manisch-depressiven Krankseins. Während unserer Etappen werde ich auf solche Einzelheiten und Fragen immer wieder zurückkommen.

Was außerdem gegen ein Lehrbuch spricht, ist die Tatsache, dass die Leser keine allgemein verbindliche Wahrnehmungskompetenz haben, um das Dargebotene in sich hineinzulassen oder ganz zu durchschauen. Es ist nicht so wie beim kleinen Einmaleins, wo drei mal drei immer wieder und ohne Widerspruch neun ergibt. Die Leser sind unterschiedlich weit entwickelt in der Wahrnehmung der seelischen Abläufe, sowohl bei sich selbst als auch bei den anderen. Sie sehen das jeweilige Objekt aus unterschiedlicher Perspektive, einmal von vorne oder von hinten, auch in unterschiedlicher Situation nach einem Streit am Morgen oder nach einer befreienden Wanderung. Die Lerninhalte werden also von unterschiedlich aufnahmefähigen Personen aus unterschiedlichen Blickwinkeln und in unterschiedlicher Verfassung zur Kenntnis genommen. Das kann nur bedeuten, dass immer wieder etwas Neues und Anderes herauskommt und vor allem, dass man immer wieder von vorne anfangen muss, um wirklich so viel wie möglich mitzubekommen. Bei einem Haus kann ich sagen, dass es 10 Meter lang und 4 Meter hoch ist, ohne dass einer widersprechen wird. Bei einem Menschen kann ich nur wie Hamlet sagen:

„Welch Meisterwerk ist der Mensch!"

Und dann beginnt, wie bei einem Kunstwerk, das Sich-Einlassen, das Sich-damit-Auseinandersetzen, das Nähergehen und Sich-Entfernen, das Weglaufen und Wiederkehren, die Wahrnehmung neuer Einzelheiten und neuer Zusammenhänge, das Getroffensein wie von einer Botschaft.

Ich weiß nicht, was Ihnen bei den einzelnen Etappen wichtig sein wird, was Sie für sich daraus lernen werden. Ich weiß nicht, ob Sie beim Koloss von Rhodos an ein Parfüm denken werden, das nach Rosen duftet, oder ob Sie durch die Tatsache erschüttert sein werden, dass er gar nicht mehr existiert.

Es ist selbstverständlich, dass man bei einer organisierten Reise vieles nicht sehen kann, weil es andere nicht wichtig finden, dass man als Planer und Berichterstatter selbst vor allem das vermitteln wird, was einem persönlich plausibel scheint. Viele Wisssenschaftler werden deshalb meinen „Reiseführer“ als unvollständig, unwissenschaftlich, zu subjektiv bezeichnen. Das stimmt alles in vielerlei Hinsicht, und ich kann gut damit leben.

Nur wäre ich selber enttäuscht, wenn das Buch die Kriterien des zuvor erwähnten Fragebogens nicht erfüllen würde. Und vor allem möchte ich nicht langweilig sein. Sie sollten, das wünsche ich Ihnen und mir, eine unterhaltsame Reise haben oder – wie Theodor Fontane sagen würde – eine „unterhaltliche“.

Walther Killy beschließt das Vorwort zum letzten Band seines „Deutschen Lesebuchs“, in dem es allerdings um Texte und nicht um Menschen geht, folgendermaßen:

In den wenigen Abschnitten sollen verschiedene Verhaltensweisen gegenüber einem großen Lebensbereich hervortreten. Es werden nicht nur literarische Verhaltensweisen sein, nicht nur eine Generation wird sich in ihnen begreifen lassen: auch die wandelbare Realität selber und all die ungelösten Fragen mögen in den Blick kommen; und das auf den ersten Blick Unvereinbare wird sich häufig durch mehr als die bloße Gleichzeitigkeit verbunden erweisen. Aber das auszufinden und zu bedenken, ist nunmehr der dem Leser zuzumutende Anteil am Werk. Er sei gebeten, im Zusammenhang zu lesen, nicht nur Pröbchen zu entnehmen. Er bewege die Stücke in seinem Sinne gegeneinander und zürne dem Herausgeber nicht, wenn sein Urteil und seine Überzeugungen anderer Art sein sollen: auch im Widerspruch werden ihm die Zeichen der Zeit begegnen.

Für den Leser eines psychiatrischen Lern- und Lesebuches, in dem das Kunstwerk als Modell des Menschen steht, dürfte es nicht schwierig sein, die hier gebrauchten und vielleicht irritierenden Begriffe auszutauschen und zum Beispiel das „Literarische“ durch das Menschliche zu ersetzen. Auch Sie, liebe Leser dieses „Reiseführers“, sind gebeten, nicht nur

Pröbchen zu nehmen, aber auch nicht alle Abschnitte in einer großen Anstrengung auf einmal zu erledigen, sondern nach Möglichkeit am Tag jeweils maximal eine Etappe zurückzulegen. Im Unterschied zu Teilnehmern einer Reisegruppe haben Sie zwar die Freiheit, an jeder beliebigen Stelle Ihre Anwesenheit zu beenden, das Buch zuzuklappen, zurückzublättern oder vorzuschauen, was auf auf den letzten Seiten steht. Freiheit ist schön, ist wirklich so schön. Aber als Arzt weiß ich, dass es bei allem eine bekömmliche Dosis gibt.

Erste Etappe

Licht in der Malerei – Licht in der Therapie

Von Claude Lorrain zu den Hilfen des Alltags

Seien Sie nun, lieber Reisegenosse, herzlich willkommen zum Beginn unserer gemeinsamen Ausfahrt. Nehmen Sie es mir bitte nicht übel, wenn ich jetzt – und in Zukunft meistens – nur eine Form der in zwei Geschlechtern möglichen Begriffe verwende, wenn ich also jetzt die „Genossinnen" nicht eigens angesprochen habe. Ich will die Sprache so benutzen, wie sie im Alltag üblich ist, und die Gedanken so vortragen, wie sie mir entsprechen. Ich will nicht ausgewogen und korrekt sein. Ich will immer wieder subjektiv und auslösend, provozierend sein, damit Sie zu sich und dem andern kommen können.

Unsere Reise führt uns zum Maler des Lichts und des Aufbruchs, zu einem Werk Claude Lorrains.

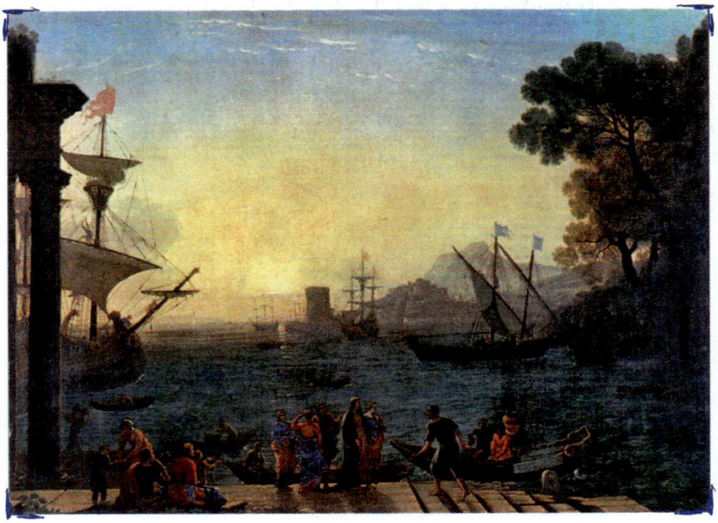

Die jetzt während des Lesens mögliche Reise findet nicht zum ersten Mal statt; ich habe sie schon mehrfach mit interessierten Hörern, Studenten und Nicht-Studenten, an der Universität Trier unternommen. So unterschiedlich auch die angestrebten oder erreichten Orte sein werden: Wir machen keine Reise ins Blaue. Das Terrain ist mir ziemlich gut bekannt, denn ich habe mich 45 Jahre lang an den unterschiedlichen Orten dieser Reise aufgehalten.

Ich weiß nicht, wie oft ich Sie in Zukunft zum Beginn weiterer gemeinsamer Etappen einladen kann, ob es also zu einer zweiten oder dritten Fortsetzung dieses „Reiseführers" kommt, denn ich weiß natürlich nicht, wie lange ich leben werde und wie lange ich verantwortlich den Kurs bestimmen kann. Aber das ist eine Allerweltssituation, und wenn wir uns dadurch vom Handeln abhalten ließen, dann dürften wir fast nichts Vernünftiges mehr tun.

Summa summarum geht es mir darum, dass Sie, lieber Mitreisender, – neben der Freude des Lesens, die Sie haben sollten – sich aus eigenem Erleben, aus eigener Überzeugung ein persönliches Kompendium der Psychologie und der Psychiatrie schreiben können, das es Ihnen erlaubt, human und fair mit sich und dem andern umzugehen, wenn einmal die Beziehung zu den Personen oder zur Welt beunruhigend verändert ist und Sie allein sind.

Ich fange an mit einem Reiselied:

Wasser stürzt, uns zu verschlingen,
rollt der Fels, uns zu erschlagen,
kommen schon auf starken Schwingen
Vögel her, uns fortzutragen.

Aber unten liegt ein Land,
früchtespiegelnd ohne Ende
in den alterslosen Seen.

Marmorstirn und Brunnenrand
steigt aus blumigem Gelände,
und die leichten Winde wehen.

Mit diesem Reiselied also, es stammt von Hugo von Hofmannsthal, will ich meine Kunstreise durch das Land der Psychiatrie beginnen: Es geht um die Kunst, um das Reisen und – wie man es vom Titel des Buches und vom Beruf des Autors her erwartet – immer wieder um die Psychiatrie.

Ich werde mich diesem professionellen Auftrag auch dann verpflichtet fühlen, wenn ich am meisten abzuschweifen scheine. Ich werde versuchen, an allen Orten des Kunstwerks oder der tatsächlichen Reise das durchscheinen zu lassen, was ich in vier Jahrzehnten psychiatrischer Arbeit gelernt habe, was nach meiner Erfahrung dem Menschen und seiner Seele gut tut. Dabei werde ich mich nicht nur auf das beziehen, dessen es bedarf, um einem gestörten oder erschütterten Menschen wieder zu Ruhe und Ordnung zu verhelfen, sondern ich werde mich auch immer wieder damit befassen, was der einzelne Mensch oder die Gesellschaft unternehmen müssen, um Wohlbefinden, seelische Gesundheit, soziale Teilhabe zu erlangen und zu erhalten.

Ich habe für unsere erste Etappe drei Themen ausgesucht: Ich werde sprechen von der Reise, von der Kunst und von der Psychiatrie. Ich kann und will es aber nicht vermeiden, dass immer wieder etwas von dem anderen, gerade nicht im Vordergrund stehenden, Thema auftaucht.

Reisen und Begegnen

Ich habe unsere erste Ausfahrt mit einem Reiselied begonnen, einem Lied, das Angst macht (Wasser stürzt, uns zu verschlingen, rollt der Fels, uns zu erschlagen), aber auch Hoffnung, einem Lied, das Lust macht, etwas kennenzulernen, ob es nun die Natur ist, die Früchte, die Kultur, die Marmorstirn oder die Themen und Tiefen unserer Welt, die im Brunnen zu Tage treten.

Das Reisen ist eine gute Metapher für das psychiatrische Terrain, nicht nur für die professionelle Arbeit, sondern auch für die psychische Erfahrung im Falle des Andersseins. Es gibt nicht wenige Menschen, die ganz gezielt mit Pharmaka eine Reise unternehmen, einen „Trip werfen“, um Zusätzliches von sich und der Welt zu erfahren. Und die Psychiatrie selbst hat sich lange so verstanden, versteht sich auch heute oft noch so – wie ein Forschungsreisender, der etwas entdecken, aufdecken will. Der Begriff der „Exploration“ ist auch heute noch in der Psychiatrie üblich. Ich persönlich liebe ihn nicht, da er die Machtverhältnisse zu klar zur Maxime macht, als hätte der Psychiater den Auftrag, wie ein Naturforscher das Gelände, das zu ihm ja keinen Bezug aufbaut und zu dem er nach der Meinung solcher Devisen auch keinen Bezug aufbauen sollte, zu erforschen.

In verschiedener Hinsicht ist also der Vergleich mit der Reise angebracht. Das liegt auch in der Natur der Sache, die in diesem Fall „Seele“ heißt. Um die Leber zu untersuchen, muss man nicht immer neue Denkrichtungen einschalten, neue Ansätze suchen, sondern es empfiehlt sich, das einzusetzen und zu nutzen, was sich in vielfacher wissenschaftlicher Überprüfung nach dem aktuellen Stand am besten bewährt hat. Bei der Seelenheilkunde ist das völlig anders: Vor allem bei dem in Frage stehenden gestörten Ablauf des Seelenlebens gibt es keinen verbindlichen Zugang zur Wahrnehmung, und es gibt keine für jedes Individuum gültigen Ablauffolgen der Störsyndrome. Um ein gestörtes Seelenleben zu erfassen, im wahren Sinne mitzubekommen, muss man sich verhalten wie bei einem Kunstwerk, wie bei einer Skulptur. Man muss von mehreren Seiten schauen, man muss näher kommen und sich entfernen, man muss das Werk in verschiedenen Beleuchtungen sehen. Und dann spielt es noch eine Rolle, in welcher Verfassung man sich selbst befindet. Mit diesen Gedanken bin ich schon etwas näher zum nächsten Unterkapitel gekommen, zur Kunst. Ich will später noch einmal darauf eingehen.

Jetzt will ich aber noch einmal zurückkehren zur Reise, die sich dadurch auszeichnet, dass man mehrfach den Ort wechselt. Es versteht sich von selbst, dass die Dinge, die man hören und sehen kann, dabei anders wahrgenommen werden. Das gilt aber nicht nur für die äußeren Reize, sondern auch für die inneren Abläufe. Ich kenne Menschen, die, ohne sich das vorgenommen zu haben, während einer Reise für sich entscheiden konnten, mit einem anderen Menschen zusammenzuleben (ohne dass dieser Mensch bei der Reise für die Entscheidungsfindung dabei gewesen wäre) oder sich von einem bisherigen Partner zu trennen. Ich erinnere mich an einen Kollegen, der eine große klinische Spezial-Abteilung leitete und nach einer Reise, die ihn in die Ferne geführt hatte, mit der Entscheidung zurückkam, die sehr gut ausgeübte spezialistische Tätigkeit einzustellen und wieder zum ursprünglichen Fach zurückzukehren. Ich kenne Personen, die lange um einen künstlerischen Ausdruck gerungen hatten und die bei einer Reise, die mit ihrem Ringen nichts zu tun hatte, plötzlich zur Erkenntnis kamen, wie die für sie richtige Gestaltung ausfallen müsste.

Hugo von Hofmannsthal, der Autor unseres Reisegedichts, schreibt im „Buch der Freunde“:

Denke ich mich und was immer Zweites dazu – und wäre es die Landkarte von Griechenland –, so sehe ich wie durch ein Fenster in mich hinein.

Das Reisen hat in unserem Zusammenhang, in dem Sie als Leser unterwegs sind, mindestens eine doppelte Bedeutung. Es geht einmal um Sie selbst und dann um die Menschen meiner psychiatrischen Praxis oder um die Hilfsbedürftigen ganz allgemein.

Es ist überwiegend zu erwarten, dass Sie an irgendeiner Stelle etwas von dem, was ich berichte, wichtiger nehmen als das andere, das ich außerdem berichte – dass Ihnen dazu Ihre eigenen Gedanken kommen und dass das Gesagte Ihnen dann eine neue Perspektive eröffnet. Wenn ich während einer einzelnen Etappe über ein bestimmtes Thema oder verschiedene Einzelprobleme des psychiatrischen Alltags oder des Helfens spreche, nehme ich Sie mit auf eine Reise durch das Land der Psychiatrie. Und Sie werden wahrscheinlich aus dem Kontext des für Sie Wichtigen mit dem Assoziationsthema eine persönliche Lösung finden und behalten.

Das Reisen hat auch für den psychisch Hilfsbedürftigen eine besondere Bedeutung. Ich bitte Sie, den Begriff des Reisens nicht allzu dramatisch zu nehmen, als ob es immer mit großen Bussen oder mit der Lufthansa gehen müsste. Ich meine auch das Reisen mit den Füßen, das Wandern oder eine andere kleine Ortsveränderung. Ich habe es in meinem beruflichen Alltag sehr geschätzt, mit meinen Patienten zu gehen, um die Saarschleife herum oder in die Vogesenberge hinauf oder durch die Alpen. Die gemeinsame Ortsveränderung führte nicht nur zur Relativierung der professionellen Situation des Gegenübersitzens oder Auf-der-Couch-Liegens, sondern zu gemeinsamen Eindrücken, in denen die Gemeinsamkeiten und die Unterschiede zwischen dem Arzt und dem Patienten deutlich wurden, zu erlebnisbedingten Unterbrechungen des quälenden inneren Störungskarussells, manchmal mit dem Resultat der Relativierung. Zum anderen gab es aber auch das Deutlich-Werden von prägenden Traumatisierungen und Ängsten wie in einem Schlüsselerlebnis.

Und manchmal erschienen Inhalte ganz unerwartet, für den anderen so unerwartet wie für mich.

Wenn ich jetzt etwas ausschweife – oder bei späteren Gelegenheiten – und zum Beispiel eine Geschichte erzähle, dann befürchten Sie bitte nicht, dass ich den Faden verloren habe und etwas Belangloses vortrage. Ich bleibe mir meiner Aufgabe die ganze Zeit bewusst, indem ich versuche, am Beispiel der jeweiligen Themen oder der aktuellen Situation etwas Wichtiges mitzuteilen. Ich bin nämlich der festen Überzeugung, dass die Menschen viel besser das behalten können, was sie in einem geschichtlichen oder bildlichen Zusammenhang erfahren, als das, was enumerativ nacheinander aufgeführt wird.

Also: Ich berichte von einem unerwarteten Erlebnis während einer Reise. Als ich vor mehreren Jahrzehnten einen jungen Mann behandelte, der von Stimmen und Angstvorstellungen gequält war, der wähnte, dass man ihn zu vernichten trachtete, erzielte ich im Laufe der Zeit, durch unsere wiederholten Gespräche und durch die hilfreichen Psychopharmaka, eine Linderung, so sehr, dass der junge Mann wieder in sein Studium zurückkehren konnte, ein Studium der Medizin. An dem Tag, als er die Prüfung des Physikums abgeschlossen hatte, kam er unerwartet und voller Angst zu mir: Er befürchte, das Examen nicht bestanden zu haben. Nun habe er von mir erfahren, dass ich in nächster Zeit verreisen wolle. Und er wisse nicht, wie er die schlimme Zeit des Wartens – ob er bestanden habe oder wieder einmal gescheitert sei – allein überstehen solle. In diesem Zusammenhang kam mir die Idee, ihm vorzuschlagen, mich auf meiner für den folgenden Tag geplanten Reise in die Schweiz zu begleiten.

Es ist mir immer noch in außergewöhnlicher Erinnerung, wie er dann während der Autofahrt, im Anblick des Straßburger Münsters, plötzlich eine Ampulle aus der Tasche zog, sie vor mich hinhielt und sagte: „Das müssen Sie mir während der 2-Wochen-Reise spritzen." Jahrelang hatte ich bei ihm dafür geworben, dass er das Medikament nehmen solle, das ihn vor der Wiederkehr seiner psychotischen Episoden schützen konnte. Und jetzt bat er mich aus eigenem Antrieb darum, die Injektion zu übernehmen. Das war für mich keine leichte Aufgabe, da wir Ärzte ja die Tätigkeit des intramuskulären Spritzens meistens delegieren, so dass wir keine Übung haben. Ich jedenfalls nahm in den nächsten Tagen Nachhilfeunterricht bei Pflegern eines befreundeten Schweizer Krankenhauses, bis ich die Injektion machen konnte.

Als ich übers Wochenende meine Tätigkeit in der Schweizer psychiatrischen Einrichtung kurz unterbrechen musste, schlug ich ihm vor, mit mir zusammen durch das Land zu fahren. Wir machten natürlich einmal Pause. Wir saßen im Sonnenschein auf einem Platz neben der Aare, über die eine Holzbrücke führte. Es war ein kleiner Tisch, um den wir saßen. Wir hatten beide einen Kaffee und ein Eis, und dann berichtete mein Reisepartner: „Das muss ich Ihnen noch sagen. Das war damals nur Angst, dass ich versucht habe, mich aus dem Fenster zu stürzen. Ich habe gemerkt, dass Sie Angst haben, dass Sie gezittert haben, als Sie mir die Spritze geben wollten. Da habe ich gedacht, wenn der schon Angst hat, dann bin ich verloren."

Dazu ist Folgendes zu sagen:

Der junge Mann, der im Ausland studierte, wurde damals, am Tag der von ihm nun beschriebenen Situation, von seinen Freunden notfallmäßig um Mitternacht gebracht. Ich empfing ihn in der Klinik. Er wirkte entspannt, sobald er mich sah. Ich schlug ihm vor, einige beruhigende, ihm bekannte und bewährte, Medikamente zu verabreichen. Er willigte sofort ein. Als ich die Spritze auf die Nadel aufsetzen wollte, ging das nicht sofort, so dass ich etwas unruhig wurde. Nach einigen Versuchen saß die Nadel fest; ich machte meine Injektion und dachte, es sei alles in Ordnung. Dann aber sprang der junge Mann plötzlich von der Liege auf. Er rannte zur Tür, riss sie auf, lief bis ans Ende eines 15 Meter langen Ganges und warf sich dort, wohl in der Annahme, dass das Fenster offen sei, gegen die nachtschwarze Wand aus Glas.

Wir alle waren der Überzeugung, dass er unter dem Eindruck von imperativen Stimmen gehandelt habe, von Trugwahrnehmungen, in denen die Menschen Befehle hören, die sie glauben unbedingt befolgen zu müssen. Wir gehen sehr oft davon aus, vor allem bei Selbstmorden innerhalb von Psychosen, dass solche imperative Stimmen den Ausschlag gegeben haben. Da es sich meist um sehr harte und grausame Suizidversuche handelt, die tödlich enden, kann man anschließend die Menschen nicht mehr befragen, und es ist also eine anschließende Auflösung, wie in dem von mir berichteten Fall, nicht möglich.

Ohne Partnerschaft, ohne Reise, ohne besonderen Ort hätte ich diese wesentliche Botschaft, die natürlich auch therapeutisch von großer Bedeutung war, nicht erfahren. Ich hatte mich sicher nicht auf den gemeinsamen Weg gemacht, um zu einer Erkenntnis oder zu dieser Erkenntnis zu kommen.

Ich habe Sie vorhin schon gebeten, mit „Reisen" nicht nur die großen Unternehmungen zu assoziieren, sondern ganz allgemein das Sich-auf-den-Weg-Machen, also auch das Spazieren, das vielleicht mehr aus der Mode gekommen ist. Es gibt ein berühmtes Prosa-Stück von Robert Walser mit dem Titel „Der Spaziergang". Im Verlauf dieser Erzählung sucht der Spaziergänger auch die Steuerbehörde auf und bittet den Vorsteher um mildernde Umstände:

Der Vorsteher oder Taxator sagte: „Man sieht Sie aber immer spazieren!"

„Spazieren" gab ich zur Antwort, „muss ich unbedingt, damit ich mich belebe und die Verbindung mit der Welt aufrecht erhalte, ohne deren Empfinden ich weder einen halben Buchstaben mehr schreiben, noch ein Gedicht in Vers oder Prosa hervorbringen könnte. Ohne Spazieren wäre ich tot, und mein Beruf, den ich leidenschaftlich liebe, hätte ich längst preisgeben müssen. Ohne Spazieren und Bericht auffangen, vermöchte ich nicht den leisesten Bericht abzustatten, ebenso wenig einen Aufsatz, geschweige denn eine Novelle zu verfassen. Ohne Spazieren würde ich weder Studien noch Beobachtungen sammeln können. Ein so gescheiter, aufgeweckter Mann wie Sie wird dies augenblicklich begreifen ...

Ohne Spazieren und damit verbundene Naturanschauung, ohne diese ebenso liebliche wie lehrreiche, ebenso erfrischende wie beständig mahnende Erkundigung fühle ich mich wie verloren und bin es in der Tat. Höchst aufmerksam und liebevoll muss der, der spaziert, jedes kleinste lebendige Ding, sei es ein Kind, ein Hund, eine Mücke, ein Schmetterling, ein Spatz, ein Wurm, eine Blume, ein Mann, ein Haus, ein Baum, eine Hecke, eine Schnecke, eine Maus, eine Wolke, ein Berg, ein Blatt oder auch nur ein ärmliches weggeworfenes Fetzchen Schreibpapier, auf das vielleicht ein liebes, gutes Schulkind seinen ersten ungefügten Buchstaben hingeschrieben hat, studieren und betrachten ...

Des Mitleides, Mitempfindens und der Begeisterung muss er jederzeit fähig sein, und hoffentlich ist er es. Er muss sich in den Enthusiasmus hinaufzuschwingen, sich aber ebenso leicht in die kleinste Alltäglichkeit herabzuneigen vermögen, und vermutlich kann er es."

In diesem Text beschreibt Robert Walser die Aufgabe, den Alltag, die Vorgehensweise des Dichters. Was er vom Dichter sagt und was ich nun zitiert habe (es handelte sich um einen Auszug), gilt aber genauso für den Psychiater, wenn er intensiv zugehört hat. Wenn er im Gespräch mit seinem Patienten das kleine weggeworfene Fetzchen Schreibpapier, auf das vielleicht das liebe, gute Schulkind seine ersten ungefügten Buchstaben hingeschrieben hat, entdeckt hat, ist ihm möglicherweise der Durchbruch gelungen.

Aber Sie, lieber Reisegenosse, wollen ja vielleicht kein Psychiater sein oder Psychiater werden. Trotzdem gelten die zitierten Sätze in gleicher Weise für Sie: Wenn Sie in dem Land der Psychiatrie, zu dessen Besuch Sie sich durch Ihre jetzige Lektüre entschieden haben, etwas erfahren und erkennen wollen, dann gelingt es, das ist meine Überzeugung, am besten auf diese Weise. Wenn ich anders verfahren und Ihnen der Reihe nach das vortragen würde, was im Handbuch steht, hätten die übermittelten Informationen kaum mehr Überzeugungskraft als der Inhalt des Telefonbuchs.

Ich habe bisher einen wichtigen Sachverhalt mehrfach gestreift, den ich noch einmal offen und expressis verbis ansprechen will. Es geht mir um jeden Einzelnen meiner Leser. Ich habe bisher von psychischen Störungen, von Psychosen, von imperativen Stimmen, von Patienten, von Injektionen gesprochen. Das alles ist mir wichtig, dass man den anderen Menschen versteht oder in seinem Nichtverstehen mit ihm fühlt, dass man ihm so gut wie möglich hilft. Mir ist es aber ebenfalls wichtig, dass jeder einzelne Leser nach den Begegnungen im Land der Psychiatrie etwas Persönliches für sich mit nach Hause nimmt. Das ist ein wichtiges Vermächtnis meines psychotherapeutischen Lehrers Dietrich Langen – zu seiner Zeit der führende Hypnoseexperte in Europa –, der mir sagte: „Jeder Mensch, der von mir geht, soll etwas für ihn Wichtiges mit nach Hause nehmen können. In dieser Beziehung soll es ihm besser gehen als zuvor."

Ich habe eben von den Begegnungen gesprochen. Zu den Wegen und Begegnungen hat Hugo von Hofmannsthal, von dem das anfangs zitierte Reiselied stammt, einen sehr schönen Aufsatz geschrieben. Dieser Aufsatz beginnt damit, dass der Dichter in seinem Reisebuch eine eigenhändige Notiz findet, an deren Zustandekommen er sich nicht mehr erinnern kann.

Der Flug der Vögel ist wundervoll in diesen strahlenden Tagen, und ich begreife vollkommen, daß ich diese Zeilen einmal aufgeschrieben habe: je me souviens des paroles d'Agur, fils d'Jaké, et des choses qu'il déclare les plus incompréhensibles et les plus merveilleuses: la trace de l'oiseau dans l'air et la trace de l'homme dans la vierge. Diese Zeilen stehen, mit Bleistift an den Rand geschrieben, mitten in einem Reisebuch, und ich fand sie vor drei Tagen, als ich danach suchte, ob es eine Straße gebe, wenn man vom Meer herauf nach Urbino gekommen sei, dann von dort zu Wagen übers Gebirg nach Assisi oder an den Trasimenischen See zu gehen. Ich sehe, daß diese Zeilen von meiner Schrift sind, sie sind zittrig geschrieben, vielleicht im Wagen, vielleicht in der Bahn; aber kein Nachdenken bringt mich darauf, woher sie stammen. Aus einem ältern französischen Buch vermutlich. Aber hätte ich damals in Umbrien in fremdartigen, seltenen Büchern gelesen? Ich weiß nichts davon. Wer ist Agur? Und wer ist der Redende, der sich Agurs entsinnt? Und dennoch habe ich dies geschrieben, und nun ist alles andre verloschen, und nur dies ragt herauf. Und irgendwo in mir, bei den Dingen, die ich erlebt habe, bevor ich drei Jahre alt war, und von denen mein waches Erinnern nie etwas gewußt hat, bei den Geheimnissen meiner dunkelsten Träume, bei den Gedanken, die ich hinter meinem eigenen Rücken je gedacht habe, wohnt nun dieser Agur – und wird vielleicht eines Tages herauf steigen wie ein Toter aus einem Gewölbe, wie ein Mörder aus einer Falltür, und sein Wiederkommen wird seltsam sein, aber nicht seltsamer eigentlich als vorgestern nachmittags das Hereinstürzen der zurückgekehrten jungen Schwalbe, durch die Luft, durch die halboffne Haustür, ins alte Nest, einschlagend wie ein dunkler Blitz. Und eine Minute darauf, wie ein zweiter dunkler Blitz, aus dem Scheitelpunkt des Äthers, nachschlagend dem ersten, kam das Weibchen, die junge Schwester, und jetzt die Frau. Denn es sind Geschwister, ausgebrütet im vorigen Sommer in diesem Nest hinter unsrer Haustür. Wie wußten sie den Weg, herabfahrend aus der Unendlichkeit der Himmel? Wie wußten sie unter den Ländern dieses Land, unter den Tälern dies kleine Tal, unter den Häusern dieses Haus? Und wo in mir wohnt Agur, der dieses Wunder anstaunte über allen Wundern, und nichts geheimnisvoller fand als die Spur dieses Wunders, die unsichtbare Spur des Vogels in der Luft?

Aber es ist sicher, dass das Gehen und das Suchen und das Begegnen irgendwie zu den Geheimnissen des Eros gehören. Es ist sicher, dass wir auf unserem gewundenen Wege nicht bloß von unseren Taten nach vorwärts gestoßen werden, sondern immer gelockt von etwas, das scheinbar immer irgendwo auf uns wartet und immer verhüllt ist. Es ist etwas von Liebesbegier, von Neugierde der Liebe in unserem Vorwärtsgehen, auch dann, wenn wir die Einsamkeit des Waldes suchen oder die Stille der hohen Berge oder einen leeren Strand, an dem wie eine silberne Franse das Meer leise rauschend zergeht.

Vorhin habe ich mit den Worten Robert Walsers wiedergegeben, was alles über unsere Ortsveränderungen, unser Spazierengehen und unsere Reisen, wahrgenommen werden kann. Jetzt habe ich versucht, mit den Worten Hugo von Hofmannsthals zu vermitteln, aus welchen Beweggründen und auf welche Weise wir zu unseren Begegnungen und Erlebnissen kommen und wie sie uns weiterführen können.

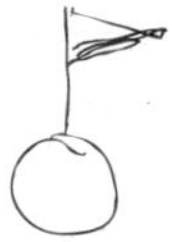

Nach diesen allgemeinen Betrachtungen zum Reisen will ich mich nun mit Ihnen zusammen auf den Weg machen. Dabei habe ich mich zu einem kindlichen Verfahren entschieden. Ich will davon ausgehen, dass meine nähere Heimat, dass die europäische Großregion des Saar-Lor-Lux-Raums, das Land der Psychiatrie darstellt. Ich weiß, dass solche Vorstellungen überholt sind, dass sie in die Zeiten des Kindesalters oder des Mittelalters fallen. Wir wissen, dass wir nicht den Mittelpunkt der Welt darstellen und dass sich nicht alles um uns oder um die Erde dreht. Trotzdem halte ich dieses Vorgehen und Vortasten für sinnvoll, weil wir das Unendliche ja nicht erfassen können. Es ist uns nur möglich, in kleinen Segmenten etwas wahrzunehmen, aufzunehmen und zu verdauen. Und es ist wahrscheinlich, dass – was den Menschen betrifft – Wahrheiten und Erkenntnisse, die an verschiedenen Orten gewonnen werden, den gleichen Inhalt haben, wenn sie auch verschieden aussehen mögen.

Zum anderen zeigt eine der kleineren Einheiten des Universums, nämlich der Mensch, dass in den allerkleinsten Untereinheiten der gesamte Bauplan enthalten sein kann. Ich spreche jetzt von den Erkenntnissen der Genetik.

In ähnlicher Weise bin ich davon überzeugt, dass, wenn man die Augen offen hält, auf einem umschriebenen Territorium die wesentlichen Möglichkeiten des Menschen zu erfassen sind, im normalen Leben z. B. bei der Arbeit, im Handwerk und in der Wissenschaft, im besonderen Leben in Kunst und Krankheit.

Ich bevorzuge das Modell der Großregion für meine Darstellung des Psychiatrie-Landes, aber auch des Kunst-Landes deshalb, damit meine aus dem deutschsprachigen Raum kommenden Leser – am leichtesten natürlich diejenigen, die im Südwesten wohnen – die Möglichkeit haben, sich auf den Weg zu machen, die Spuren zu verfolgen, die Orte aufzusuchen, die Originale zu sehen oder zu erleben, zu authentischen Erfahrungen und einem eigenen Urteil zu kommen. Sie haben es schon selbst gemerkt oder Sie werden es feststellen, dass es einen großen Unterschied macht, ein berühmtes Bild als guten Druck im Buch zu sehen oder davor zu stehen. Der Unterschied kann überwältigend sein.

Das gilt im Übrigen auch für den psychiatrischen Patienten. Wenn er aus seinen sozialen Bezügen herausgerissen in die Praxis gebracht wird, oder wenn Sie ihn erstmals im Krankenhaus sehen, in der grauen Legion von Leidensgenossen, früher sogar in Anstaltskleidern, dann macht er auf Sie einen ganz anderen Eindruck, als wenn Sie in sein Wohnquartier fahren, dort mit den Nachbarn sprechen, wenn Sie sich von ihm zu Hause das Lieblingsbild zeigen lassen oder die Bank, auf der er am liebsten gesessen hat.

Sie werden ein Kunstwerk und einen psychiatrischen Patienten am besten kennenlernen, miterleben, wenn Sie sich auf den Weg machen und den Kontext auf sich einwirken lassen. Natürlich werden wir nie zu einem 100%igen Erfassen des Wesentlichen und zu voller Übereinstimmung kommen. Aber das ist ja auch schon so mit unserer Sprache in den Zeiten der Gesundheit. Jeder spricht etwas aus, was in diesem Moment ihm entspricht und im nächsten Moment schon nicht mehr ganz die gleiche Bedeutung hat. Und was er ausgesprochen hat, stößt bei dem Ansprechpartner auf eine sehr unterschiedliche Konkordanz. Wir dürfen uns nie vormachen – das ist eine ganz, ganz wichtige psychiatrische Lebensregel –, dass wir genau wissen, was in dem anderen vorgeht.

Zum anderen ist es eine der schlimmsten Vorstellungen eines psychiatrischen Patienten, von einem Menschen abhängig zu sein, der nicht weiß, was in ihm, dem Hilfsbedürftigen, abläuft. Hier ist die wissenschaftliche Methode der nondirektiven Therapie von Rogers, der sogenannten Gesprächstherapie, der Königsweg. Diese Methode geht nämlich bei jedem Wortwechsel neu von dem letzten, dem aktuellen emotionalen Zustand des Patienten aus bzw. sie versucht, diese Zustände immer wieder neu zu präzisieren und zu kommunizieren.

Das Reisen, das Sich-auf-den-Weg-Machen zu einem Kunstwerk ist so etwas wie die Abwandlung der nondirektiven gesprächstherapeutischen Methode, die ja nicht nur eine therapeutische, sondern auch eine diagnostische, eine erfassende Methode ist. Mit jeder Annäherung und Entfernung, mit jeder erneuten Überprüfung, jeder Bestätigung und jedem Verlauf gewinnen wir eine Ahnung dessen, um das es geht.

Aus diesen Beispielen und Bemerkungen wird klar, dass es während des Dialogs zwischen Klient und Therapeut viele Veränderungen und Selbstüberprüfungen auf Seiten des Therapeuten geben muss. Es genügt nicht, zu „explorieren" wie ein Naturforscher, der mit seinem Forschungsgegenstand emotional nicht kommunizieren will.

Wir setzen jetzt unsere Reise fort:

Wasser stürzt, uns zu verschlingen,
rollt der Fels, uns zu erschlagen,
kommen schon auf starken Schwingen
Vögel her, uns fortzutragen.

Aber unten liegt ein Land,
früchtespiegelnd ohne Ende
in den alterslosen Seen.

Marmorstirn und Brunnenrand
steigt aus blumigem Gelände,
und die leichten Winde wehen.

Kunstwerk und Kunst

Da dieser „Reiseführer", wie bereits bemerkt, eine Vorgeschichte an der Trierer Universität hat und da wir ja irgendwo beginnen müssen, nehmen wir die älteste Stadt Deutschlands zum Ausgangspunkt. Wir begeben uns von den vielen Mauern und Häusern, den Toren und Palästen, den Kirchen und geschlossenen Plätzen der alten Kaiserstadt Trier in das Tal der noch jungen Mosel, in ein weites, helles Land mit dem kleinen Ort Chamagne, nahe gelegen von Charmes und Mirecourt, zauberhaften Orten, deren Namen schon den Zauber ankündigen. In Chamagne nun ist Claude Gelée geboren: im Jahre 1600 – ein Pastetenbäcker, der zu einem der größten Maler des Lichtes wurde.

Claude le Lorrain – peintre de la lumière. So steht es auf der großen Monografie des Parkstone/Aurora Verlags, die in Bournemouth und in St. Petersburg erschienen ist, also in den beiden Ländern, die das Wirken und die Werke dieses großen lothringischen Malers besonders geschätzt haben. Wesentliche Bilder und Dokumente befinden sich in diesen Ländern, in Russland und in England – in London z. B. das berühmte Buch „Liber veritatis“, in dem der Maler Claude Gelée, genannt le Lorrain, zeichnerisch alle Gemälde festhielt, die er fertiggestellt und verkauft hatte. Er hatte sich zu dieser Dokumentation entschieden, um die vielen Fälschungen, die schon zu seiner Zeit auftauchten, enttarnen zu können. Auch das erste Bild unserer Reise, das Sie gesehen haben, das Bild des Aufbruchs, wurde darin als Zeichnung festgehalten. Das wichtigste Vermächtnis Claude Lorrains in England ist aber wohl der Einfluss, den er auf den großen Maler des Lichtes in diesem Land ausgeübt hat, nämlich auf William Turner. Vor einigen Jahren war im Louvre eine Ausstellung zu sehen, die diese Beziehung zwischen William Turner und Claude Lorrain deutlich machte. Als der Engländer über die Alpen reiste und sein erstes Aquarell fertigstellte, widmete er es seinem großen Vorbild Claude Lorrain.

In England hängen viele Gemälde dieses großen Malers ebenso wie im Louvre, von wo die genannte Ausstellung zum Madrider Prado wanderte, und schließlich in St. Petersburg. In der Nähe unserer exemplarischen Großregion ist ein Bild im Frankfurter Städel zu sehen; ich habe es für diesen „Reiseführer“ noch einmal angeschaut und war zuerst etwas befremdet. Es fröstelte mich gleichsam, da ich von Lorrain vorwiegend die golddurchfluteten Bilder kannte und liebte. Aber das Bild, das den auferstandenen Christus in der Nähe von Maria Magdalena zeigt, spielt am frühen Morgen – und hat deshalb ein kühles Licht.

Es ist von seinem Zeitgenossen Joachim von Sandrart verbürgt, wie sich Lorrain um die Erfassung des Lichtes bemühte. Schon am frühen Morgen zog er aus, machte sich den ganzen Tag über immer wieder Notizen, um dann im Atelier die festgehaltenen Farb- und Lichtwerte zur Grundlage seines Schaffens zu machen.

Lorrain galt seit seinem Wirken den nachfolgenden Generationen als der Meister des Lichtes, ob es nun Goethe war oder der Bildhauer Rodin, der ihm in Nancy ein Denkmal gestaltete. Als eine der Sockelfiguren für dieses Denkmal des lothringischen Malers modellierte er den Gott Apollon, den Gott des Lichtes. Der Entwurf dieser sehr eindrucksvollen Plastik schwebt bewundernswert im Museum der Schönen Künste in Nancy. Wir werden in der neunten Etappe (siehe Seite 348) unserer Reise, die der Sonne und dem Glück, aber auch dem Unglück, gewidmet ist, diese Skulptur zeigen.

Eigentlich gelten Lorrains Bilder immer dem Licht, vorwiegend dem golden dahingegossenen Licht, das in die Ferne führt, dem Licht der Sehnsucht, dem Licht des erwartungsvoll angestrebten Ziels. Das, was sich links und rechts vom Lichtereignis abspielt oder auch davor, ist im Grunde nebensächlich. Es war tatsächlich für Claude Lorrain so nebensächlich, dass er die handelnden Personen, dass er die ganze dazugehörige Staffage, von anderen malen ließ.

Sehr oft handelt es sich in seinen Werken um Hafenbilder, die das Licht der Perspektive haben, die den Aufbruch, die Ausfahrt zeigen, z. B. der heiligen Ursula oder der heiligen Paula. Davon erzählt auch das folgende Bild, das Sie bereits kennen und das im Museum von Épinal hängt, etwa 50 km entfernt von Chamagne, wo Claude Lorrain geboren ist. Die hier dargestellte Szene spielt im 4. Jahrhundert unserer Zeitrechnung: Die Sonne geht auf über Ostia, dem Hafen der Römer, und Paula, eine junge christliche Witwe der römischen Aristokratie, macht sich auf, das heimische Ufer in einer Barke zu verlassen, um dann auf einem Segelschiff nach Palästina zu reisen. Unter Klagen und Trauern, aber unbeirrt, nimmt sie Abschied von ihren Kindern und Freunden.

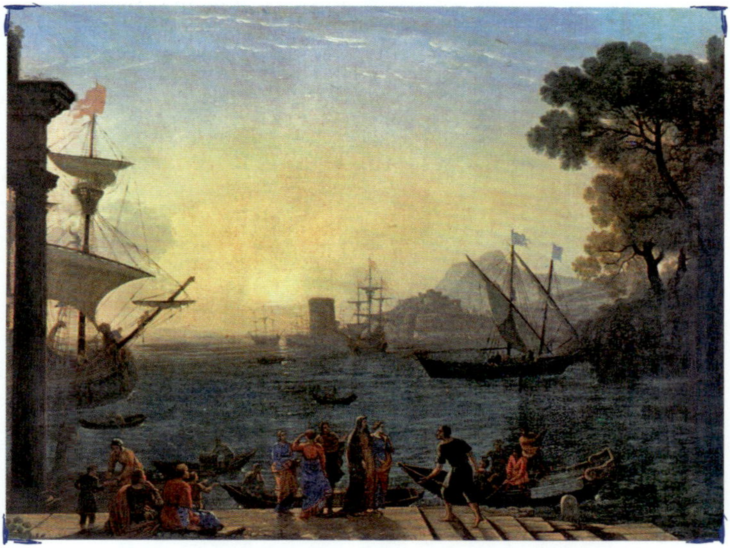

Einen Raum neben dem Saal, in dem Lorrains leuchtende Landschaft zu sehen ist, hängt für mich eines der größten Meisterwerke, die je gemalt wurden, ein Bild, das mich ähnlich erschüttert und begleitet hat wie der Pierrot von Watteau oder das kranke Kind von Edvard Munch. Ich spreche von dem Bild eines weiteren lothringischen Malers, der sieben Jahre vor Claude Lorrain geboren wurde, im Salzgebiet des Saulnois, in Vic-sur-Seille. Ich spreche von Georges de la Tour, einem, wie die zeitgenössischen Dokumente vermelden, manchmal unangenehmen Zeitgenossen. Aber er war ein großer Maler. In diesem Zusammenhang fällt mir ein, was ich in meinem Griechischstudium vor mehr als 50 Jahren von dem Professor hörte, der uns die Apologie des Sokrates auf einer Schallplatte vorspielte:

„Das ist ein außergewöhnlicher Vortrag, und er stammt von Werner Krauß, dem Mann, der bei den Nazis den Jud Süß gespielt hat. Man kann offensichtlich ein großer Schauspieler sein und ein kleiner Mensch." Ich glaube, dass das in der Kunstreise durch das Land der Psychiatrie eine wichtige Lehre und Erfahrung sein kann: zu welch unterschiedlichen Lebensformen und Verhaltensweisen jeder einzelne Mensch fähig ist – zum Beispiel in Kunst oder Krankheit.

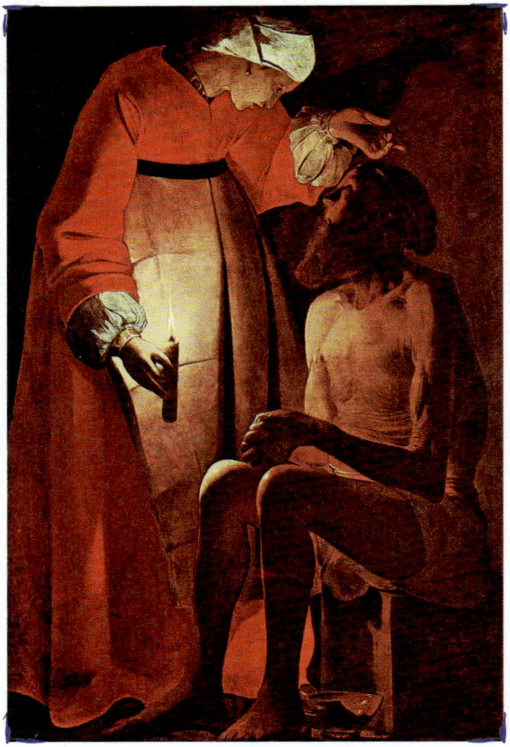

Das Bild von Georges de la Tour zeigt Hiob, wie er von seiner Frau besucht wird. Es wird uns in der vierten Etappe unserer Reise noch weit mehr zu denken geben. Für mich ist es das Bild der Barmherzigkeit. Der große französische Dichter René Char, ein führender Widerstandskämpfer seiner Zeit, schreibt, dass dieses Bild in seinem Widerstandsverschlag gehangen und ihm die Kraft verliehen habe, die Zeiten zu überstehen. Und dieser Mann hatte auch die Kraft, nach dem Krieg die Versöhnung mit den früheren Feinden zu suchen und zu finden.

In seinen Aufzeichnungen aus dem Maquis schreibt er:

Die farbige Reproduktion des „Gefangenen“ von Georges de la Tour, die ich an die weißgetünchte Wand des Raumes geheftet habe, in dem ich arbeitete: Je mehr die Zeit verstreicht, desto stärker scheint sie ihren Sinn auf unsere Lage zurückzustrahlen. Sie schnürt das Herz zusammen, gewiss, doch wie löscht sie den Durst! Kein einziger Widerstandskämpfer seit 2 Jahren, der, zur Tür hereingekommen, sich nicht die Augen verbrannt hätte an den Beweisen dieser Kerze. Die Frau erklärt, der Ummauerte lauscht. Die Worte, die von dieser irdischen Engelsgestalt herabfallen, sind die wesentlichen, unverzüglich bringen sie Hilfe. Die Züge des in der Tiefe des Kerkers Sitzenden: Die Talgminuten des Lichts dehnen sie, lassen sie zerfließen. Der Mann ist ausgetrocknet wie eine welke Nessel – keine Erinnerung, bei der er erschauern könnte. Die Schüssel ist eine Ruine. Aber das gebauschte Kleid füllt plötzlich den ganzen Kerker aus. Das Wort der Frau setzt das Unverhoffte in die Welt – keine Morgenröte, die es ihr hierin zuvortun könnte.

Dank sei Georges de la Tour, der die Hitlernacht bezwang mit einem Gespräch von Menschen.

Das Bild, von dem ich gesprochen habe, wurde lange Zeit anderen Künstlern zugeschrieben, bis die Autorschaft eindeutig geklärt war. Es passt ziemlich typisch in die Zeit, in der vor allem Caravaggio die Bedeutung des Lichtes gezeigt hat. Von den verschiedenen Variationen des zum Bildaufbau genutzten Lichtes handelt es sich bei Georges de la Tour vor allem um das Leuchtlicht. Man sieht die Quelle, von der das Licht ausgeht. Georges de la Tour ist der Maler des Kerzenlichtes, wovon sehr viele Bilder zeugen. Claude Lorrain, über den wir vorhin gesprochen haben, ist der Maler des Lichtes, das die Landschaft erfüllt

Wenn wir schon einmal in Épinal sind, dann schlage ich vor, noch einen Raum weiterzugehen. Dort sehen wir ein drittes Bild, das spezifisch vom Licht gezeichnet ist, in diesem Fall von der besonderen Atmosphäre des Helldunkel. Wir sehen eine Mater dolorosa von Rembrandt. Sie wird das Thema unserer sechsten Etappe sein.

Die drei erwähnten Gemälde von Claude Lorrain, Georges de la Tour und Rembrandt sind, wie noch andere Bilder, in diesem Buch mehrfach zu sehen. Auch manche Texte werden wiederholt zu lesen sein. Dabei handelt es sich nicht um ein Versehen, nicht um ein bei der Fertigstellung vergessenes Löschen von Dateien, sondern um eine bewusste, vielleicht vom Unterbewussten gesteuerte Wiederholung im Ablauf des Hin- und Herreisens und im Sinne des Gesamtkonzeptes.

Ich will aber jetzt mit Ihnen zusammen die kleine Département-Hauptstadt Épinal verlassen und den Rückweg antreten, der uns zunächst etwas in den Westen führen wird, wo wir in Vic-sur-Seille Station machen, dem Ort, in dem Georges de la Tour geboren wurde. Heute besitzt dieser sehenswerte Ort, der früher eine Sommerresidenz der Metzer Erzbischöfe war, ein nationales Museum, das geradezu um ein Werk des Georges de la Tour herumgebaut wurde. Es enthält aber noch viele andere Gemälde von Rang, die, wenn sie auch nicht so berühmt sind, den Besuch lohnen.

10 km nördlich von Vic-sur-Seille findet man das kleine Städtchen Dieuze, das im 19. Jahrhundert ein frankreichweit wichtiger Ort der Salzindustrie war – gelegen in einer Gegend, die nach dem Salz benannt wurde und auch heute noch benannt wird, im „Saulnois“, gelegen in einer Gegend, die schon in der Römerzeit von der Salzgewinnung lebte.

Hier, in diesem Ort Dieuze, ist Émile Friant geboren, ein Maler von außergewöhnlicher Begabung, der bereits im Kindes- und Jugendalter Meisterwerke malte. Als seine Heimatstadt infolge des deutsch-französischen Krieges (1870/71) deutsch wurde, zog er mit den Eltern und guten Bekannten nach Nancy, wo er sein Kunststudium begann, das er in Paris fortsetzte. Schon mit 30 Jahren war er nicht nur in Europa, sondern auch in Übersee bekannt und berühmt.

Von Émile Friant zeige ich Ihnen keines der berühmten Bilder, die der Stadt Nancy gelten oder den Themen von Tod und Trauer (das werde ich in der zweiten Etappe tun), sondern ein Bild von Sommer und Lebensfreude, von Licht und Gemeinsamkeit. Ich zeige Ihnen das Bild, das die Ruderer an der Meurthe darstellt.

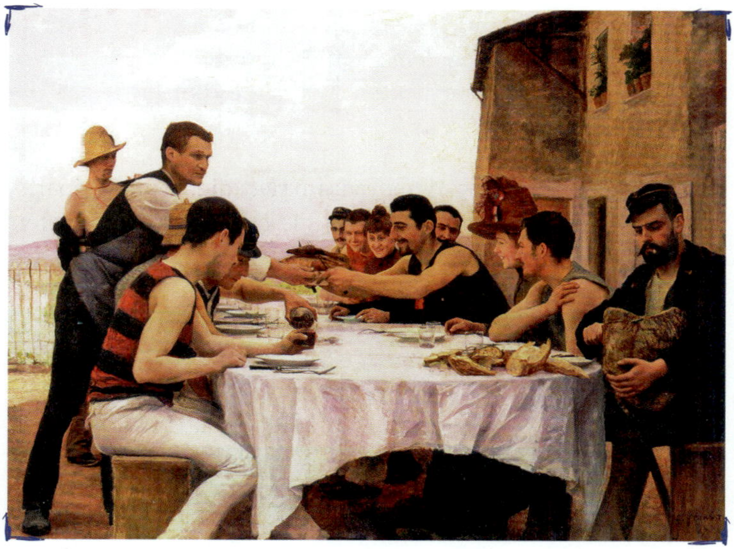

Man muss dieses Bild im Original gesehen haben, um zu erfassen, wie einen das Licht treffen, wie Licht gemalt sein kann. Philippe Claudel, der Autor des zur Zeit viel gelesenen und hoch gerühmten Buches „Die grauen Seelen", der ein außergewöhnlicher Kenner des Lebens und des Werks von Émile Friant ist, schreibt dazu: Das ist kein Bild, das ist ein Ofen. Und in der Tat hatte ich bei meinem Besuch im Musée de l'École de Nancy den Eindruck, auf die Lichtmenge aus den Brennstäben eines Ofens zu schauen, als ich den Himmel über den Ruderern auf mich wirken ließ.

Vielleicht wird der eine oder andere beim Betrachten des Bildes an das letzte Abendmahl denken, vielleicht wird der eine oder andere die Diagonale wahrnehmen, die auch das Werk Edvard Munchs kennzeichnet (sie war in der Entstehungszeit, die stark auf die asiatischen Zeichnungen reagierte, ziemlich wichtig) – sicher wird jeder angesprochen und erfüllt sein von der Lebendigkeit, der Gemeinsamkeit, von der Helligkeit des Tages, von der Freude am Leben. Das ist ein Fest. Es ist das Fest der Gemeinsamkeit, der Teilhabe.

Sie merken, dass ich mich allmählich immer mehr der Psychiatrie nähere. Ich habe von dem Licht der Barmherzigkeit gesprochen, vom Licht der Perspektive und jetzt vom Licht der Gemeinsamkeit.

Bevor ich auf diese Variationen des Lichtes eingehe, die ich psychiatriespezifisch weiter differenzieren will, drängt es mich, noch einige Gedanken zur Beziehung zwischen Kunsterleben und Psychiatrie zu entwickeln.

Zunächst ist die Kunst durch eine Eigenschaft besonders ausgezeichnet, die nicht alltäglich ist: Das Abnorme wird bewundert. Wenn wir außerhalb der Kunst auf die Personen oder Produktionen schauen, die bewundert werden, dann handelt es sich meistens um ein Maximum des Angestrebten, eine außergewöhnliche Leistung, ein erfülltes Ideal. Denken wir an Menschen, die wegen ihres Aussehens bewundert werden, dann trifft das in aller Regel deshalb zu, weil sie am meisten dem entsprechen, was als das Schönste angestrebt wird. Schauen wir auf die Sportler, die schließlich die Medaille erhalten, dann handelt es sich um Personen, die am schnellsten gelaufen sind, am höchsten gesprungen sind und am weitesten geworfen haben. Es handelt sich nie um etwas Neues, sondern um die maximale Nutzung der Ressourcen.

Bei der Kunst bietet schon unsere Sprache schnell Einhalt, indem sie das Wort des Kunsthandwerks bereithält. Sobald etwas perfekt gemacht ist, kann es nicht mehr als Kunst gelten, ist es ein Kunsthandwerk geworden. Giacometti vergleicht das künstlerische Werk mit dem Produkt der Industrie, z. B. einem Auto.

Doch mit einer künstlerischen Plastik hat das Auto ebenso wenig zu tun wie jede andere Maschine, wie alle prämechanischen Objekte. Ein Objekt muss vollendet sein, um zu funktionieren oder nützlich zu sein. Je vollendeter es ist, um so vollkommener ist es, um so besser funktioniert es und um so schöner ist es. Jedes weiter entwickelte Objekt entthront das weniger weit entwickelte.

Eine Plastik dagegen entthront niemals eine andere. Eine Plastik ist kein Objekt, sie ist eine Fragestellung, eine Frage, eine Antwort. Sie kann gar nicht vollendet oder perfekt sein. Die Frage stellt sich nicht einmal. Für Michelangelo beginnt mit der Pietà Rontanini, seiner letzten Plastik, alles wieder von vorne. Und Michelangelo hätte noch 1000 Jahre lang immer weiter Pietàs schaffen können, ohne sich zu wiederholen, ohne einen Schritt zurück zu tun, ohne jemals etwas zu vollenden, sich stets weiter entwickelt. Rodin ebenso.

Wenn ein Auto oder eine Maschine kaputt gehen, werden sie zu Schrott. Wenn eine chaldäische Plastik in vier Teile zerbricht, werden daraus vier Plastiken, und jeder Teil ist ebenso viel wert wie das Ganze, und das Ganze bleibt wie jeder Teil immer virulent und gegenwärtig.

Eine zerbrochene ägyptische Plastik oder ein fleckiger, rissiger, verblasster, nachgedunkelter Rembrandt bleiben als Plastik, als Gemälde genauso schön wie am Tag ihrer Erschaffung. Im Gegensatz zu den Objekten, die sich nur auf sich selbst berufen, beruft sich eine Plastik, ein Gemälde immer auf etwas anderes als auf sich selbst.

Das Kunstwerk ist fast das Gegenteil von perfekter Leistung. Es ist ein Dokument des Auf-dem-Wege-Seins. Es ist eine Fragestellung und bezieht sich mehr auf den Ursprung als auf das Ergebnis. In keinem Fall bezieht es sich auf die Funktion.

Das alles sind Gedanken, die, wenn man sie auf die Menschen in psychischen Ausnahmezuständen beziehen würde, etwas mehr Gerechtigkeit oder Barmherzigkeit in die Welt brächten. Oder auch Respekt. Während der fünften Etappe unserer Kunstreise werde ich mich ausführlich mit der Menschenwürde befassen.

Ich erinnere mich an den Satz des jungen Mannes, von dem ich Ihnen schon anfangs berichtet habe, der mir damals von seiner und meiner Angst erzählte: „Die sind alle so unbarmherzig." Das hat er mir auf die Frage geantwortet, ob er an seinem neuen Studienort etwas von seiner Krankheit den Leuten berichtet habe, den Studenten, die ja als Helfer der Menschen Mediziner werden wollten. „Nein", hatte er geantwortet, „das habe ich nicht. Die sind alle so unbarmherzig."

In der Kunst aber ist es kein Akt der Barmherzigkeit, wenn man sich mit dem Abnormen auseinandersetzt. Im Gegenteil. Es ist ein Akt von Bildung, von Wissen, oft auch von Eitelkeit. In der Kunst ist das Abnorme salonfähig.

Hierbei gibt es die geradezu groteske Situation, dass viele Leute das Werk des Künstlers nur gelten lassen, wenn er als gesund gilt, so als ob es eine geringere Leistung darstellte, wenn man mit geschwächten Kräften etwas Außerordentliches vollbringt. Ich habe das als Bewunderer Robert Walsers und als Mitglied der Robert-Walser-Gesellschaft erlebt, wo es für manche Mitglieder geradezu eine Blasphemie ist, wenn man die menschliche Krankheit, unter der er sehr gelitten hat, beim Namen nennt. Man muss sich von der Idee freimachen, dass ein Gesunder immer gesunde Werke herstellt und ein Kranker immer wieder kranke Werke – ganz abgesehen davon, wie unsinnig solche Bezeichnungen sind. Wir wissen, welche Produkte das „gesunde Volksempfinden" in der völkischen Kunst hervorgebracht hat und welche Meisterwerke als entartet zerstochen, verbannt und verbrannt wurden.

Robert Walser hat das in seinem Räuberroman sehr schön formuliert:

> Ich richte an die Gesunden folgenden Appell: Leset doch nicht immer nur diese gesunden Bücher, machet Euch doch auch mit sogenannter krankhafter Literatur näher bekannt, aus der ihr vielleicht wesentliche Erbauung schöpfen könnt. Gesunde Menschen sollten stets gewissermaßen etwas riskieren. Wozu, Heiland Hagel noch mal, ist man denn gesund? Bloß um eines Tages so aus der Gesundheit heraus zu sterben? Eine verflucht trostlose Bestimmung …

Wir Menschen neigen dazu, ein Kunstwerk nicht nur auf uns wirken zu lassen, sondern auch darüber zu sprechen, uns mit anderen auszutauschen, zu diskutieren. Und wenn wir das tun und nicht auf unserem Standpunkt beharren, dann lernen wir, dass man vieles auch anders sehen kann, dass wir für manches geradezu blind sind. Wir wechseln vielleicht unseren Blick, beschäftigen uns mit einem anderen Detail, einem anderen Ort – und gewinnen damit wieder einen neuen Zugang. Wenn man will, kann man durch dieses Wechseln der Orte zu einem *Erörtern* des Gesamtzusammenhangs kommen. Sehr oft passiert es auch, gerade im Gespräch, dass Inhalte angesprochen werden, die wir zunächst übersehen hatten und die, sobald sie beim Namen genannt werden, uns wie ein Riss durchs Herz gehen, dass wir an etwas *erinnert* werden, was uns wesentlich ist. Und nicht selten kommt es vor, dass wir durch Erörtern und Erinnern zu einem Gesamteindruck kommen, der uns nicht verlässt, der uns das Bild *erschließt*.

Sehr ähnlich ist es mit dem Bild, das uns ein Mensch zeigt, der z. B. zur Behandlung kommt: Wie den Pierrot in Watteaus Bild sehen wir ihn umgeben von anderen, die dort hingehören und doch nicht hinzugehören scheinen, sehen wir ihn in einer einmaligen Situation. So fragend, wie er uns anschaut, so fragend müssten wir eigentlich zurückschauen. Denn wir wissen ja zunächst nicht mehr als die Informationssumme, den Gesamteindruck dieses Bildes. Und jetzt geht es darum herauszufinden, warum dieser Mensch gekommen ist, warum er nicht alleine gekommen ist, warum er so reglos erstarrt uns gegenüber steht, warum die anderen lachen oder desinteressiert sind. Vielleicht fällt einem zuerst das Kostüm auf, in dem er gekommen ist und das viel zu seiner persönlichen oder beruflichen Geschichte sagen kann, vielleicht einem anderen der verlorene Blick, der die Frage nach frühen Bezugspersonen stellen kann. Man kann sich fragen, ob jene Szene am Abend oder am Morgen spielt. Man kann sich fragen, mit wem dieser Mensch zuletzt gesprochen hat. Es gibt bei jedem Bild, das wir sehen – und jetzt spreche ich von der Psychiatrie –, eine unendliche Fülle von Zugangsmöglichkeiten mit immer neuen Funden am Weg, und es ist die hohe Kunst des Therapeuten, mit dem anderen zusammen in die Nähe dessen zu kommen, was wichtig ist.

Zu den vielen Wegen, die man gehen muss, hat sich mir seit frühesten Studienzeiten der Spruch ins Herz gebrannt, der im Züricher Burghölzli in griechischen Buchstaben an der Wand steht. Er stammt von Heraklit und lautet folgendermaßen:

Der Seele Wege kannst Du im Gehen nicht ausfindig machen, und ob Du jegliche Straße abschrittest; so tiefen Sinn hat sie.

Ich komme zurück zum Kunstwerk und seiner Relation zur Psychiatrie: Wenn wir uns die Mühe machen, einem Kunstwerk so gerecht zu werden wie einem Menschen und einem Menschen so gerecht zu werden wie einem Kunstwerk, dann haben wir es ziemlich weit gebracht.

Alltag der Psychiatrie

Nach diesen Betrachtungen zu Kunst und Psychiatrie kehre ich zurück zu dem eigentlichen Thema, das ich ja bereits an verschiedenen Stellen berührt habe. Ich kehre zurück zum Licht in der Psychiatrie.

Als Erstes fällt mir, wenn ich an Licht und Dunkel in großen Zusammenhängen und großen Zeiträumen denke, das finstere Mittelalter ein. Und wir meinen ja auch, dass wir über die Zeit der Aufklärung – etwa die Zeit, in der die Bilder von Georges de la Tour und Claude Lorrain gemalt wurden – aus dem Dunkel des Mittelalters ins Licht der Neuzeit getreten wären. In analoger Weise könnte man fragen, ob der Umgang mit psychisch Kranken parallel dazu ebenfalls einen solchen Wandel erfahren hat.

Nur hat der Beginn der Psychiatriegeschichte nicht im Mittelalter, sondern in der Neuzeit stattgefunden, und das Licht der Psychiatrie, das wir heute haben, folgte nicht auf die Aufklärung, sondern sehr viel später auf die größte Verdüsterung, die es jemals gab, die Unfruchtbarmachung und Ermordung von Hunderttausenden von psychisch Kranken. Man kann also die Psychiatriegeschichte in ihren großen Zügen mit der sonstigen Menschheitsgeschichte nicht parallelisieren. Andererseits ist zu bedenken, dass die Psychiatrie auch dazu entwickelt wurde, um die aktuellen Systeme von Staat, Industrie und Leistungsgesellschaft störungsfrei aufrechtzuerhalten.

Ich will auf diese Gedankengänge nicht weiter eingehen, sondern ganz praktisch werden und davon sprechen, wie der Gedanke und die Tatsache des Lichtes die heutige Psychiatrie positiv gestalten können.

Einmal bedeutet Licht ja Sichtbarmachen, Überblick, Einblick. Licht ins Dunkel bringen heißt Klarheit schaffen. Und wer einem psychisch gestörten Menschen Klarheit verschafft, hat schon einen großen Teil der professionellen Arbeit positiv bewältigt. Aus sehr vielen therapeutischen Gesprächen – und aus eigener Erfahrung – weiß ich, wie sehr die Seele befreit werden kann, wie man aufatmen kann, sobald Klarheit eintritt. Ich will das an einem persönlichen Beispiel deutlich machen. Es gab eine Zeit, wo sich mir aus verschiedenen Gründen finanzielle Probleme aufbauten, die mir unlösbar schienen. Ich befürchtete sogar, mein Haus verkaufen zu müssen. In dieser Ungewissheit unterhielt ich mich ein oder zwei Stunden lang mit einem befreundeten Sparkassendirektor, der mir die Situation klarmachte und die Möglichkeiten aufzeigte. Am Ende des Gespräches hat er mir keinen speziellen Rat gegeben, keine Aktion veranlasst, auch keinen Pfennig (es war damals noch nicht die Euro-Zeit) zurückgelassen. Aber er hatte mir Klarheit verschafft. Und ich ging aufgeklärt in die Situation zurück, die ich im Laufe der Zeit ohne größere Probleme bewältigte. Diese Erfahrung hat mich dann dazu veranlasst, dass ich bei Menschen, die mit ähnlichen Problemen zur Behandlung kamen, auch auf ähnliche Weise verfuhr (nämlich mit der Beratung durch einen Spezialisten), was jedes Mal zu einer deutlichen Entlastung führte.

Klarheit und Ordnung bringen ist ein ganz hohes therapeutisches Ziel und ein wesentliches Heilmittel.

Wir müssen nur daran denken, dass viele Menschen, die als „Verrückte" zu uns kommen, ein aus den Fugen geratenes Informationssystem aufweisen, dass bei ihnen die einzelnen Koordinaten, die einzelnen Orientierungspunkte, nicht mehr stimmen. Das ist ein Zustand, der einen wirklich zermürben und fertigmachen kann. Stellen Sie sich nur vor, Sie kämen in ein Ihnen vertrautes Dorf, wo die Kirche an einer anderen Stelle steht und plötzlich statt einer Straße sich ein Abgrund auftut. Die Angst des psychisch Kranken rührt oft aus dieser Veränderung des bewussten Erlebensfeldes. Die Aufgabe des Therapeuten ist es nun, außer dem Beeinflussen der Ursache (falls möglich) das Erlebnis der Situation erträglich zu machen. Das kann er durch Zuhören und Anteilnahme, das kann er aber auch zum Teil mit Medikamenten. Das kann er auch, indem er so etwas wie ein Lotse ist und dem Kranken jeweils sagt, wo er sich befindet und wie die Situation tatsächlich aussieht. Dabei darf sich der Therapeut nicht vormachen, dass er überzeugen könnte. Was man krankhaft als anders oder als real erlebt, hat die gleiche Überzeugungsqualität wie das von allen Menschen gleichzeitig als real Erlebte. Der Therapeut darf aber den Kranken nicht in seinem Irrtum bestätigen, indem er ihm „Narrenfreiheit“ gibt, sondern er muss ihm klar sagen, wie er die Dinge sieht, und so dem anderen die Möglichkeit verschaffen, sich vielleicht doch zu korrigieren oder jedenfalls das krankhaft Erlebte in vielleicht etwas abgeschwächter Form zu ertragen.

Licht ins Dunkel bringen, Klarheit schaffen, Ordnung schaffen, Aufrichtigkeit vermitteln, das sind therapeutische Elemente, die immer gut tun, auch wenn sie abgewehrt werden. Nicht selten haben mir Menschen am Ende der Therapie gesagt, was diese Überzeugung, die sie selber nicht haben konnten, ihnen gebracht habe. Ich erinnere noch einmal an das anfängliche Beispiel des jungen Mannes, der verzweifelt war und an keine Zukunft glaubte, der aber erst dann Schluss machen wollte, als er merkte, wie bei seinem Helfer das Licht der Klarheit und Zuversicht durch die Angst verdüstert wurde.

Am Beispiel Claude Lorrains, am Beispiel des Bildes, das den Aufbruch zu einem Ziel darstellt, habe ich vom *Licht der Perspektive* gesprochen. In der Umgangssprache ist das „Licht am Ende des Tunnels“ vertraut. Es muss etwas geben, was einem möglich erscheint, was man bereits – wenn auch in der Ferne – sehen und erreichen kann. Gerade in der Depressionsbehandlung ist dies eine wesentliche therapeutische Regel. Man muss nur wollen, was man kann, sagt Theodor Fontane – und so habe ich in den Stadien der schwersten Depression immer nur die kleinsten Ziele, eben die noch erreichbaren, formuliert, z. B. das Verlassen des Bettes zur Abendmahlzeit oder das Verlassen des Hauses, um eine Zeitung zu kaufen.

Das Licht der Perspektive hat oft über den Tag gerettet, und das Erreichen des wenn auch kleinen Zieles hat unter Beweis gestellt, dass man doch etwas erreichen, etwas fertigbringen kann – und hat das automatische Denken der Depression etwas abgeschwächt, etwas relativiert: dass man nämlich zu überhaupt nichts in der Lage sei.

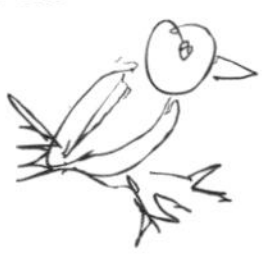

Und dennoch muss ich das Hohelied des Lichtes für eine kurze Weile unterbrechen, damit ich Ihnen auch das *Lob des Ungewissen, des Unklaren und der gemeinsamen Dunkelheit* vortragen kann:

Wie vorsichtig geht man doch durch die Welt, wenn man nicht weiß, was auf dem Boden liegt oder wächst. Und wie gedankenlos trampelt man darüber hinweg, wenn man das Terrain vorher für bedeutungslos, leblos oder nicht schützenswert erklärt hat. Die zuvor getroffene Einordnung versperrt oder verhindert das Kennenlernen, und sie führt dazu, dass man nur das wahrnimmt und unternimmt, was man vor dem Beginn des Weges schon für zutreffend hielt.

Ich spreche damit ein wesentliches Kapitel des psychiatrischen Handelns an, dass man nämlich schnell – oft vorschnell – klassifiziert und auf dieser Grundlage handelt, bevor man Zusätzliches weiß. Denken Sie wieder an das Beispiel des jungen Mannes, der versuchte, sich aus dem Fenster zu stürzen. Wenn man ausschließlich an die Regeln der Psychopathologie und einer daraus resultierenden Handlungsunfreiheit glaubt, dann kommt man nicht auf die Idee, nach anderen wesentlichen Hintergründen zu suchen. Um bei unserem Beispiel zu bleiben: In diesem Fall wäre die beste Therapie das gemeinsame Aushalten der Angst und das Besprechen der therapeutischen Interventionsmöglichkeiten gewesen. Ich hätte zum Beispiel die Spritze auch zehn Minuten später, nach einem noch längeren Gespräch, geben können.

Mein aus der Erfahrung gewonnenes großes Misstrauen gegenüber der frühen Einordnung und Klassifizierung erklärt auch meine prinzipielle Ablehnung von Spezialisierung und Spezialstationen. Diese führen zwangsläufig dazu, dass man schon von Anfang an eine regelhafte – nicht individuell personenbezogene – Behandlung spezifisch einleitet, deren Indikation und Verfahrensablauf erst am Ende als zutreffend ermittelt sein können.

Bei alldem bitte ich zu bedenken, dass es natürlich immer wieder Ausnahmen gibt, dass Syndrome manchmal durch Aussehen oder Wiederkehr eindeutig genug sind, um von Anfang an eine spezifische Therapie zu erlauben. Aber es geht bei solchen prinzipiellen Überlegungen, die die überwiegende Mehrzahl der Leidtragenden betreffen, zunächst einmal nicht um die Ausnahmen. Es geht um die Regel, wie man einem Menschen am besten gerecht wird. Man wird ihm am besten gerecht, wenn man sich zuerst einmal eingesteht, dass man so gut wie gar nichts von ihm weiß, so dass man mit offenem Herzen und offenem Verstand zuhört.

Ein Gruß ist etwas Grenzenloses, sagt Hugo von Hofmannsthal in dem bereits zitierten Aufsatz. Sobald man sich danach gefunden, miteinander abgefunden, den inneren – intimen – oder äußeren Vertrag geschlossen, im Falle der Psychiatrie die Diagnose gestellt hat, gibt es viel weniger an Informationen oder gegenseitigem Austausch.

Diese grenzenlose Offenheit der Begegnung wird am ehesten erreicht durch das Fehlen einer vorgefassten Zuordnung, durch die Ungewissheit dessen, was auf einen zukommt, und die Ungewissheit der eigenen Stellungnahme. Mit den Worten Robert Walsers:

Ich bin erklärter Freund des Ungewissen. In einer gewissen Undeutlichkeit, worin alles verfeinert ist, fühle ich mich außerordentlich wohl, und wenn es mir zeitweise um Herz und Geist herum dunkel ist, so freut es mich tief, daß ich mich anzustrengen habe, mich in Geist, Herz, Phantasie wieder zurechtzufinden, halb schon verlorengegangene schöne, liebe Dinge, Gesichter, Gebilde, lebhaft zurückzugewinnen.

An einer anderen Stelle meint er:

Es bedarf zur wirklichen Sicherheit des Auftretens und des Weltfühlens eines beständigen kleinlichen Schwankens, Federns. Der Boden unter unsern Füßen darf und soll sich heben und senken, und wir brauchen, um die Richtung ins Vollkommene beizubehalten, fortwährender Empfindung, daß wir nicht fertig mit uns sind und es wohl auch nie werden.

Und jetzt komme ich noch auf die *Gemeinsamkeit im Dunkel*: Wenn Sie mit jemandem durch den tiefen, dunklen Wald gehen, dann hilft es ihm wenig, dass Sie ihm von der Helligkeit vorschwärmen, die in zwei Tagen kommen wird. Die wesentliche Leistung in der Zeit der Dunkelheit besteht darin, gemeinsam die Orientierungslosigkeit, die Angst auszuhalten, sich und den andern vor der Gefahr zu bewahren und sich aufeinander verlassen zu können. Wie segensreich ist in diesen Fällen die Methode der Gesprächstherapie, bei der der Begleiter immer nahe am Gefühl des andern ist, ihm das Verständnis vermittelt, nachfragt, vielleicht auch Verhaltens- und Ertragensweisen aufzeigt. Keiner fühlt sich alleingelassen.

Zu meinen nachhaltigen therapeutischen Erfahrungen gehört das Erwachen von Menschen, die vorher starr in der Ecke gestanden oder über Tage nichts gesprochen hatten, wenn sie die Teilnahme im Dunkel gemerkt hatten, das vorbehaltlose und nicht auf Reparatur ausgerichtete Dabeisein, die Tatsache, dass sie nicht allein waren.

Ich habe vielen Menschen – und aus voller Überzeugung – Medikamente gegeben, aber ich habe niemals so viel Gemeinsamkeit und Dankbarkeit erlebt wie in und nach den Zeiten der gemeinsamen Dunkelheit.

Nach dieser Abschweifung in das Reich des Ungewissen und Dunklen kehre ich wieder zurück zum Licht.

„Licht in der Therapie" steht auch für *Freundlichkeit*. Ich denke, es entspricht einem allgemeinen Wortgebrauch, wenn man Burgen, die Angst machen, dem Dunklen zuordnet und helle, weite Räume dem Licht.

Psychiatrische Anstalten waren Burgen, die Angst machten.

Dabei müssten sie Orte sein, die Hoffnung vermitteln, Orte, zu denen man sich voller Vertrauen begibt, um von dem Gefühl des Scheiterns und des Nicht-mehr-Dazugehörens befreit zu sein. Sie wissen, dass die psychiatrischen Anstalten – ob sie nun Merzig, Andernach oder Alzey hießen oder Landeck oder Lorquin oder wie auch immer – das Gegenteil vermittelten.

Wenn es darum geht, Licht in die Psychiatrie zu bringen, dann muss dieser Umstand sehr ernst bedacht werden. Die Angst vor den dunklen Anstalten führte dazu, dass sehr viele Menschen nur gegen ihren Willen und mit Polizeieinsatz, dann mit Psychopharmaka und mit pflegerischer Gewalt, dann mit Injektionen und Ausgangssperre behandelt wurden. Sobald es gelingt, diesen grundsätzlichen Fehler und die damit verbundenen Nebenwirkungen zu vermeiden, gibt es sehr viel weniger psychiatrische Not.

Die praktischen Konsequenzen dieser Einsicht beginnen mit der Architektur. Betrachten Sie sich die Baupläne der psychiatrischen Anstalten zum Beispiel in Deutschland und in Frankreich, dann sehen Sie festungsähnliche, nach außen abgeschlossene Gebilde, in denen man verschwinden musste – in doppeltem Wortverstand. Betrachten Sie sich andererseits und wiederum zum Beispiel die bauliche Gestaltung im westfälischen Bad Driburg oder im saarländischen Wallerfangen, wo zwei psychiatrische Kliniken a priori im Sinne von Offenheit und Kommunikation konzipiert und realisiert wurden, dann wird Ihnen evident, welche Bedeutung die Architektur der psychiatrischen Institution auf die Wahrnehmung und den Ablauf des therapeutischen Geschehens haben muss. Diese persönliche Inspektion ist Ihnen jederzeit – das heißt zu den üblichen Dienstzeiten – möglich, da beide Kliniken mit offenen Türen arbeiten.

Eine veränderte Wahrnehmung der Psychiatrie und eine veränderte Bereitschaft, sich helfen zu lassen, sind auch durch den Wandel des psychiatrischen Systems möglich, wie z. B. durch diese angstfreie Zugänglichkeit, wie z. B. durch die Auflösung der Anstalt, durch die Dezentralisierung der Psychiatrie, die Integration in „normale“ Allgemeinkrankenhäuser und eben diese offene Stationsführung. Wie viel Licht in der Psychiatrie könnten wir haben, wenn diese Grundsätze beachtet würden. Und wie viele Nebenwirkungen könnten vermieden werden!

Nach dem allgemeinen Gesichtspunkt der Institution geht es darum, die Verhältnisse auf den psychiatrischen Stationen zu betrachten, die Verhältnisse an den Treffpunkten der Hilfesuchenden. Vieles ist durch Vorbehalte gekennzeichnet, vieles durch Lieblosigkeit vernachlässigt. Ich kann mich erinnern, dass ich während meiner Universitätszugehörigkeit auf Stationen für chronisch Kranke keine roten Farbelemente einführen durfte, weil die Leute dann aggressiv würden. Und ich kann mich erinnern, hier in Deutschland, drüben in Frankreich, drunten in der Schweiz, dass ich mir an den Treffpunkten der Hilfesuchenden wie in Wartesälen vierter Klasse vorkam. Und am meisten hat mich erschüttert auf der Station eines tschechischen psychiatrischen Krankenhauses das Bild, das im Zimmer der Stationsschwester hing: Wenn der Patient vom Flur in dieses Zimmer eintrat, vielleicht um eine Bitte vorzutragen und eine Hilfe zu erfahren, sah er auf der gegenüberliegenden Wand ein gerahmtes Bild, das einen Gehängten zeigte.

Von Hanns Philipzen, dem großen Wegbereiter der Gemeindepsychiatrie in Deutschland, habe ich in unserem ersten ausführlichen Gespräch gelernt, dass die Freundlichkeit in der Psychiatrie besonders wichtig sei. „Schauen Sie zu, dass die Wände hell gestrichen sind. Wählen Sie ein Sonnengelb. Das Düstere ist in der Psychiatrie ohnehin allgegenwärtig.“

Wie simpel solche Sätze sind, aber auch wie wichtig! Es ist übrigens ein eigenartiger Sachverhalt, dass sehr viele Menschen dazu neigen, etwas für unwichtig zu halten, weil es allgemeingültig ist. Allgemeinplätze können Lebensregeln sein.

Vor diesem Gespräch mit Hanns Philipzen hatte auch ich zeitweise versucht, besonders mutig und besonders elegant zu sein, Stationen lila oder pink streichen zu lassen. Ich weiß, dass dies nicht richtig war. Man muss an die Menschen denken, die in diesen Räumen leben. Man muss wissen, dass das Außergewöhnliche, das dem einen gefällt, der uns in der Farbwahl bestätigt, schon dann keine Bedeutung mehr hat, wenn der Nächste einzieht, der ganz anders empfindet.

Deshalb geht es darum, die Stationen mit einer allgemein bekömmlichen gelassenen Freundlichkeit und Helligkeit auszustatten. Glauben Sie bitte nicht, dass dieses „Licht in der Therapie“ eine Nebenrolle spiele oder unwichtig sei. Es ist sehr viel wichtiger als das Licht aus den Tageslichtautomaten der Lichttherapie, das nur bei bestimmten Menschen und auch nur kofaktoriell hilft. Das Licht einer freundlich gestalteten Station kann für viele Menschen den Aufenthalt erträglich machen. Und der Aufenthalt ist ja oft die Voraussetzung, dass man Hilfe erfährt. Ich kenne aus eigener Erfahrung eine in den Wald gestellte Kurklinik, in die ich, so gut auch die dort tätigen Helfer ausgebildet waren, nicht gegangen bin, da das Dunkel mich erdrückte. Und ich weiß von einem Freund, der sich für seinen Sohn genau so entschied, da er dieses Dunkel nicht aushalten konnte.

Nach der Finsternis des Gebäudes und der Helligkeit der Station komme ich nun auf das *Licht der Offenheit* in der Begegnung. Das wichtigste Licht, das dabei eingeschaltet wird, ist die Tatsache, dass man wahrgenommen wird, dass der Hilfesuchende wahrgenommen wird, dass der Mensch, dem es schlecht geht, merkt, wie seine Erlebensweisen, seine Inhalte wahrgenommen und ernst genommen werden. Auch das ist wieder ein Allgemeinplatz und umso mehr eine Lebensregel. Und leider gibt es bei dieser Regel so viele Ausnahmen. Als Professioneller kann man sich auf die Symptome beschränken, die zu sehen und vielleicht auch zu kurieren sind, z.B. die Stimmen, den Wahn oder die Angst. Man kann wirklich an dem vorbeibehandeln, worum es geht. Und dann geht der ehemals Kranke vielleicht ohne Stimmen, aber mit den alten Lebensfragen nach Hause, bis sie sich wieder stellen. Das Licht, das den Prozess des sich gegenseitigen Wahrnehmens ermöglicht, ist die Offenheit. „Man muss weit und offen sein wie der Himmel", sagt der Zen-Meister, „dann ist man auf dem richtigen Weg." Und für diese Offenheit ist es Voraussetzung, dass man den anderen Menschen vorbehaltlos annimmt. Hier gibt es Begriffe wie Empathie und Ähnliches, auf die ich nicht weiter eingehen will.

In der therapeutischen Begegnung, die durch Offenheit ermöglicht wird, ergeben sich immer wieder Fragen, die im Einzelnen besprochen werden müssen, auf die der Klient seine für ihn gültige Antwort vielleicht finden wird. Und es ergeben sich auch die Ziele, von denen ich bereits gesprochen habe, zunächst vielleicht ganz kleine, die gemeinsam erarbeitet werden, Ziele, deren Erreichen den Beweis erbringt, dass man doch etwas fertigbringen kann, dass man doch Ursache von Wirkung sein kann.

Über das *Licht der Barmherzigkeit* habe ich schon gesprochen. Es ist traurig, dass man es eigens erwähnen muss für Berufe, deren Aufgabe eigentlich ist, die Barmherzigkeit zu erfüllen. Aber sehr oft haben wir unseren eigenen Auftrag vergessen und sind Opfer der Routine geworden. Zum Trost, dass das nicht nur in den auf Gelderwerb ausgerichteten medizinischen und Pflegeberufen so geschieht, zitiere ich gerne in diesem Zusammenhang eine Passage aus dem Buch von Michael Holzach „Deutschland umsonst". Es geht darum, wie oft die Menschen, die expressis verbis barmherzig handeln wollen, im Laufe der Zeit ihren Auftrag vergessen können.

Michael Holzach, der das kleine Büchlein „Deutschland umsonst" geschrieben hat, ist in den Wohlstandsjahren zusammen mit seinem Hund Feldmann zu Fuß durch die Bundesrepublik Deutschland gegangen und hat an die Türen geklopft. Er schreibt:

Gerade erst bin ich so ehrfurchtsvoll, wie das der frontale Gebirgsregen nur eben zuließ, übers alte Kopfsteinpflaster zwischen verwitterten Grabplatten auf das herrschaftliche Mönchsschloß zugestiefelt, habe mit meinem ganzen Gewicht die schwere Eichentür aufgestoßen und stehe nun, vor Nässe triefend, von marmornen Engeln und Heiligenfiguren umstellt, in der grandiosen Empfangshalle des Klosters, da entriegelt der Bruder Pförtner auch schon eine Sprechluke und fragt: „Darf ich Ihnen eine kleine Speise bringen lassen, Sie sehen so aus, als könnten Sie's gebrauchen?"

Man bittet ihn an einen Tisch, wo man ihm – und auch seinem Hund – eine Mahlzeit bringt. Aber, so geht es weiter, mit dem göttlichen Mahl ist der Service des Mönchs, der sich mit Frater Ambrosius vorstellt, noch lange nicht erschöpft. „Kommt ein Wanderer des Wegs, so beherberge ihn wie den Heiland selbst", zitiert er eine Ordensregel der Zisterzienser und fragt ... ob ich nicht ein wenig bleiben wolle, das richtige Wanderwetter sei das ja nun wirklich nicht, außerdem stehe der heilige Sonntag vor der Tür.

Diese rührende Begegnung macht deutlich, wozu wir Menschen fähig sind, wenn wir uns nach dem inneren Gebot oder dem göttlichen Gebot richten. Aber leider sehen die Verhältnisse oft ganz anders aus. Wie oft habe ich es erlebt, dass verwahrloste, zerlumpte, betrunkene, lallende Personen an die Türen unserer Kliniken klopften, dass man sich – wenn man sie von weit her kommen sah – schon Gedanken machte, wie man sie abweisen könnte, dass man sich zuflüsterte oder ganz laut und vernehmlich sprach: „Schon wieder der?" Dass man sie zurückwies oder abspeiste, auch auf den vertrauten Stationen, auch in unserer guten neuen, offenen Welt der „sektoriellen" Psychiatrie – und noch vielmehr habe ich das erlebt bei denen, die sich nicht verantwortlich fühlten, die nicht zur psychiatrischen Großgemeinde gehörten, die um uns herum im Krankenhaus arbeiteten, z. B. in der Chirurgie oder in der Inneren Medizin, die dann fast den Patienten nicht behandeln wollten, weil er sich als Süchtiger mit den Injektionen seine Thrombophlebitis ja selbst verursacht habe, weil sich das ja doch wiederhole – im Grunde, weil die Arbeit die Sache nicht wert sei. Es stellen sich dann schnell weitergehende Fragen aus unserer jüngsten Geschichte.

Aber dass das alles nicht nur bei den Laien vorkommt, die ja an kein göttliches Gebot durch eine Ordensregel gebunden sind, sondern immer wieder auch bei den Menschen passiert, die sich ehrlich Mühe geben wollen, vor sich und anderen bestehen zu können, erlebte Michael Holzach, als er an die Türen eines anderen Klosters klopfte. Zuerst wurde er vom Pförtner abgewiesen: „Ja, wissen Sie ... das ist im Augenblick ganz schlecht, wir haben hier wenig Platz, und ohne den Abt darf ich hier keinen Fremden hereinlassen, und der Abt ist leider nicht da, der ist in Amerika." Michael Holzach beharrte aber darauf, mit einem Vertreter des Klosters sprechen zu dürfen. Schließlich erschien ein Mönch, der energischen Schrittes auf ihn zukam:

Ohne Begrüßung, ohne Grüß Gott, poltert er gleich pausbäckig los: „Von euch Gammlern haben wir genug. Fressen und saufen, das könnt ihr, wir sind doch kein Samariterhotel, außerdem ist die Küche schon zu." Heiliger Bimbam! Hat dieser Priester seine Ordensregeln vergessen, das Gebot der Gastfreundschaft und Nächstenliebe? Woher weiß er denn so genau, daß ich ein schnorrender Gammler bin und nicht vielleicht ein wirklich Notleidender? Nach einem „Sieh zu, daß du fortkommst" hat er sich schon wieder abgewandt und will sich gerade durch die Tür zwängen, da fasse ich mir ein Herz. Kleinlaut, aber eben noch laut genug, sage ich: „Und was ist, wenn ich nun der Heiland bin?" Der Satz sitzt. Betroffen hält der Mönch in seiner Bewegung inne. Langsam dreht er sich wieder um ... Wut, Scham, Verlegenheit – von jedem etwas steht ihm im Gesicht. Ich weiß, daß dieser Bruder heute nacht schlecht schläft. Vielleicht wird ihm der Heiland erscheinen mit Rucksack und Hund, und er wird ihn fragen: „Bruder, Bruder, warum hast du mich verraten?" Betreten greift er in die Falten seiner Soutane ... und zieht einen Zehnmarkschein hervor. „Nehmens und gehens" sagt er hastig und verdrückt sich geschwind.

Zu guter Letzt – nach dem Licht der Klarheit, der Freundlichkeit, der Perspektive, der Barmherzigkeit – spreche ich von dem *Licht der Konvivialität*, des Zusammenlebens, des Zusammengehörens, des Zusammenrückens. Ich rufe für diesen Zusammenhang noch einmal das Bild von Émile Friant in Ihre Erinnerung zurück, wo die Matrosen an dem langen Tisch gemeinsam beim

Mahl sitzen. Das ist alles so selbstverständlich, und wiederum muss ich darauf hinweisen, dass Allgemeinplätze wichtig sein können. In den Krankenhäusern ist es üblich, das Zusammenleben genau nach Funktionsträgern zu trennen. Es wird an unterschiedlichen Tischen gegessen, und es wird auch in unterschiedlichen Toiletten die Notdurft verrichtet. Das wird oft mit hygienischen Regeln begründet. Tatsächlich ist das eine Schutzbehauptung, und man findet die katastrophalsten Verhältnisse dort, wo man aus „hygienischen" Gründen alles Bedenkliche, Auszusondernde und zu Desinfizierende zusammenkommen lässt.

Ich weiß natürlich, dass es auch positive Gründe gibt, dass der Operateur nicht noch lange auf das Freiwerden der Toilette warten muss, bis er operieren kann. Ich weiß aber auch, dass in den Einrichtungen des Gesundheitswesens sehr oft „gesund" und „krank" geschieden werden wie zwei Welten, nicht ganz so schlimm wie bei den Aussätzigen, aber etwas davon trifft immer noch zu.

Und diese Philosophie tut demjenigen, der sich krank fühlt und minderwertig, der nicht mehr ganz dazu gehört, der abhängig ist und der sich klein verhalten muss, diese Absonderung tut ihm weh. Die Absonderung tut ihm umso mehr weh, wenn sie nicht notwendig ist. Psychische Störungen sind keine ansteckenden Krankheiten. Deshalb gibt es auch keine vernünftigen Gründe, dass die psychisch Kranken nicht mit den Gesunden essen sollen. Auf den Stationen wird das oft damit begründet, dass das Personal ja einmal Abstand nehmen muss, dass man berufliche Dinge miteinander besprechen muss. Das alles gilt. Aber es gilt sicher auch sehr oft, dass man nichts miteinander zu tun haben will. Die Hilfe wird von der Barmherzigkeit gelöst und zur Leistungserbringung umdefiniert, und sie verliert damit ihr Licht und ihre Wärme.

Aber was alles kann man auch als Professioneller für sich selbst erfahren, wenn man den anderen an sich heranlässt, wenn man mit ihm wandert, schwimmt, mit ihm zusammen ist.

Es ist ja jedes Mal eine ganze Welt, die man in sich hineinlassen kann und die einen zusätzlich erfüllt. Und der Austausch der Welten ist so etwas wie die Therapie.

Liebe Leserin, lieber Leser, das sind nur unvollständige Assoziationen zum Licht in der Therapie. Ich weiß, dass es sehr viel andere, auch viele naturwissenschaftliche Informationen gibt. Ich habe Ihnen aber das berichtet, was mir wichtig ist. Und so will ich es auch in Zukunft halten.

Ich weiß, dass viele Berufskollegen mir widersprechen werden.

Ich glaube aber nicht, dass es unter den Patienten, mit denen ich durch die Welt gegangen bin, viele gibt, die diese Haltung, die ich Ihnen berichtet habe, verwerfen. Von den Berufspersonen werden wahrscheinlich viele einwenden, dass ein zu enges Beisammensein gefährlich sein könne, dass man die Grenzen genau beachten müsse.

Ich meine dazu: Man muss bei allem, was man tut, verantwortungsbewusst sein. Und wenn man ein Begleiter ist, ein Bergführer, muss man natürlich aufpassen, dass keiner von beiden in den Abgrund fällt. Jetzt sind wir wieder beim Reisen. Man muss das Gelände gut kennen. Man muss gut ausgebildet sein, um die Gefahren rechtzeitig kommen zu sehen. Aber dann ist es eine große Freude, gemeinsam durch die Welt zu gehen, gemeinsam die Welt auf sich einwirken zu lassen und – auch das ist sehr schön – sich aufeinander verlassen zu können auf dem Weg zu den alterslosen Seen, auf dem ja das Verschlingen und das Erschlagen drohen.

Es ist wirklich schön – professionell und menschlich schön –, mit einem anderen Menschen zusammen unterwegs zu sein und anzukommen:

Marmorstirn und Brunnenrand
steigt aus blumigem Gelände,
und die leichten Winde wehen.

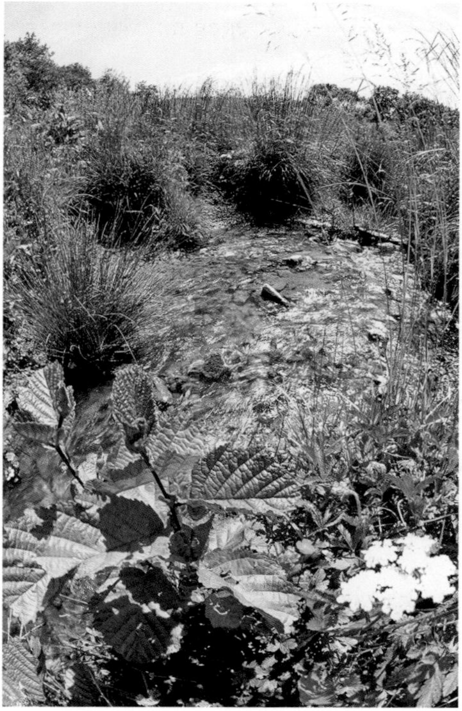

Zweite Etappe

Orte des Trauerns

Mit Émile Friant zur Kunst des Abschiednehmens

Liebe Leserin, lieber Leser, die Reise geht weiter.

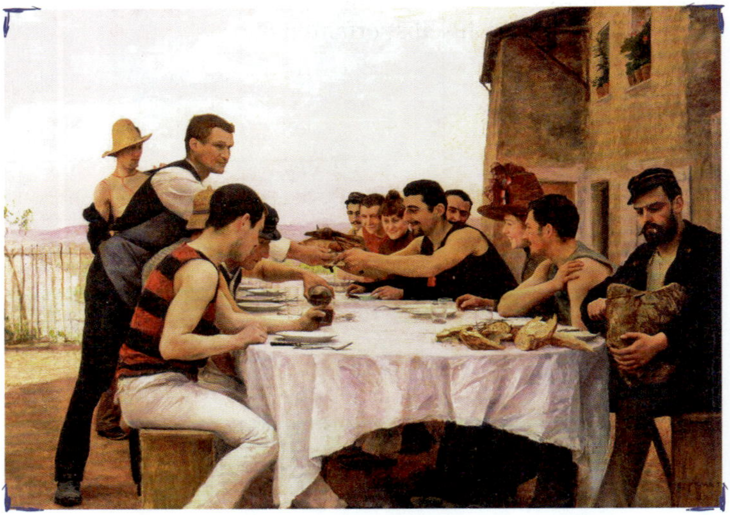

Schon bei unserer letzten Etappe hatten wir das Bild vor Augen, auf dem die jungen Ruderer im hellen Sonnenlicht am gedeckten Tisch sitzen, an den Ufern der Meurthe. Damals wurde über das Licht gesprochen, ohne das das Leben der Menschen nicht gedeihen kann, das Licht des Zusammenlebens, der Konvivialität.

Die zweite Etappe führt uns an andere Orte des Lebenslaufes, vor allem an die Orte des Abschiednehmens. Und dabei ist es auch weiterhin die Ihnen bereits vertraute Landschaft um Meurthe und Mosel, in der wir unterwegs sind, das Herz Lothringens mit dem wunderschönen und Kunst-vollen Nancy. Aus dieser Gegend stammen die Bilder unserer zweiten Etappe, und in den verschiedenen Museen dieser Gegend sind sie zu sehen.

Aber wie beim letzten Mal geht es nicht nur um diese Bilder, es geht nicht nur um den genialen Maler Émile Friant, mit dessen Werken wir uns auseinandersetzen werden. Es geht mir jedenfalls noch weit mehr um Sie, meine Leser, die bei dieser Reise nicht zu kurz kommen sollen. Mein Ziel ist es, dass Sie am Ende der Etappe über die gezeigten und besprochenen Bilder hinaus viel Zusätzliches, was Sie interessiert, von anderen und vor allem aber auch von sich selbst erfahren haben.

Präludium

Zu Beginn der Reise hatte ich meine Überzeugung geäußert, dass wir überall zur Erkenntnis kommen können, so wie es Johann Peter Hebel zu Beginn seiner Geschichte „Kannitverstan“ gesagt hat:

> Der Mensch hat wohl täglich Gelegenheit, in Emmendingen und Gundelfingen so gut als in Amsterdam, Betrachtungen über den Unbestand aller irdischen Dinge anzustellen, wenn er will …

Das, was das Leben für uns Menschen an Freuden und Problemen bereithält, ist prinzipiell sehr ähnlich, ob wir uns nun im Saar-Lor-Lux-Raum oder auf Bali befinden. Diese Gewissheit hat mich ja auch dazu ermutigt, diesem Buch, das die Kunstwerke unserer Großregion darstellt und gleichzeitig psychiatrische Themen behandelt, den Untertitel „Kunstreise durch das Land der Psychiatrie“ zu geben – und damit zum Ausdruck zu bringen, dass es möglich ist, alle wichtigen psychischen Tatbestände und Probleme in den Kunstwerken einer abgegrenzten Region vorzufinden und zu diskutieren, in einer Region, die damit beispielhaft für das Themenfeld, für das Land der Psychiatrie stehen kann.

In dieser Annahme wurde ich bestärkt, als ich einen befreundeten Künstler besuchte, Eberhardt Killguss, der vor allem als Bildhauer einen großen Namen hat, aber auch Gemälde von besonderer Qualität in die Welt setzt.

Bei meinem Besuch berichtete er mir von seiner Reise nach Bali, und er zeigte mir mehrere Bilder, die er auf balinesisches Reispapier gemalt hatte. Dabei fiel mir eines besonders in die Augen; ich hatte den Eindruck, es bereits aus meinem eigenen Garten zu kennen. Es zeigte einen Baum mit einer Aushöhlung, in die etwas Besonderes eingelassen war, außerdem einen kleinen Stuhl zum Verweilen, der diesem Baum zugeordnet war. Wie mir Eberhardt Killguss sagte, ist dies eine in Bali typische Kombination und Situation für die spirituelle Auseinandersetzung, etwa wie ein Herrgottswinkel oder ein Gebetsteppich mit einer zugehörigen Orientierung.

Das Bild machte auf mich deshalb einen so besonderen Eindruck, weil ich eine ähnliche Situation seit einiger Zeit in meinem Garten habe. Dort steht ein alter Apfelbaum, den ich damals, als ich das Haus gebaut habe, stehen ließ, um eine Spur der Vergangenheit zu hinterlassen, obwohl ich wusste, dass seine Tage gezählt sind. Und jedes Jahr, wenn er dann doch wieder ausschlug und im Herbst die Früchte kamen – von Jahr zu Jahr weniger –, jedes Jahr im Frühjahr freute ich mich an dem Fontane Gedicht

Es wagt es der alte Apfelbaum – Herze, wag's auch Du!

Trotz allen Blühens starben von Jahr zu Jahr mehr Äste ab und einer hinterließ eine große Höhlung, die auf mich wie eine Aufforderung wirkte, hineinzukommen und dabei zu sein. Vor vier Jahren, als ein besonders großer abgestorbener Ast wie seine Gliedmaße herausgenommen wurde, als er exartikuliert wurde, starb auch meine Mutter, die in den letzten Monaten und Jahren bei mir gewohnt hatte und die fast bis zu ihrem Tod so gerne auf die Höhe gegangen war, um sich neben eine Madonna zu setzen, die ihr Halt und Geborgenheit gab.

In diese kleine Nische des Baumes, die nach dem Entfernen des Astes entstanden war, stellte ich nun eine Madonna, die zu meinem Leben gehört hat, die ich vor Jahrzehnten kaufte, als meine Kinder ganz klein waren, und die bei der Weihnachtskrippe einen besonderen Platz hatte, die aber im letzten Jahr weichen musste, weil die Enkel eine Krippe mit einem beweglichen kleinen Kindlein sehen sollten, so dass die Madonna also in gewissem Sinne überflüssig geworden war. Aber ich wusste, dass sie für meine Tochter eine besondere Bedeutung hatte, und ich wusste auch, dass meine Tochter und meine Mutter vor ihrem Tod ein besonders inniges Verhältnis hatten, etwas Unvergessliches.

Und so habe ich dann diese kleine Madonna in diese Nische gestellt und vor den Baum einen kleinen alten Tisch mit einer Sitzgelegenheit, und immer wenn ich vorbeikomme, werde ich an das erinnert, was unvergesslich ist.

Ich bitte um Nachsicht, dass Sie in diesem Buch immer wieder auf meine persönlichen Gedanken, Erinnerungen und Äußerungen treffen werden. Aber ich glaube, das ist ja oft der Grund, weshalb man zu einer Vorlesung geht oder zu einem Buch greift und auch weshalb man lehrt oder schreibt: Man möchte erfahren oder weitergeben, was zu einem gehört.

Und ich glaube außerdem, dass vor allem das im Gedächtnis eine Spur macht, das mit Menschen oder Erlebnissen zusammenhängt und nicht enumerativ aufgeführt wird.

Und, was das Thema dieser zweiten Etappe betrifft, so glaube ich, dass ich mich mit meinem Präludium in die Nähe dessen begeben habe, was immer wieder eintritt und immer wieder zu leisten ist: Trennung, Erinnerung, Abschied und Fortbestehen, Vereinigung mit dem Verlorenen, manchmal auch Befreiung.

Wie eine Reiseagentur Sie vielleicht zu einer Rundfahrt zu den Inseln der Ägäis auffordert, nach Rhodos oder Lesbos, so lade ich Sie zu anderen Zielen ein, zu Orten, an denen einige Bilder des lothringischen Malers Émile Friant zu sehen sind. Sie werden diese Bilder als geschlossene, sachlich genau zu definierende und abzugrenzende Welten sehen und erleben, aber Sie werden natürlich auch vieles miterleben, was Ihnen zur Vorgeschichte einfällt oder was Sie im Augenblick bewegt. Da ich unsere heutige Reise unter das Motiv des Abschieds gestellt habe, werden es zwangsläufig Gedanken sein, die sich mit der Trennung des Jetzt vom Vorher, aber auch mit der Ungewissheit auseinandersetzen, die das Jetzt mit der Zukunft verbindet.

Bei allem, was wir erleben, bei jedem erlebten Jetzt, gibt es ein Vorher und ein Nachher, gibt es also zwei Trennungslinien. Im Griechischen werden diese Linien mit einer Ableitung aus dem Tätigkeitswort für „trennen, scheiden“, aus dem Wort „krinein“, bezeichnet. Jeder Übergang vom Vorher zum Jetzt, vom Jetzt zum Nachher, stellt sprachlich eine Krise dar. Wenn aus diesem harmlos und neutral gemeinten Wort „Krise“ das wird, was wir heutzutage darunter verstehen – wo es nämlich oft um alles, wo es um die Existenz geht –, handelt es sich um einen psychologischen Tatbestand, über den im weiteren Verlauf noch mehrfach zu sprechen sein wird. Eines sei aber jetzt schon bemerkt: Der Abschied vom Vorher durch ein neues Erlebnis bedeutet keineswegs zwangsläufig eine negative Erfahrung. Auch ein Glück, das einem widerfährt, bedeutet eine Trennung zweier Zeiten und somit eine Krise bzw. einen Abschied vom Vorher. Es gibt eigentlich nichts Dümmeres und Liebloseres als „weiter so“.

Der Maler Émile Friant

Der Maler Émile Friant, zu dessen Werken unsere zweite Etappe führen soll, wurde 1863 in Dieuze geboren, im Tal der Seille, im Salzland unserer Großregion. Es war übrigens das gleiche Jahr, in dem Edvard Munch geboren wurde.

Émile Friant kam aus einfachen Verhältnissen. Der Vater war als Mechaniker ein Werkmeister in der Schmiede der Salzwerke, die Mutter verdiente Geld dazu, indem sie bei den reichen Leuten kleine Änderungsarbeiten in der Schneiderei vornahm. Meistens nahm sie ihren kleinen Sohn mit in das Haus der besseren Leute, so auch in das Haus des Apothekers und Bürgermeisters Parisot. In dem kinderlosen Haus des Apothekers wurde der kleine Junge gerne gesehen, so dass er fast adoptiert wurde.

Als 1871 der Krieg für die Franzosen verloren war, wurde die kleine Mittelstadt Dieuze deutsch – und die vaterländisch gesinnten Familien Parisot und Friant gingen nach Nancy, wo noch französisch gedacht und gesprochen wurde. Die Apothekersleute hätten gerne gesehen, dass Émile den Beruf des Ziehvaters fortsetzte. Der Junge war aber so von seinem Wunsch zu malen besessen – und die Zeugnisse seiner Begabung waren so eindrucksvoll, dass bald alle einverstanden waren, ihn an die örtliche Kunstschule zu schicken. Im Alter von 16 Jahren schon ging er mit einem Stipendium der Stadt Nancy an die Kunsthochschule von Paris.

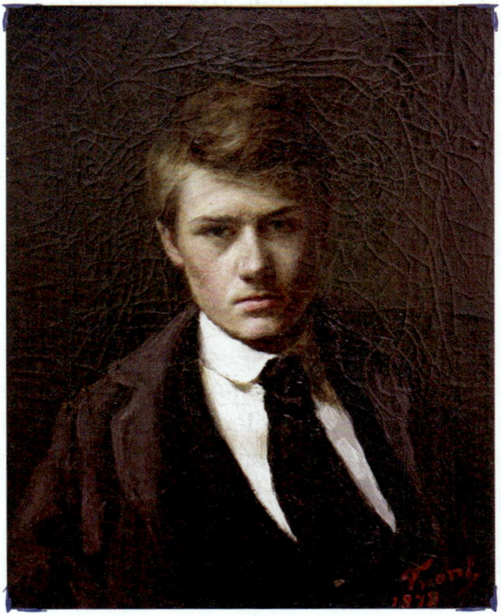

Sie sehen hier ein Bild, das der 15-jährige Junge von sich gemalt hat, der von dem Gedanken geleitet war, sein Leben als Künstler zu vollenden. Zu seiner Entschlossenheit fiel mir ein Gedicht von Ernst Stadler ein, das er „Vorfrühling" nannte:

In jedem Lufthauch
war ein junges Werden ausgespannt.
Ich lauschte,
wie die starken Wirbel mir im Blute rollten.
Schon dehnte sich bereitet Acker.
In den Horizonten eingebrannt
War schon die Bläue hoher Morgenstunden,
die ins Weite führen sollten.

Die Schleusen knirschten.
Abenteuer brach aus allen Fernen.
Überm Kanal, den junge Ausfahrtwinde wellten,
wuchsen helle Bahnen,
in deren Licht ich trieb.
Schicksal stand wartend in umwehten Sternen.
In meinem Herzen lag ein Stürmen
wie von aufgerollten Fahnen.

Der junge Mann arbeitete und lernte mit größter Intensität zunächst in Paris, dann wieder in Nancy, hielt sich dort tatsächlich besonders gerne an den Kanälen und Flüssen auf, wovon einige unvergessliche Bilder zeugen. Das Stürmen in seinem Herzen und in seinem Handeln führte von Erfolg zu Erfolg, so dass er schon mit 20 Jahren einen der höchsten Staatspreise erhielt und mit 26 Jahren Ritter der Ehrenlegion war.

Sein berühmtestes Bild war wohl damals wie heute das Bild „Allerheiligen", das im Museum von Nancy hängt. Mit diesem Bild gewann er 1889, im Jahr der Weltausstellung, die 100 Jahre nach der Französischen Revolution in Paris erfolgte, den begehrten Preis des Künstlersalons. Mit diesem Bild ist sein

Name untrennbar verbunden. Das stellt keinen Zufall dar. Friant hat wiederholt betont, dass die Auseinandersetzung mit dem Tod das wesentliche Motiv seiner Malerei sei. Und: dass er die süße Melancholie liebe, die er vor allem in seiner Heimat Lothringen finden könne.

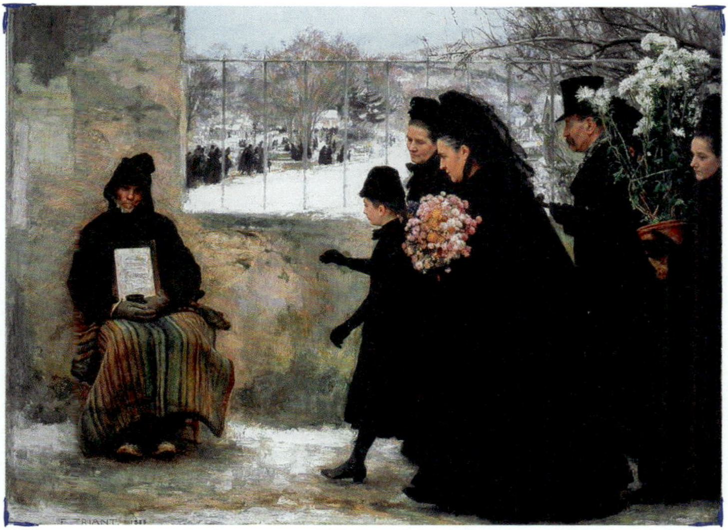

Émile Friant hatte sein zeichnerisches Talent vor allem von der Mutter geerbt, die aus der Nähe von Dieuze stammte, aus einer Gegend, die den schlechtesten Ruf genoss, aus einem Zigeunerlager. So fleißig und aufgeschlossen sich auch Mutter und Sohn verhielten, sie wurden immer wieder mit den Schwierigkeiten, den Händeln, den Strafen, den Ermittlungen konfrontiert, die ihre Ausgangsfamilie betrafen. Dieser Sachverhalt war den Zeitgenossen Friants nicht bekannt. Er spielte aber im Leben dieser beiden Menschen eine große Rolle, und sie bekannten sich die ganze Zeit zu ihrer Verantwortung, indem sie Geldstrafen übernahmen und für ihre Verwandten Leibrenten in die Welt setzten.

Émile Friant, der als Junggeselle sein Leben beschloss, galt als scharfer Beobachter mit trockenem Humor, aber auch als sehr ichbezogen. In der Tat ließ er keine Gelegenheit aus, die sich bietenden Erfolge zu erlangen und ein bürgerliches Leben von gehobenem Anspruch aufzubauen. Zum anderen stand er zu den Problemen seiner unbürgerlichen Verwandten. Und auch in einem anderen Fall zeigte er ein weiches, teilnehmendes Herz: Die Apothekerfamilie Parisot hatte nach Friants Ausscheiden einen anderen Jungen wie ein Adoptivkind aufgenommen. Statt Dankbarkeit und Liebe erntete sie aber nur Undank, Bedrohung und eine Straftat, so dass der Junge ins Gefängnis kam. Émile Friant bemühte sich um dessen Verteidigung und stiftete eine Rente für den Zeitpunkt, zu dem der Junge wieder aus dem Gefängnis herauskommen sollte.

In seinen jungen Jahren, vor dem 30. Lebensjahr, hochberühmt in Europa und Übersee, wurde er am Ende trotz oder auch wegen der vielen akademischen und staatlichen Ehren als konservativer, überholter Maler angefeindet, was er sich natürlich sehr zu Herzen nahm, was aber seinen Malstil nicht beeinflusste.

Sehr interessant ist es zu sehen, wie er – ebenso wie Edvard Munch – am Ende seines Lebens zu großformatigen repräsentativen Bildern tendierte, die – in beiden Fällen – den individuellen Ausdruck vermissen lassen, der ihre frühen Werke kennzeichnete. Wenn man diese Bilder sieht, liegt die Assoziation zur völkischen Kunst ziemlich nahe.

Edvard Munch wurde 12 Jahre älter als Émile Friant. Der lothringische Maler starb im Jahre 1932 und wurde in Nancy begraben – auf dem Friedhof, den er auf dem Allerheiligen-Bild dargestellt hatte und der ihn weltberühmt gemacht hat.

Zu den Frauen in seinem Leben sind wenige Angaben gefunden, eher noch zu seiner Mutter und zu seiner Ziehmutter, Madame Parisot. Andererseits gibt es mehrere sehr ausdrucksstarke Frauenbildnisse, von denen wohl das junge Mädchen aus Nancy am berühmtesten ist.

Dieses Bild will ich zum Anlass nehmen, um – für mich – allgemeingültige Gedanken zur Begegnung mit einem Kunstwerk und auch zur Begegnung mit einem Menschen zu formulieren. Ich habe nämlich den Vorsatz, bei unserer Kunstreise zu den Inseln des Friant-Werkes nicht nur das Thema des Abschieds anzusprechen, sondern darüber hinaus auch Inhalte zu vermitteln, die übergreifend für die Psychiatrie wichtig sind. Die Kunstreise, zu der dieses Buch auffordert, setzt meine bisherige, an der Universität Trier vorgetragene, Unterrichtsreihe „Kunst als Anlass“ fort, die zum Inhalt hatte, vom Kunstwerk aus wesentliche Elemente der Psychiatrie und Psychotherapie zu beleuchten.

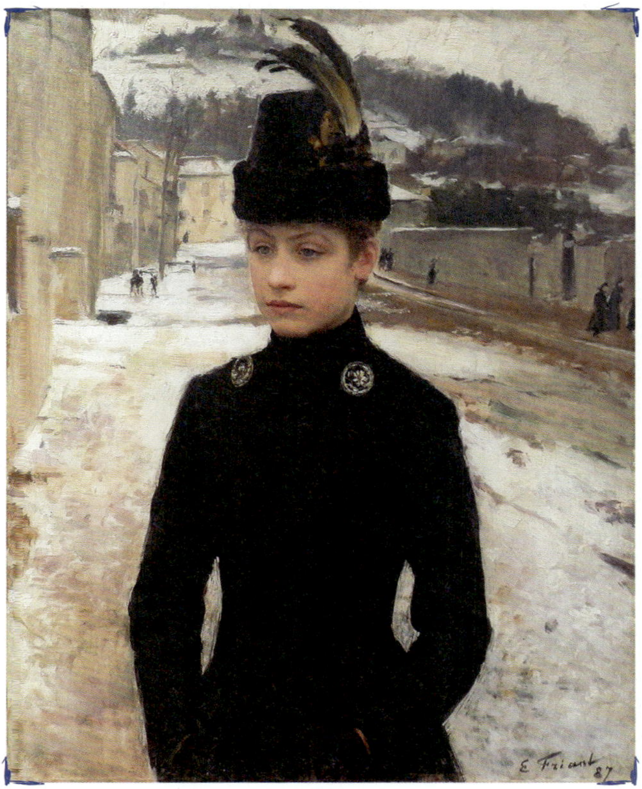

Dabei ging es mir bewusst nicht nur um das Thema, das angekündigt wurde, sondern auch um andere Themen, die mir wichtig schienen. Wenn Sie sich, von Vorlesungen und Lektüre abgesehen, aus Ihrem persönlichen Leben an frühere Zeiten erinnern oder wenn Sie in Zukunft darauf achten, werden Sie feststellen, dass Ihnen die wichtigsten Einsichten dort gekommen sind, wo Sie sie am wenigsten erwartet haben. Und diese Einsichten haben oft auch die längste Halbwertzeit.

Ich komme auf die erwähnte Trierer Unterrichtsreihe zurück. Wenn ich dabei ein Bild gezeigt habe, wie z.B. das Porträt der jungen Frau aus Nancy, dann habe ich den Studentinnen und Studenten, nachdem ich etwas zu der Biographie des Künstlers gesagt hatte, auch den Bogen ausgehändigt, der auf dieser und der folgenden Seite wiedergegeben ist. Ich wollte meine Hörer damit animieren, sich persönliche Fragen in unterschiedlichen Dimensionen zu stellen, und ich wollte ihnen auch dabei helfen, auf ihrem inneren Weg voranzukommen.

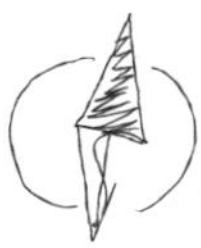

Fragen zum Erlebnis des Kunstwerkes

1. Fragen zur Anregung von Assoziationen
a) Was fällt mir dazu ein?
b) Wovon handelt das Kunstwerk?
c) Aus welcher Situation heraus/zu welchem Ziel wurde gerade dieses Kunstwerk geschaffen?
d) Unter welche Überschrift stelle ich das Kunstwerk?
e) Wie würde ich mir die Episode zu Ende denken oder wünschen?

2. Fragen nach den Schichten des Kunstwerkes
a) Mit welchen natürlichen und körperlichen Bedürfnissen/Abläufen beschäftigt sich das Kunstwerk?
b) Welche Alltagserlebnisse spiegeln sich in dem Kunstwerk?
c) Welche Kindheitserinnerungen weckt das Kunstwerk?
d) Welche sexuellen Probleme enthält das Kunstwerk?
e) Welche religiösen Fragen stellt das Kunstwerk?
f) Welche Fragen des sozialen Zusammenlebens stellt das Kunstwerk?

3. Fragen nach den Affekten
a) Wie war/ist mir bei der Wahrnehmung des Kunstwerkes zumute?
b) Was wünsche ich mir in dem Zusammenhang?
c) Wovor habe ich Angst bei der Wahrnehmung dieses Kunstwerks?
d) Löst das Kunstwerk in mir eine Ambivalenz aus?
e) Was ist mir daran peinlich?

4. Fragen nach den Personen des Kunstwerkes
a) Wie würde ich solche Menschen charakterisieren?
b) Unter welchen Bedingungen werden die geschilderten Menschen wohl leben?
c) Kenne ich solche Menschen?
d) Wo bin ich selbst in einem ähnlichen Zusammenhang vorgekommen? In welcher Rolle?

5. Fragen nach anderen Lebewesen / Objekten / Landschaften
In analoger Weise zu 4

6. Fragen nach ähnlichen Erlebnissen des Alltags oder der Kunst
a) Welche Erlebnisse / Kunstwerke haben mich ähnlich bewegt?
b) Mit welchen ähnlichen Kunstwerken beschäftige ich mich besonders gerne?
c) Bei welchen anderen Kunstwerken / Erlebnissen habe ich die gleichen Schwierigkeiten?
d) Welche anderen Erlebnisse / Kunstwerke schieben sich in meiner Erinnerung ganz nach vorne?
e) Was sind die spezifischen Probleme beim Erleben dieses Kunstwerkes, die mehr mit mir selbst als mit dem Kunstwerk zu tun haben?
f) Welchen Sinn könnte die Wahrnehmung meiner persönlichen Probleme anlässlich dieses Kunstwerkes für zukünftige Begegnungen mit Menschen und Kunstwerken haben?

7. Erkenntnisse und Aufgaben aus dem wahrgenommenen Kunstwerk
a) Welche Einsicht vermittelt mir das Kunstwerk?
Habe ich bisher etwas falsch gemacht? Was kann ich aus ihm lernen?
b) Gibt mir das wahrgenommene Kunstwerk Anlass, meine Handlungsweise zu ändern?
c) Gibt mir das wahrgenommene Kunstwerk Anlass, meine Haltung zu ändern?
d) Welche Verantwortung entnehme ich der Begegnung mit dem Kunstwerk?
e) Wird mir durch die Wahrnehmung des Kunstwerkes eine Entscheidung erleichtert?
f) Was sollte ich also tun?
g) Welche praktischen Aufgaben ergeben sich aus der Begegnung mit dem Kunstwerk?

Der Bogen, den Sie jetzt gelesen haben, spielte in meinem beruflichen Leben eine große Rolle. Ich habe ihn vor mehreren Jahrzehnten erarbeitet, und ich weiß genau, dass ich ein psychotherapeutisches Lehrbuch zur Grundlage hatte. Trotz mehrfacher Versuche ist es mir aber nicht gelungen, die Quelle ausfindig zu machen. Ich nehme an, dass der Autor der Ausgangsfassung schon lange nicht mehr lebt und dass ich deshalb auch nicht mehr die Chance hätte, sein Einverständnis einzuholen. Ich muss es also bei dem Hinweis belassen, dass Aufbau und Inhalt des Bogens im Wesentlichen auf der gedanklichen Arbeit eines anderen beruhen.

Neu und von mir ist die Tatsache, dass ich diesen Bogen, der für die Traumarbeit gedacht war, auch für die Assoziationsarbeit in der Auseinandersetzung mit Kunstwerken weiterentwickelt habe und, das hat sich sehr bewährt, dass ich ihn als Hilfsinstrument für die Balint-Arbeit weiterentwickelt habe.

Auf die Traumarbeit will ich noch kommen. Zur Balint-Arbeit will ich jetzt schon etwas sagen. Es geht darum, dass berufstätige Kollegen sich gegenseitig helfen, ihre Arbeit besser zu machen, indem sie sich darüber klar werden, welche Bedeutung ihre persönliche Vorgeschichte, ihre persönliche Wahrnehmung und ihr persönliches Vorgehen für die Behandlung des Patienten haben, in welchem Maße also die „Droge Arzt“ den Behandlungsverlauf fördert oder schwächt. Zu diesem Zweck erzählt jeweils ein ärztlicher Kollege in einer Runde von mehr oder weniger Gleichgesinnten, wen er wie behandelt hat und wie seine Probleme aussehen, woraufhin die anderen mitteilen, was ihnen bei dieser Schilderung alles ein- und aufgefallen ist, wodurch der Berichterstatter sehr oft zur Erkenntnis und zu besseren Behandlungsmaßnahmen kommt.

Es ist also so, dass bei meinem Vorgehen mit Hilfe des hier vorgestellten Bogens – aber auch ohne die Hilfe dieses Instruments – ein individueller Traum, ein Kunstwerk und eine therapeutische Beziehung in gleicher Weise behandelt und erschlossen werden.

Wenn ich ein solches Vorgehen ausführlich darstelle, dann kommt das in die Nähe einer Rezeptur. Dazu ist zu bemerken, dass im psychiatrischen Alltag Rezepturen, um sofort zu helfen, hilfreich sind, dass sie aber nur einen ersten Notbehelf darstellen, bis die individuelle Lösung, Behandlung oder auch Medikation ermittelt ist. Es geht also auf gar keinen Fall um ein Allheil- oder ein Allerkenntnismittel, sondern um Möglichkeiten, der individuellen Situation etwas näher zu kommen.

Und auch hierbei muss man – das ist nicht nur eine Wortspielerei, weil es in dieser Etappe um dieses Thema geht – sehr oft von vorgegebenen Doktrinen, psychologisch-psychotherapeutischen Konzepten, vorgefassten Meinungen und voreingenommenen Therapieplänen Abschied nehmen.

Es ist ein großes Gut, wenn man allen Gewalten zum Trotz bei dem bleibt, was man als richtig erkannt hat. Aber es ist ein ebenso großes Gut, wenn man von den Konzepten und Strategien Abschied nimmt, die sich eindeutig als falsch erwiesen haben. Ich spreche vom Alltag der psychiatrischen Praxis und von der Geschichte der psychiatrischen Systeme.

Jetzt noch einmal zurück zu dem besprochenen Bogen, d. h. zur ersten Seite dieses Bogens, und zu dem, was dem großen französischen zeitgenössischen Autor Philippe Claudel, einem der besten Friant-Kenner, dazu eingefallen ist:

Als ich zum ersten Mal das Bild gesehen habe, das die junge Frau aus Nancy in einer Schneelandschaft zeigt, – ich glaube, das war das erste Bild von Friant überhaupt, das ich gesehen habe – kam ich mir vor, als ob das Schicksal mir einen Streich spielte, und ich musste mich hinsetzen. Ich hatte auf einmal keine Kraft mehr in den Beinen. Ich zitterte. Ich spürte diesen Druck in der Magengrube, der damals mir das Weitergehen versagte, als ich im Winter unterwegs war, um voller Leidenschaft diejenige wiederzufinden, die mich nicht liebte, – denn, daran war kein Zweifel, um diese Frau handelte es sich in dem Bildrahmen, diesem kleinen Bildrahmen, den ich am liebsten eingesteckt hätte, wie das manchmal vorkommt, was man sich dann aber doch nicht zu tun traut. Wenn sie auch Kleider aus einem anderen Jahrhundert trug. Ich habe sie wiedererkannt. Ja, das war ihre Anmut, ihre fremde Abgeschiedenheit, ihre Unschuld, und über allen diesem war diese zarte Wangenröte, wie diejenige der ersten Pfingstrosen, mit denen der Frühling immer unsere Gärten ziert.

Philippe Claudel: Die Geschichte einer unglücklichen ersten Kontaktaufnahme. Es ist sicher, dass Claudel in dem Bild das wahrgenommen hat, was er erlebt hat – nicht das, was Friant 80 Jahre vorher gemalt hatte. Genau so geht es uns sehr oft mit den psychischen Erlebensbildern, den Menschen, die als Patienten oder Klienten zu uns kommen, die uns vorgestellt werden, wenn wir eine Anamnese erheben, eine Biographie einordnen und zuordnen wollen. Es geht um das, was wir selbst erlebt haben.

So wie Munch von sich schreibt: Ich male nicht das, was ich sehe, sondern was ich gesehen habe. So geht es auch oft uns Ärzten, wahrscheinlich auch uns Psychologen:

Wir nehmen nicht nur das das wahr (und schreiben es als aktuellen Befund auf), was wir sehen, sondern auch das, was wir gesehen haben.

Natürlich ist auch Claudels Text – diese Auseinandersetzung mit dem Bild, diese Auseinandersetzung mit der eigenen Geschichte, mit dem frühen Verlust, mit der frühen Verweigerung – der Versuch, das Zerbrechen einer Welt zu ertragen und damit den Neueintritt in eine anders gewordene Welt endgültig zu schaffen, die Wunde endlich zu schließen, Abschied zu nehmen.

Abschied und Trauer

Ich werde jetzt, von einer anfänglichen Ausnahme abgesehen, die Bilderwelt des Émile Friant weitgehend verlassen und mich etwas allgemeiner dem Thema des Abschieds zuwenden. Zu diesem Zweck allerdings mache ich die gerade erwähnte Ausnahme.

Ich lenke Ihre Aufmerksamkeit auf das bereits erwähnte, berühmte Bild „Allerheiligen", auf dem Sie im Vordergrund einen von rechts kommenden Trauerzug sehen und – hinter der Mauer, in der Ferne – einen von links gekommenen Trauerzug. Es sind zwei Gruppen von Menschen unterschiedlichen Alters, die sich denjenigen zuwenden, die sie verloren haben. Im Schnittpunkt dieser beiden Trauerzüge sitzt vor der Friedhofsmauer – in eine Kapuze gehüllt, mit einem Zettel auf dem Schoß, der um Spenden bittet – ein alter Mann, ein blinder Mann wohl, ein Bettler.

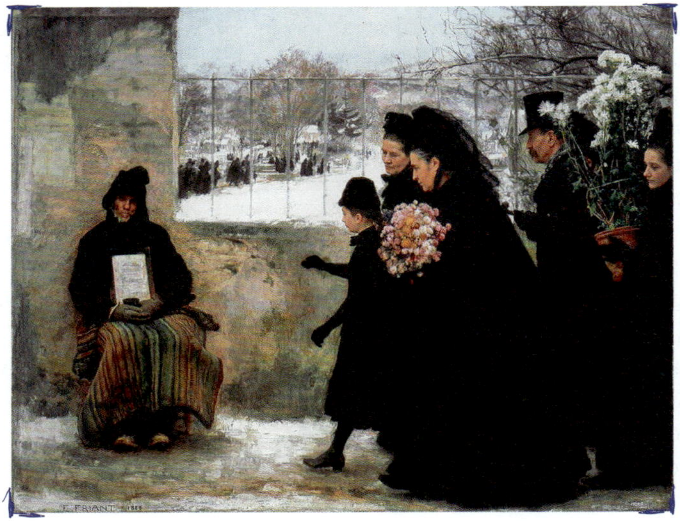

Ich will Sie, liebe Leser, jetzt auffordern, sich für die nächste Zeit in die Rolle dieses Mannes zu versetzen, selbst dieser alte, blinde, nach innen gekehrte Mann zu sein. Sie werden erfahren und erleben, dass immer wieder Menschen an Ihnen vorübergehen und dass diese Menschen unterschiedliche Trennungen oder Verluste zu überwinden haben. Diese Menschen kommen auf Sie zu und gehen von Ihnen fort. Sie werden Zeuge vielfältigen Gedenkens, und dabei können Sie nicht sehen, was äußerlich vor sich geht. Was Sie sehen, sind Ihre eigenen inneren Bilder: Die Hoffnungen, von denen Sie sich getrennt haben, die Hoffnungen, die Ihnen Anlass gegeben haben, sich zu trennen, die Menschen, die von Ihnen verlassen wurden oder von denen Sie selbst verlassen wurden, die Menschen, die Sie als Mensch noch kennen und die Sie nicht nur als eine Person oder Unperson an einem bestimmten Ort mit einer bestimmten Rolle wahrnehmen. Es sollte Ihnen bei all dem, was ich im Folgenden sage, in etwa so gehen wie Philippe Claudel bei dem Ansehen des Bildes der jungen Frau – dass Ihnen nämlich das einfällt, was für Sie wichtig ist. Wenn mir das gelingt, habe ich vor meiner eigenen Prüfinstanz meine Arbeit richtig gemacht.

Die Trierer Psychologen Sigrun-Heide Filipp und Peter Aymanns haben ein sehr schönes Buch vorgelegt, das alle Schattierungen des Abschiednehmens behandelt. Das Buch hat den Titel „Kritische Lebensereignisse und Lebenskrisen“ und, so wie der Name sagt, beschäftigt es sich mit der alltäglichen Lebensaufgabe, den Wechsel von einem Lebenskontext in den anderen zu schaffen.

Diese Aufgabe des Wechsels, des Abschieds, ist natürlich verschieden groß. Wenn das Kind morgens aus dem Haus geht, um sich in die Straßenbahn zu setzen, die es in die Schule bringt, dann verlässt es zwar Vater und Mutter, die es auch sehr oft mit Abschiedsritualen, mit Gruß und Kuss, hinter sich lässt, aber es begibt sich in eine weitgehend vor-geregelte Fortsetzung seines Lebenslaufes, so dass es nicht Angst haben muss, ob es diese Anpassung an das neue Lebensmilieu „Straße und Straßenbahn, die neuen Menschen in der Straßenbahn, Anforderungen und Personen in der Schule“ schaffen wird.

Wenn der junge Mann aber, der im alten Europa keine Arbeit

fand, ans große Meer und in die Hafenstadt ging, um in die Neue Welt überzusetzen, dann verließ er auch Vater und Mutter, vielleicht sogar die bereits gegründete Familie, um sein Leben zu meistern, um in der Neuen Welt sein Glück zu machen. Er wusste aber nicht, wann und ob er zurückkehren würde und ob es ihm gelingen würde, die neuen Aufgaben zu lösen.

So wie man den Abschied in den alltäglichen Situationen auf Schritt und Tritt benennen kann, so zieht er sich auch als ein Leitmotiv, vielleicht auch als die Leitunruhe, die unser Lebens-Uhrwerk am Laufen hält, durch unsere gesamte Existenz.

Als ich damit anfing, diese Etappe vorzubereiten, hatte ich sofort vor, in einem kleinen Büchlein, einer Anthologie, nachzuschlagen, die Gedichte des Abschieds vereinigte. Zu meiner großen Enttäuschung fand ich das Bändchen nicht mehr in meiner Bibliothek. Daraufhin schaute ich verschiedene Gedichtbände durch und machte dann bei der von Marcel Reich-Ranicki herausgegebenen „Frankfurter Anthologie“, einer Reihe von 35 Bänden, die Probe aufs Exempel. Das Ergebnis war für mich überraschend und überwältigend: Mehr als die Hälfte der thematisch unausgewählten Gedichte handelte vom Abschied. Ich kam zu dem Eindruck, dass die Auseinandersetzung mit Vorher und Nachher, mit Trennung und Zukunft, die wesentliche Triebfeder des lyrischen Ich sei. Um es in einen kurzen Satz zu bringen: Die Dichter dichten, wenn sie Abschied nehmen.

Und auf unseren Alltag übertragen: Die Menschen leben, indem sie Abschied nehmen. Nur machen die meisten dazu kein Gedicht.

Es ist eigentlich nicht verständlich, warum der Abschied überwiegend mit Trauer assoziiert wird. So häufig wie der Abschied in unserem Leben ist, so oft kommen Schmerz und Trauer nicht vor. Was sehnen wir uns, zu einem Ziel, zu einer Person, zu einer neuen Einsicht, zu einer neuen Position zu kommen! Und wie sind wir glücklich, wenn uns das gelingt, wenn wir also das

Alte hinter uns gelassen haben. Es sind also nicht nur Orte und Zeiten des Trauerns, wenn wir Abschied nehmen.

Unsere Lebensentwicklung verlangt zwingend die Einschnitte und sieht meistens auch genügend Übergänge vor, jedenfalls in unserer Zeit.

Wenn man der Literatur glauben darf, ging es im Mittelalter ziemlich abrupt vom Kind zum Mann. Jedenfalls wurden die Leute schon mit 10 Jahren Könige und Königinnen. Die Zwischenzeit, um vom Kind zum Erwachsenen zu werden, die Adoleszenz als Moratorium, in dem der Einzelne sich finden darf, stellt eine Entwicklung der Neuzeit dar.

Wie es immer ist bei großen Herausforderungen und bei großen Spielen, so ist primär der Ausgang ungewiss. Es gibt Menschen und Mannschaften, die sich gerade von einer Runde zur anderen mogeln, es gibt andere, die ihre Aufgabe mit Glanz und Gloria bestehen, und es gibt solche, die scheitern und die danach wie Wasser von Klippe zu Klippe geworfen werden und immer tiefer fallen.

Das große Prüfungsfeld der Adoleszenz, von dem ich jetzt spreche, bringt sehr vielen Menschen Probleme, die dann der Psychologe und Psychiater zu bearbeiten hat. Früher sprach man von Pubertätskrisen, heute sind leider Begriffe wie Anorexie und Sucht Bezeichnungen einer häufigen Lebensform. Und seit psychiatrischem Menschengedenken häufen sich in dieser Lebensspanne der Adoleszenz die Störungen, in denen Menschen es nicht schaffen, sich von der umgebenden Welt und auch von ihrer gewähnten Welt genügend abzugrenzen. Man spricht immer von einer Störung der Ich-Umwelt-Schranke. Man muss pathogenetisch aber auch von einer Störung im Abschiednehmen sprechen: Abschied von der umschließenden Welt, vor allem der Familie, und Abschied von der realitätsgleichen Welt der Irrealität – der Phantasie oder des Wahns. Nach beiden Seiten muss man Mauern bauen, wenn man erwachsen werden und sich in der Welt behaupten will. Mein psychotherapeutischer Lehrer Dietrich Langen hat von der „zweiten Geburt" gesprochen.

In dieser Zeit legt der Mensch fest, was er einmal werden will (oder man verlangt es von ihm), in den folgenden Jahren und Jahrzehnten kämpft er noch darum, aus seiner Wahl etwas Besonderes zu machen – ein besonders guter Musiker, ein besonders guter Maler, ein besonders guter Dichter, ein besonders guter Arzt, ein besonders guter Bäcker zu sein.

Allmählich allerdings werden alle von der Routine eingeholt, und sie sind stolz, wenn sie den erwählten Beruf richtig ausüben.

Immer enger, leise, leise
Ziehen sich die Lebenskreise,
Schwindet hin, was prahlt und prunkt,
Schwindet Hoffen, Hassen, Lieben,
Und ist nichts in Sicht geblieben
Als der letzte dunkle Punkt.

Theodor Fontane beschreibt so, wie es weiter geht. Unser Organismus kommt in die Jahre. Er lernt natürlich sehr viel dazu, wird an den unterschiedlichsten Stellen kompetenter, so dass er besser mit der ihn umgebenden Welt, den ihn umgebenden Lebewesen, mit sich selbst umgehen kann. Aber das Material wird auch müde und schadhaft. Es heißt Abschied nehmen von der Hochgeschwindigkeit und der Höchstleistung: schwindet hin, was prahlt und prunkt.

Allmählich ist man dann schon zufrieden, wenn man seine Sache richtig macht, danach, wenn man sie – zwar weniger gut und mangelhaft – überhaupt noch machen kann. Das betrifft viele Bereiche, nicht nur den Beruf mit den geistigen Leistungen, sondern auch das Bücken, Essen, Trinken oder was uns sonst dazu einfällt. Das Gedächtnis lässt nach, die Wörter und die Namen werden nicht gefunden. Für viele Menschen – besonders für diejenigen, die hohe Ansprüche an sich stellen –

hält das Leben jeden Tag neue Examina bereit, bis das letzte Examen kommt, das, um mit Sigismund von Radecki zu sprechen, mit einem Ex und einem Amen endet.

Aber bevor die anderen von einem Abschied nehmen, heißt es selbst immer wieder von den anderen Abschied zu nehmen. Das beginnt sehr früh, wenn das Kind, damit die Eltern ihren Beruf ausüben können, in die Tagesstätte soll und doch so viel lieber unter den vertrauten, bergenden Lebensverhältnissen zu Hause wäre. Das kommt wieder bei der Einschulung oder bei dem Gang zum Studium, wobei sich die Frage stellt, wer die größeren Schmerzen hat, der Weggehende oder der Zurückbleibende – und wer am meisten getröstet werden muss. Und dann kommen im Laufe der Jahre immer häufiger die Abschiede, bei denen es kein Wiedersehen gibt.

Das macht wohl einen großen Unterschied bei der Trennung, ob man mit der Wahrscheinlichkeit leben kann, dass der bisherige Lebenskontext nach einer Unterbrechung fortgesetzt werden kann oder nicht.

In den Fällen des „unwiederbringlich“, wie auch einer der schönsten Romane Fontanes heißt, ist der Schmerz wohl am größten, tritt die Emotion besonders intensiv auf, die wir Trauer nennen.

Die Psychologie hat dafür verschiedene Phasen benannt, die auch der allgemeinen Lebenserfahrung entsprechen, die aber individuell sehr unterschiedlich sein können: Nach dem ersten Schock kommt die Auseinandersetzung mit den neuen Lebensumständen, die das gesamte Spektrum unserer Gefühle und Gedanken aufrufen kann: Wut und Verzweiflung, Vorwurf und Anklage, Selbstbeschuldigung und Beschönigung, der immer wieder unternommene Versuch der Erinnerung und Rekonstruktion, Ermattung, Auf-der-Stelle-Treten, Grübeln, Suchen, Suchen auch nach den Tränen und endlich die Tränen. Eine dritte Phase soll in der Annahme des Verlustes bestehen, die zugleich eine Annahme der neuen Situation bedeutet, so dass wir es schaffen, in der neuen Kombination des Lebenskontextes – mit denen, die geblieben sind, mit dem, was geblieben ist, und auch mit allem und allen, die dazugekommen sind – unser Leben zu meistern.

In der Psychiatrie habe ich mehrfach erlebt, was es bedeutet, wenn man die Menschen um diese Phasen, diese Trauerarbeit betrügt. Es geht nicht gut. Ich kann mich erinnern, dass ich in der ersten Zeit meiner psychiatrischen Tätigkeit, also vor etwa 45 Jahren, die Leute, die bei mir in stationärer Behandlung waren, z.B. wegen einer paranoid-halluzinatorischen Psychose oder wegen einer schweren Depression, dass ich diese Leute beschützen wollte vor der zusätzlichen Information, dass der Vater, die Schwester gestorben seien und dass ich nicht darauf hinwirkte, einen Patienten an der Beerdigung des Angehörigen teilnehmen zu lassen.

Das führte zwar dazu, dass die akute Behandlung störungslos fortgesetzt werden konnte. Es führte aber auch dazu, dass nachher Vorwurf, Enttäuschung und Leere da waren und dass die Trauerarbeit irgendwann nachgeholt werden musste. In meinen letzten Berufsjahren habe ich mich deshalb anders verhalten.

Ich habe dafür gesorgt, dass die Patienten, auch wenn sie körperlich oder psychisch schlecht dran waren, an irgendeinem Teil des Abschiedsrituals teilnehmen konnten: z.B. nur an der Messe oder aber auch, im Rollstuhl sitzend, am offenen Grab. Der Abschied muss so körperlich und so ritualisiert wie möglich sein, wenn er gelingen soll, wenn also im Anschluss daran die Trauer die noch zu leistende Lebensbewältigung nicht beeinträchtigen soll.

Bei dieser Gelegenheit will ich Ihnen kurz berichten von einem 30-jährigen Mann, der wegen einer schweren Depression zu mir gekommen war. Nachdem durch die medikamentöse Behandlung die gedanklichen und emotionalen Blockaden einigermaßen überwunden waren, konnten wir über alles das sprechen, was ihn, bemerkt und unbewusst, bewegte. Er hatte die

Eigenschaft, besonders dichterisch zu träumen und sich auch besonders gut daran erinnern zu können. So war die Auseinandersetzung mit seinen Träumen ein zentraler Teil der therapeutischen Arbeit. Am 24. August schrieb ich in meine Krankenakte:

Wieder ein Traum: Georg ist auf einer umschriebenen Fläche, die er gerade noch überblicken kann. Drumherum ist es dunkel. Nur vor sich drei geschlossene Holzkisten, wie kleine Särge, die er sehen kann. Wie er sich auch bewegt, er hält sie wie einen Schutzschild vor sich hin, kommt aber deshalb auch nicht voran. Er ist voller Unruhe. Der Titel des Traumes: „Der Weg".

Dazu muss ich Folgendes bemerken: Zu der von mir beschriebenen Arbeit mit den Träumen gehört auch regelmäßig die Aufforderung an die Patientin oder den Patienten, nach einem Titel für den Traum zu suchen. Hier also hieß er: „Der Weg". Ich setze jetzt das Zitat aus meiner Eintragung fort:

Ich frage Georg nach den Assoziationen. Es gibt zwei Assoziationslinien:

Die drei Holzkisten seien die drei Personen, auf die er sich in Zukunft stützen kann, XY, NN und ich.

Jede der drei Holzkisten habe die Größe von Kindersärgen. In jedem Sarg sei ein Teil der früheren Georg-Geschichte.

Es ergibt sich ziemlich zwingend, dass der zweite Assoziationsweg der führende ist. Wir erarbeiten, dass Georg nicht in die Zukunft hineingehen kann, dass er das Dunkel nicht überprüfen kann, solange er sich mit den drei kleinen Särgen, die er vor sich hinhält, den Weg verbaut. Er muss sie ablegen. Er meint, dass er sie aber nicht ohne Weiteres loslassen könne. Ich entgegne, dass er dann etwas anderes in die Hand nehmen müsse. Ich fordere ihn fast autoritär auf, heute erstmals wieder ein Lehrbuch (er steht vor einem Examen) in die Hand zu nehmen. Georg ist nicht ablehnend, sondern eher positiv davon bestimmt ...

Heute bespreche ich mit Georg, dass wir einen Termin vereinbaren, um die drei Kindersärge zu verbrennen. Das heißt, dass Georg am 08. 09. drei kleine Holzkisten mitbringen wird, die wir gemeinsam an einer geeigneten Feuerstelle verbrennen.

Jetzt lese ich Ihnen den Krankenblatteintrag vom 08.09. auszugsweise vor:

Wir treffen uns heute, um die vorgesehene Verbrennung der Kisten vorzunehmen. Georg hat alles gut vorbereitet. Er hat Kisten besorgt, die seinem Traum in etwa entsprechen. Außerdem hat er auch etwas für ein gemeinsames Essen und Trinken vorbereitet. Wir fahren zur Schutzhütte. Glücklicherweise ist heute dort kein Fest, so dass wir bei herrlichem Herbstwetter die Landschaft und die Hütte für uns allein haben. Georg ist von der Situation sehr angetan. Als die erste Kiste brennt, erzählt er den Traum der letzten Nacht.

Ich überspringe jetzt die darin enthaltenen sehr wichtigen psychologischen Inhalte und setze meinen Bericht fort:

Bei der letzten Kiste bat mich Georg, ebenfalls Hand anzulegen. Wir haben sie gemeinsam verbrannt, dann auch gemeinsam die letzten Funken gelöscht.

Ich habe den Bericht deshalb so ausführlich wiedergegeben, weil ich zeigen will, dass man – vor allem dann, wenn es Probleme gibt – das Abschiednehmen aktiv gestalten soll, dass man Rituale braucht (dass man eine sehr sinnliche Auseinandersetzung mit der Verlustperson oder dem Verlorenen haben muss). Mit anderen Menschen bin ich zum Grab des Vaters gefahren oder habe ausführlich im Anblick des fotografierten Grabes über den Schmerz gesprochen. Was ich auch zum Ausdruck bringen will, ist die Tatsache, dass man einen Menschen braucht, der begleitet.

Vielleicht kann man so etwas auch Trost nennen. Es muss ja nicht ein Vertrösten sein, wenn man das Leid eines anderen Menschen teilt. Es gibt eine umfangreiche Trostliteratur, die sogenannte Konsolationsliteratur, mit Leitlinien und frommen Sprüchen. Der beste Trost besteht wohl darin, dass man glaubhaft beim anderen ist, aufrichtig zuhört, teilnahmsvoll, ohne Missionarsgedanken. Hölderlin hat das Trösten in einem kleinen Gedicht zusammengefasst:

Getrost! Es ist der Tränen wert, dies Leben,
So lang uns Pilgern Gottes Sonne scheint,
Und Bilder beßrer Zeit um unsre Seele schweben,
Und ach! mit uns ein freundlich Auge weint.

Die inneren Abschiede

Ich zeige Ihnen jetzt das Bild eines jungen Mannes, der nicht getröstet werden wollte. Ich zeige Ihnen das Bild, das Émile Friant gemalt hat vom verlorenen Sohn, vom „enfant prodigue".

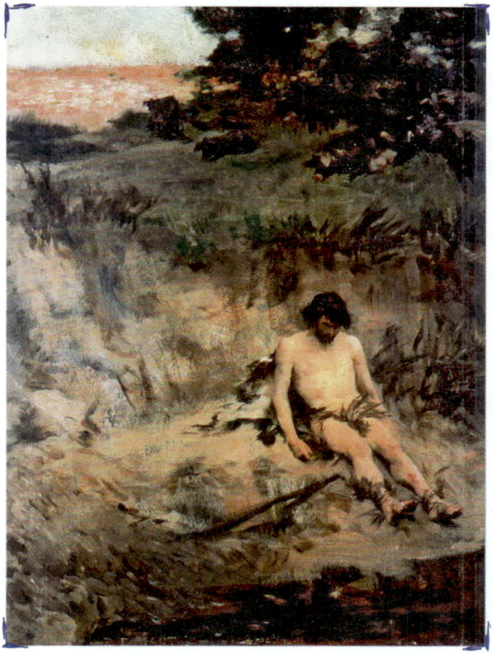

Rainer Maria Rilke schreibt von ihm:

Man wird mich schwer davon überzeugen, daß die Geschichte des verlorenen Sohnes nicht die Legende dessen ist, der nicht geliebt werden wollte. Da er ein Kind war, liebten ihn alle im Hause. Er wuchs heran, er wußte es nicht anders und gewöhnte sich an ihre Herzweiche, da er ein Kind war.

Aber als Knabe wollte er seine Gewohnheiten ablegen. Er hätte es nicht sagen können, aber wenn er draußen herumstrich den ganzen Tag und nicht einmal mehr Hunde mithaben wollte, so war's, weil auch sie ihn liebten; weil in ihren Blicken Beobachtung war und Teilnahme, Erwartung und Besorgtheit; weil man auch vor ihnen nichts tun konnte, ohne zu freuen oder zu kränken. Was er aber damals meinte, das war die innige Indifferenz seines Herzens, die ihn manchmal früh in den Feldern mit solcher Reinheit ergriff, daß er zu laufen begann, um nicht Zeit und Atem zu haben, mehr zu sein als ein leichter Moment, in dem der Morgen zum Bewußtsein kommt ...

Später heißt es:

Soviel Einbildungen sich aber auch einstellten, zwischendurch war immer noch Zeit, nichts als ein Vogel zu sein, ungewiß welcher. Nur daß der Heimweg dann kam.

Mein Gott, was war da alles abzulegen und zu vergessen; denn richtig vergessen, das war nötig; sonst verriet man sich, wenn sie drängten. Wie sehr man auch zögerte und sich umsah, schließlich kam doch der Giebel herauf. Das erste Fenster oben faßte einen ins Auge, es mochte wohl jemand dort stehen. Die Hunde, in denen die Erwartung den ganzen Tag angewachsen war, preschten durch die Büsche und trieben einen zusammen zu dem, den sie meinten. Und den Rest tat das Haus. Man mußte nur eintreten in seinen vollen Geruch, schon war das meiste entschieden. Kleinigkeiten konnten sich noch ändern; im ganzen war man schon der, für den sie einen hier hielten; der, dem sie aus seiner kleinen Vergangenheit und ihren eigenen Wünschen längst ein Leben gemacht hatten; das gemeinsame Wesen, das Tag und Nacht unter der Suggestion ihrer Liebe stand, zwischen ihrer Hoffnung und ihrem Argwohn, vor ihrem Tadel oder Beifall ...

So einen habe ich manchmal behandelt oder auch nicht behandelt. Jedenfalls habe ich immer versucht, das zu vermeiden: zu taktieren, zu manipulieren, zu indoktrinieren. Natürlich waren die jungen Leute zu mir gekommen, weil es größere Probleme gab, Leidenszustände, die weder sie noch ihre Angehörigen aushielten. Die einen kamen heil durch diese Zeit hindurch – nach wiederholten Gesprächen, nach vielen Variationen des Lebenslaufes und Lebensentwurfes, auch nach medikamentöser Beeinflussung der Symptome, die ihnen am meisten den Weg verbauten. Sie wurden erfolgreich und leistungsstark, mehr noch als die anderen, die nicht durch dieses Stahlbad gegangen waren.

Andere schafften es auch, mussten und müssen aber damit leben, dass sie ihre Schwäche kennen, ihre Verwundbarkeit, ihre Vulnerabilität, und dass sie auch einen Schutzpanzer brauchen, um nicht den Weg und die eigene Fassung zu verlieren. Ich spreche jetzt von den neuroleptischen Medikamenten, die man in solchen Fällen zur Langzeitbehandlung gibt, sehr oft mit sehr gutem Erfolg. Man muss es nur richtig machen.

Eine dritte Gruppe allerdings, sie ist mit Abstand die kleinste, schafft es nicht. Mit den Worten Hugo von Hofmannsthals:

Manche freilich müssen drunten sterben,
Wo die schweren Ruder der Schiffe streifen.

Einen solchen jungen Mann hatte ich lange begleitet. Ich hatte es geschafft, dass er die Pistole abgab, dass er das Messer abgab, dass er friedlich mit anderen sprach, die Schule besuchte, die Führerscheinprüfung absolvierte, eine Ausbildung begann. Ich hatte ihm immer wieder zugehört, dann und wann gesagt, was mir dazu einfiel, was ich für richtig hielt.

Da der Vater, der aus einem anderen Land stammte, in dieses andere Land zurückging, mussten wir uns trennen. Er, der die

Musik liebte, schenkte mir noch ein kleines silbernes Saxophon, so groß etwa wie ein Finger, zum Abschied. Und dann, ein Jahr später, schrieb er mir aus dem fernen Land einen Text, der mich heute noch bewegt, der zeigt, dass es manchmal doch nicht gelingt, den anderen zu erreichen, einen Text, der aber auch wieder tröstet, weil er trotz des offensichtlichen Scheiterns der Beziehung und des Lebensentwurfs die Verbindung aufrechterhält, indem er sie aufkündigt. Der Text, den mir Christopher ein Jahr nach der Entlassung schrieb, lautet auszugsweise so:

Mein Freund, ich bin nicht das, wie ich aussehe.

Der Anschein ist lediglich ein Kleid, das ich trage.

Ein Kleid, vorsichtig gewebt, das mich vor deinen Fragen schützt,
und dich vor meinem Uninteresse.

Das Ich, das es in mir gibt,
mein Freund
lebt in dem Haus der Stille,
und dort bleibt es immer,
unüberlegt, unausführbar.

Ich überspringe jetzt einige Verse:

Wenn du zu deinem Himmel aufsteigst,
steige ich runter zu meiner Hölle.

Dann rufst du mich
Durch den unüberschreitbaren Abgrund,
den es zwischen dir und mir gibt:
„Gefährte! Kamerad!"
und ich antworte:
weil ich nicht will,
dass du meine Hölle siehst.

Jetzt überspringe ich wieder einige Verse:

Mein Freund,
du bist gut, vorsichtig und vernünftig;
mehr noch, du bist perfekt.
Von mir aus, spreche ich mit dir,
mit Vernunft und Vorsicht, aber
ich bin wahnsinnig.

Verborgen ist mein Wahnsinn
mit einer Maske.
Ich bevorzuge alleine wahnsinnig zu sein.

Mein Freund,
du bist nicht mein Freund.
Aber wie soll ich dir
das zu verstehen geben?
Mein Pfad
ist nicht dein Pfad,
und trotzdem gehen wir zusammen,
Hand in Hand.

So hat Christopher von mir Abschied genommen. Man muss manchmal Abschied nehmen von einem, mit dem man nie zusammen war. Und mir bleibt nicht nur die Trauer, sondern auch der Trost:

Und trotzdem gehen wir zusammen, Hand in Hand.

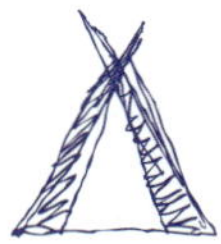

Es gibt sie, die Abschiede, die zu früh kommen, ohne dass die herzliche Übereinstimmung erreicht worden war, so wie es auch das schmerzhafte Wiedersehen gibt – ohne Anschluss, wie Ernst Bloch sagt –, das Wiedersehen, dem die herzliche Übereinstimmung als Fortsetzung des früheren Lebenskontexts verschlossen bleibt. Das sind die besonders schmerzhaften Abschiede.

Es kann sein, dass manch einem eine solche therapeutische Beziehung, wie ich sie dargestellt habe und wie sie auch in dem mir übersandten Gedicht zum Ausdruck kommt, zu eng ist. Dabei hat er sicher Recht, dass sie den Behandelnden zu sehr persönlich mitnehmen, seine Entscheidungsfreiheit behindern, ihn in Gefahr bringen kann. In der achten Etappe unserer Reise werde ich auf die „gefährlichen Beziehungen" eingehen. Zum andern muss man sagen – das ist meine Überzeugung –, dass man Hilfe in existenziellen Fragen nur dann bringen kann, wenn man auch als Therapeut persönlich beteiligt ist. Wenn man in schwierigen Lebensfragen helfen will, muss man

1. Erfahrung haben, Selbsterfahrung und Fremderfahrung,
2. das Spektrum der Hilfsmöglichkeiten kennen und beherrschen und
3. ganz beim anderen sein.

Das gilt in gleicher Weise für die Therapie und die Begleitung beim Abschied.

Ich komme jetzt wieder zurück zu Émile Friant und spreche von seinem Abschiednehmen. Im Jahre 1890 – die großen Bilder sind bereits alle gemalt: die „Ruderer an der Meurthe" und die „Junge Frau aus Nancy", die „Liebenden" auf der Brücke und die Trauerzüge in „Allerheiligen" – malt er einen Landstreicher, der sich in die Höhle zurückgezogen hat. Philippe Claudel, den ich schon mehrfach zitiert habe, ist sich sicher, dass Friant mit dem Landstreicher ein Selbstporträt gemalt habe und dass er mit diesem Bild auch seine damals aktuelle Situation habe wiedergeben wollen: dass er das Handtuch geworfen habe, dass er nicht mehr weiterkämpfen und herumstreichen könne, dass er mit diesem Weg am Ende sei.

Und Claudel meint auch, dass das andere große Bild, das er acht Jahre später gemalt hat, das die Bezeichnung „Trauer“ trägt, ihn selbst meine,

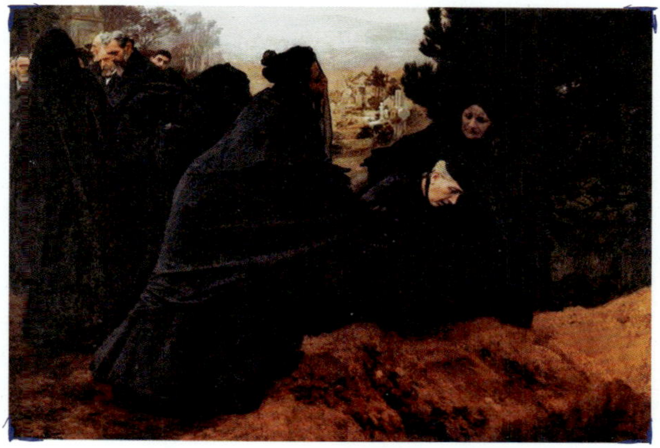

dass die in Schwarz gekleidete Frau, die fassungslos ins offene Grab schaue, eigentlich den Maler darstelle, der seine Begeisterung, sein Schöpfertum zu Grabe trage. Von nun an sei er der hochdekorierte Mann der Gesellschaft, der erfolgreiche Maler, der in dieser bürgerlichen Welt seinen Platz gefunden habe.

Beide Bilder gehören zusammen, zeigen die Bipolarität unserer Existenz, zwischen denen ein Künstler hin und her wandern muss, die er auch oft vereinigen muss, um ein Kunstwerk von Rang zu produzieren. Wenn das nicht mehr gelingt, hat er als Künstler ausgedient und ist er ein guter Auftrags-Kunsthandwerker geworden. Ich zeige Ihnen nun ein eindeutiges, unmissverständliches Selbstporträt aus der Zeit des Arriviertseins und kommentiere es mit einem kleinen Gedicht von Theodor Fontane:

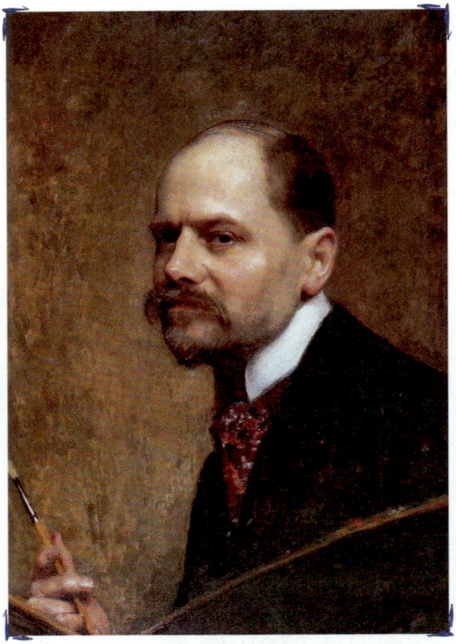

Halte dich still, halte dich stumm,
nur nicht forschen, warum? warum?
Nur nicht bittre Fragen tauschen,
Antwort ist doch nur wie Meeresrauschen.
Wie's dich auch aufzuhorchen treibt,
Das Dunkel, das Rätsel, die Frage bleibt.

Eigentlich hatte ich vor, an dieser Stelle unserer Etappe einen längeren Abschnitt über die häufigen Verlustsituationen im mittleren Lebensalter, über die zu dieser Zeit häufigen Depressionen und über die Depressionsbehandlung zu bringen, die, wie ich glaube, meine eigentliche Spezialität darstellte. Ich habe mich aber entschieden, das zu unterlassen, weil ein anderes Abschiednehmen mein Herz mehr bewegte und weil dieses Abschiednehmen so selten beim Namen genannt wird. In der sechsten Etappe nutze ich aber die Möglichkeit, das Unterlassene nachzuholen.

Die äußeren Abschiede

Mir ist es offensichtlich wichtiger, noch ein Thema anzusprechen, das fast verschwiegen wird. Ich will sprechen von dem millionenfach vollzogenen Abschied, von dem millionenfach vorenthaltenen Abschied, vom Abschied durch den Krieg.

Und vielleicht zu Ihrer Überraschung will ich an dieser Stelle ein Bild von Émile Friant zeigen, das wohl meistens ganz anders gesehen wird, das Bild der beiden Liebenden auf der Brücke. Es hat auch den Titel „Soir d'automne" – in der wörtlichen Übersetzung „Herbstabend", in einer interpretatorischen Übersetzung: „Das Jahr geht zu Ende, und der Tag verklingt."

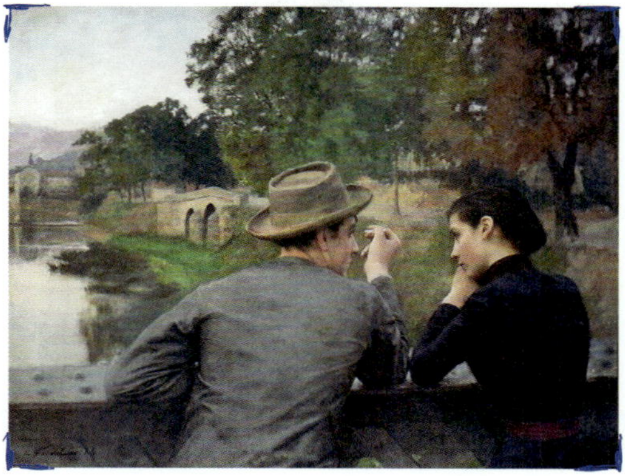

Claudel meint in seiner Interpretation, dass das Feuer der Liebe verglommen sei, dass das Paar hinausgefahren sei aufs Land, wie immer, und dass er, der junge Mann, habe Abschied nehmen wollen. Ich selbst habe daraufhin einen jungen Mann gesehen, vielleicht meinen eigenen Vater, der seinem Mädchen, seiner Frau sagte, dass er eingezogen sei, dass er fortgehen müsse, dass er nicht wisse, ob sie sich wiedersehen würden.

Alfred Lichtenstein teilte im August 1914 seine Einberufung kurz vor der Abfahrt seinem Freund Peter Scher mit. Und er gab seinem Gedicht den Titel „Abschied":

Vorm Sterben mache ich noch mein Gedicht.
Still, Kameraden, stört mich nicht.
Wir ziehn zum Krieg. Der Tod ist unser Kitt.
O, heulte mir doch die Geliebte nit.
Was liegt an mir. Ich gehe gerne ein.
Die Mutter weint. Man muß aus Eisen sein.
Die Sonne fällt zum Horizont hinab.
Bald wirft man mich ins milde Massengrab.
Am Himmel brennt das brave Abendrot.
Vielleicht bin ich in dreizehn Tagen tot.

Es waren nicht 13, sondern 48 Tage. Ein Jahr zuvor war er als Freiwilliger in die Armee eingetreten. Als er das Ausmaß der kommenden Vernichtung erkannte, war es schon zu spät.

Lichtenstein hat mit seinem vorauseilenden Gedicht das geschafft, was ihm versagt bleiben sollte. Er hatte nicht die Zeit, Abschied zu nehmen, als ihn in Vermandovillers an der Westfront die tödliche Kugel traf. Das war im Ersten Weltkrieg. Mein Vater hatte nicht die Zeit, den Menschen ins Gesicht zu schauen, die er für immer verließ, als ihn 1941 an der Ostfront die tödliche Kugel traf. Auch er hatte zuvor Briefe geschrieben und ein Gedicht, das den Abschied vorwegnahm und trösten sollte. Er sprach von dem grauen Mann, dem feldgrauen Mann in der Tür, der immer da sein werde, um den Mut zu stärken.

Millionen Menschen sind so wie ich um den Abschied betrogen worden. Sie durften einen der Dreh- und Angelpunkte ihres Lebens nicht kennen lernen, und der lebenslange Abschied gilt und galt einer unbekannten Person.

Die Situation, die Entwicklung und die Probleme dieser vaterlosen Generation der um den Zweiten Weltkrieg herum Geborenen sind ziemlich wenig untersucht. Besonders der Kasseler Psychoanalytiker Hartmut Radebold hat sich darum verdient gemacht. Sehr oft beschäftigte man sich dann aber mehr mit den akzessorischen Problemen dieses Schicksals, mit Flucht, Vertreibung, Vergewaltigung, vitaler Bedrohung.

Die eigentliche Tatsache, dass es diese schreckliche Normalität gibt und gab, ohne Vater aufzuwachsen, ist vergleichsweise wenig durchleuchtet, so als ob es kaum interessieren sollte, wie die Normalität aussieht. Ich habe mich gefragt, ob dahinter vielleicht ein Tabu steht, davon zu sprechen, dass wir selbstverständlich und normal eines der Zehn Gebote brechen und töten – dass also die damit verbundenen normalen Konsequenzen einfach als normal hinzunehmen sind und nicht untersucht und eigens benannt werden sollten.

In der Tat habe ich in den mehr als 40 Jahren meines Psychiaterlebens kaum Leute erlebt, die darüber krank wurden, dass sie die Frage nicht aushalten konnten: „Was hat mein Vater vor sich hingesprochen, in die Welt geschrien, als ihn die tödliche Kugel traf, an wen hat er gedacht in diesen letzten Sekunden?" Offensichtlich haben wir Betroffenen in unserer Entwicklung gelernt, auf diese Fragen zu verzichten oder sie zu verdrängen.

Aber trotzdem lässt uns dieser Abschied, um den wir betrogen wurden, nicht los.

Bei der Vorbereitung dieses Textes erhielt ich Post vom Paranus-Verlag, in dem die Zeitschrift für Sozialpsychiatrie, Literatur und Kunst mit dem Namen „Brückenschlag" erscheint. Er sandte mir die aktuelle Ausgabe, die dem Thema der „Abschiede" gewidmet war. Auf der Vorderseite der Zeitschrift sah man eine einsam dastehende Frau, die auf die Weite des Meeres hinausblickte, auf der Umschlag-Rückseite war ein Bericht abgedruckt:

Eines Tages besucht mich ein liebenswürdiger Herr im Antiquariat des Gemeindepsychiatrischen Zentrums. Wir kommen ins Gespräch: Er erzählt mir, daß er seinen Vater suche. Geboren 1942, hätte sein Vater ihn auf dem Arm gehabt, bevor er wieder in den Krieg gezogen sei und niemals wiederkam. Mein Antiquariatsbesucher fügt hinzu, daß er nie richtig habe Abschied nehmen können, sein Leben sei bestimmt durch diesen unerfüllten Wunsch nach Abschiednehmen. Irgendwo ein Grabstein, ein Platz zum Trauern, das wär's. Er lässt mir seine Telefonnummer da, falls ich mal ein Buch reinbekommen würde mit Listen der im Krieg Gefallenen.

Prominente Zeugen dieses immer wieder drängenden, letztlich unerfüllt bleibenden Wunsches, Abschied zu nehmen, sind zum Beispiel Peter Härtling mit seinem Buch von der „nachgetragenen Liebe“ oder Albert Camus mit seinem großen Roman „Der erste Mensch“, dessen erster Teil „Die Suche nach dem Vater“ heißt.

Albert Camus machte sich auf, um den Wunsch und den Auftrag seiner Mutter zu erfüllen und das Grab, das jenseits des Meeres liegende Grab des Vaters aufzusuchen, den er nie gekannt hatte:

Als der Friedhofswärter ihn zum Grab gebracht hatte, ließ er ihn allein. Albert Camus, der in diesem Buch Jacques Cormery heißt, las

auf dem Grab das Geburtsjahr seines Vaters, und er merkte, dass er es nicht kannte. Dann las er beide Jahreszahlen, „1885 – 1914“ und rechnete mechanisch: neunundzwanzig Jahre. Plötzlich überfiel ihn ein Gedanke, der ihn bis ins Mark erschütterte. Er war vierzig Jahre alt. Der unter dieser Steinplatte begrabene Mann, der sein Vater gewesen war, war jünger als er.

Und die Welle von Zärtlichkeit und Mitleid, die auf einmal sein Herz überflutete, war nicht die Gemütsregung, die den Sohn bei der Erinnerung an den verstorbenen Vater überkommt, sondern das verstörte Mitgefühl, das ein erwachsener Mann für das ungerecht hingemordete Kind empfindet – etwas entsprach hier nicht der natürlichen Ordnung, und eigentlich herrschte hier, wo der Sohn älter war als der Vater, nicht Ordnung, sondern nur Irrsinn und Chaos. Die Abfolge der Zeit selbst zerbrach rings um ihn, den bewegungslos zwischen den Gräbern Stehenden, die er nicht mehr wahrnahm, und die Jahre hörten auf, sich jenem großen Strom folgend anzuordnen, der seinem Ende entgegenfließt. Sie waren nur mehr tosendes Hin- und Herbranden, in dem Jacques Cormery jetzt von Angst und Mitleid gepackt zappelte. Er sah sich die anderen Steinplatten des Karrees an und erkannte an den Lebensdaten, dass dieser Boden angefüllt war mit Kindern, die die Väter von ergrauenden Männern gewesen waren, welche in diesem Augenblick zu leben vermeinten.

Nach diesem bewegenden Bericht, liebe Mitreisende, heißt es jetzt Abschied zu nehmen. Ich schließe dieses Kapitel mit einem Ruhe ausstrahlenden Gemälde von Émile Friant

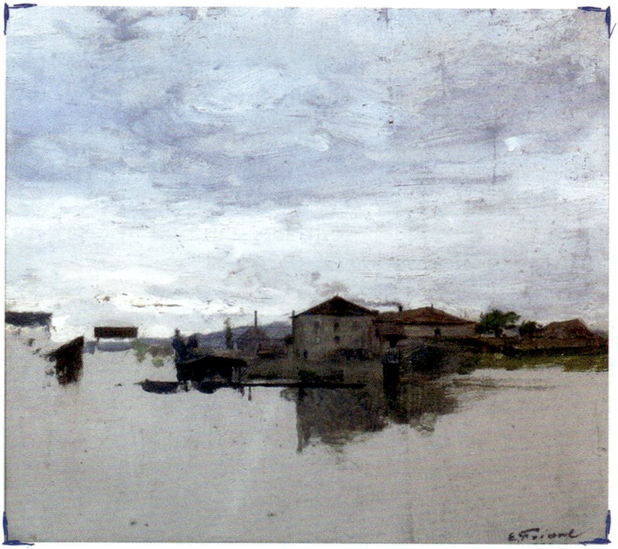

und einer der schönsten Geschichten, die es auf der Welt gibt. Der Autor des „Prinzips Hoffnung", Ernst Bloch, meinte sogar, dass es die schönste Geschichte der Welt sei. Sie ist eine Kalendergeschichte aus dem „Schatzkästlein des Rheinischen Hausfreunds" und stammt von Johann Peter Hebel, der in unserer Großregion lebte und wirkte. In der zehnten Etappe (siehe Seite 348) führt er uns mit seiner Geschichte „Kannitverstan" zu Grundfragen des Verstehens in Psychologie und Psychiatrie.

Unsere Abschiedsgeschichte aber heißt „Unverhofftes Wiedersehen" und lautet so:

In Falun in Schweden küßte vor guten fünfzig Jahren und mehr ein junger Bergmann seine junge hübsche Braut und sagte zu ihr: „Auf Sankt Luciä wird unsere Liebe von des Priesters Hand gesegnet. Dann sind wir Mann und Weib, und bauen uns ein eigenes Nestlein." – „Und Friede und Liebe soll darin wohnen", sagte die schöne Braut mit holdem Lächeln, „denn du bist mein einziges und alles, und ohne dich möchte ich lieber im Grab sein als an einem anderen Ort." Als sie aber vor Sankt Luciä der Pfarrer zum zweiten Male in der Kirche ausgerufen hatte: „So nun jemand Hindernis wüßte anzuzeigen, warum diese Personen nicht möchten ehelich zusammenkommen" – da meldete sich der Tod. Denn als der Jüngling den andern Morgen in seiner schwarzen Bergmannskleidung an ihrem Haus vorbeiging, der Bergmann hat sein Totenkleid immer an, da klopfte er zwar noch einmal an ihrem Fenster, und sagte ihr guten Morgen, aber keinen guten Abend mehr. Er kam nimmer aus dem Bergwerk zurück, und sie säumte vergeblich selbigen Morgen ein schwarzes Halstuch mit rotem Rand für ihn zum Hochzeittag, sondern als er nimmer kam, legte sie es weg, und weinte um ihn und vergaß ihn nie.

Unterdessen wurde die Stadt Lissabon in Portugal durch ein Erdbeben zerstört, und der Siebenjährige Krieg ging vorüber, und Kaiser Franz der Erste starb, und der Jesuitenorden wurde aufgehoben und Polen geteilt, und die Kaiserin Maria Theresia starb, und der Struensee wurde hingerichtet, Amerika wurde frei, und die vereinigte französische und spanische Macht konnte Gibraltar nicht erobern. Die Türken schlossen den General Stein in der Veteraner Höhle in Ungarn ein, und der Kaiser Josef starb auch. Der König Gustav von Schweden eroberte russisch Finnland, und die Französische Revolution und der lange Krieg fing an, und der Kaiser Leopold der Zweite ging auch ins Grab. Napoleon eroberte Preußen, und die Engländer bombardierten Kopenhagen, und die Ackersleute säeten und schnitten. Der Müller mahlte, und die Schmiede hämmerten, und die Bergleute gruben nach den Metalladern in ihrer unterirdischen Werkstatt.

Als aber die Bergleute in Falun im Jahre 1809 etwas vor oder nach Johannis zwischen zwei Schachten eine Öffnung durchgraben wollten, gute dreihundert Ellen tief unter dem Boden gruben sie aus dem Schutt und Vitriolwasser den Leichnam eines Jünglings heraus, der ganz mit Eisenvitriol durchdrungen, sonst aber unverwest und unverändert war; also dass man seine Gesichtszüge und sein Alter noch völlig erkennen konnte, als wenn er erst vor einer Stunde gestorben, oder ein wenig eingeschlafen wäre, an der Arbeit. Als man ihn aber zu Tag ausgefördert hatte, Vater und Mutter, Gefreundte und Bekannte waren schon lange tot, kein Mensch wollte den schlafenden Jüngling kennen oder etwas von seinem Unglück wissen, bis die ehemalige Verlobte des Bergmanns kam, der eines Tages auf die Schicht gegangen war und nimmer zurückkehrte. Grau und zusammengeschrumpft kam sie an einer Krücke an den Platz und erkannte ihren Bräutigam; und mehr mit freudigem Entzücken als mit Schmerz sank sie auf die geliebte Leiche nieder, und erst als sie sich von einer langen heftigen Bewegung des Gemüts erholt hatte, „es ist mein Verlobter", sagte sie endlich, „um den ich fünfzig Jahre lang getrauert hatte, und der mich Gott noch einmal sehen läßt vor meinem Ende. Acht Tage vor der Hochzeit ist er unter die Erde gegangen und nimmer heraufgekommen."

Da wurden die Gemüter aller Umstehenden von Wehmut und Tränen ergriffen, als sie sahen die ehemalige Braut jetzt in der Gestalt des hingewelkten kraftlosen Alters und den Bräutigam noch in seiner jugendlichen Schöne, und wie in ihrer Brust nach 50 Jahren die Flamme der jugendlichen Liebe noch einmal erwachte; aber er öffnete den Mund nimmer zum Lächeln oder die Augen zum Wiedererkennen; und wie sie ihn endlich von den Bergleuten in ihr Stüblein tragen ließ, als die einzige, die ihm angehöre, und ein Recht an ihn habe, bis sein Grab gerüstet sei auf dem Kirchhof. Den andern Tag, als das Grab gerüstet war auf dem Kirchhof und ihn die Bergleute holten, schloß sie ein Kästlein auf, legte ihm das schwarzseidene Halstuch mit roten Streifen um, und begleitete ihn alsdann in ihrem Sonntagsgewand, als wenn es ihr Hochzeittag und nicht der Tag seiner Beerdigung wäre. Denn als man ihn auf dem Kirchhof ins Grab legte, sagte sie: „Schlaf nun wohl, noch einen Tag oder zehen im kühlen Hochzeitbett, und laß dir die Zeit nicht lang werden. Ich habe nur noch wenig zu tun und komme bald, und bald wird's wieder Tag. – Was die Erde einmal wiedergegeben hat, wird sie zum zweitenmal auch nicht behalten", sagte sie, als sie fortging, und noch einmal umschaute.

Dritte Etappe

Von der Freiheit der Schwachen

Mit Georg Büchners Lenz durch's Gebirg

Liebe Reisegenossen,

auch diese Etappe will ich mit einem Ihnen bereits vertrauten Bild einleiten.

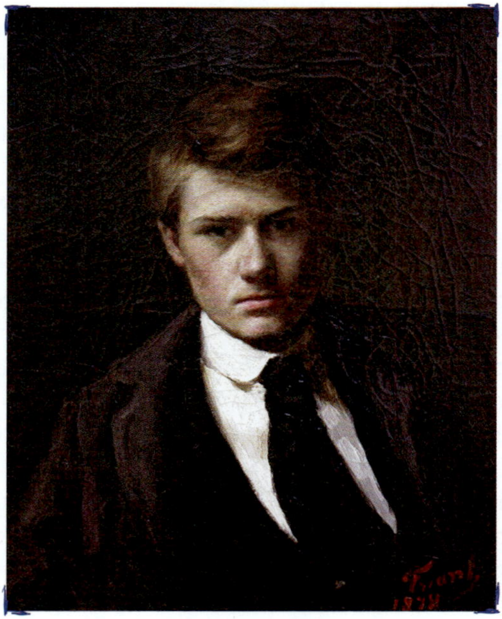

Sie erinnern sich an diesen jungen Mann. Es ist der Maler Émile Friant, von dessen Bildern aus wir unsere gemeinsame Reise zu den Orten der Trauer und des Abschieds unternommen haben. In unserer heutigen Etappe bewegen wir uns von Trier aus – die Mosel flussaufwärts – seinem Geburts- und seinem

Wirkungsort zu. Ganz in der Nähe von Metz wurde er geboren, in Dieuze, im Salzland – und noch etwas weiter flussaufwärts, in Nancy, hatte er seine größten Erfolge. Wie ich Ihnen berichtet habe, hatte er gleichsam zwei Elternpaare, die natürlichen, die in Dieuze im Salzwerk und im Haushalt arbeiteten, und die patenschaftlichen, die dort als Herr und Frau Bürgermeister wirkten. Gemeinsam zogen die vier Erwachsenen mit dem Jungen, der so vielversprechend war, nach Nancy, wo er bald jede nur denkbare Förderung erfuhr, deren er sich jeweils mehr als würdig erwies. Émile Friant blieb allen sehr verbunden. Als der Vater gestorben war, nahm er – selbst unverheiratet bleibend – die Mutter in sein Haus auf und tat, was er nur konnte. Émile Friant war der *Sohn comme il faut.*

In unserer dritten Etappe geht es um das Gegenstück, um den Sohn, der nicht so handelt, wie er soll, um den *verlorenen Sohn.* Es geht um den Dichter Jakob Michael Reinhold Lenz, der zu schönsten Hoffnungen Anlass gab, der als Student der Theologie aus dem Elternhaus ging und dann nach wenigen Semestern die Universität verließ, um zu einem Leben nach seinen Vorstellungen aufzubrechen – vor allem und am liebsten in der Stadt Straßburg und deren Umgebung. Ein junger Mann, der sehr schnell sehr berühmt wurde, aber auch immer wieder und immer mehr mit seinem Lebensentwurf scheiterte. Es geht um den Lebensabschnitt eines anderen bedeutenden Künstlers der exemplarischen Großregion.

Georg Büchner hat mit erzählerischer Wucht einige Wochen des Kampfes gestaltet, den dieser Mann zu führen hatte. Die Erzählung „Lenz" gehört zu den bewegendsten Dokumenten deutscher Literatur. Wir werden uns und dem Text und den damit verbundenen Orten im Laufe dieser dritten Etappe annähern – nicht, um die Psychopathologie einer psychiatrischen Diagnose der Reihe nach abzuhandeln, sondern um den Text zum Anlass zu nehmen, nachzufragen, welchen Spielraum ein Leidender und Kämpfender hat, um zu überleben und mit sich zurechtzukommen. Es geht also um die Freiheit der Schwachen – und damit natürlich auch ganz allgemein um die Freiheit, auch die der Starken. Die folgenden Seiten werden zu all diesen Themen keine Übersichtsreferate liefern, auch keine Definitionen.

Mir ist es wichtig, dass anhand der einzelnen Orte und Texte, die ich nennen werde, Assoziationen ermöglicht werden zu dem Schicksal der psychisch Hilfsbedürftigen, zu den heilsamen Einflüssen und zu den Selbstheilungsmaßnahmen. Mir ist wichtig, dass in diesem Kontext vielleicht eine Annäherung gelingen kann, um zu verstehen und nachzuempfinden, was einzelne Menschen mitmachen müssen, warum einzelne Menschen diese oder jene Verhaltensweise zeigen und in welchem Maß es sinnvoll ist, ihnen diesen Freiraum der Entwicklungsmöglichkeit zu lassen, statt sie in Einrichtungen zu manipulieren und einzuengen.

Individuelle Therapie

Ich mache jetzt – und auch im Folgenden immer wieder – einen kleinen Einschub. Denn ich sehe meine wesentliche Aufgabe darin, Ihnen von eigenen Erinnerungen und Assoziationen ausgehend, gleichsam als Psychiatrie-Erfahrener, Einblick zu geben in die condition humaine.

Im Hinblick auf die anfangs genannte therapeutische Manipulation weise ich darauf hin, dass das die klassische Art und Weise ist, wie auch jetzt noch meistens die schwersten psychischen Störungen behandelt werden. Je weiter der Fortschritt geht, je mehr wir durch die den Körper vermessenden Apparate und die Untersuchung der körperlichen Säfte erfahren, umso mehr wird die Psychiatrie eine biologische, vor allem an den Hochschulen. Und umso mehr gibt es aktuell definierte Programme zur Behandlung von Sucht, Schizophrenie, Alkoholismus, Depressionen usw., so als ob es um individuell unspezifische Störungsabläufe ginge, die man beeinflussen muss, und nicht um individuell gestörte Menschen, die ein einmaliges Schicksal, damit auch eine einmalige Entwicklung und Psychopathologie, haben und selbstverständlich auch eine einmalige spezifische, differenzierte Psychiatrie und Psychotherapie brauchen.

Als ich damit begann, in der Psychiatrie zu arbeiten – das war vor einem halben Jahrhundert –, war es selbstverständlich, dass alle Leute, die im Krankenhaus behandelt werden sollten, zuerst auf die geschlossenen Stationen kamen. Und auch heute noch ist es wohl überwiegend der Fall, dass akut gestörte Menschen auf geschlossene Stationen kommen, womit das Prinzip der Einengung und Begrenzung von Anfang an gegeben ist. Noch schlimmer sind aber die Eingrenzung und Einengung, die Beschränkung auf ein vorgegebenes psychopathologisches Entwicklungsmuster und vorgegebene Behandlungsschritte, die aus einer evidenzbasierten, genormten Verordnung von Pharmaka, individuellen oder sozialen Trainingseinheiten und sogar kreativ-musischen Einwirkungsversuchen bestehen. Das alles wird dann noch überhöht durch die Forderung, dass der Mensch einzusehen habe, zu dieser Krankheitsgruppe zu gehören, und dass er diese und jene Verhaltensweise zu beachten und dass er das oder jenes Medikament einzunehmen habe, um symptomfrei zum Ende seiner Tage zu kommen. Wie Sie wissen, gibt es zu diesem Zweck auch eigens psychoedukative Gruppen.

In vielem von dem, was ich Ihnen jetzt vorwiegend unter negativen Vorzeichen mitgeteilt habe, gibt es selbstverständlich auch von mir sehr geschätzte und häufig genutzte positive Faktoren. Es spricht gar nichts dagegen, sich die genannten Mittel und Erkenntnisse im Einzelfall individuenzentriert zu Nutze zu machen. Es spricht aber alles dagegen, sich unter das Diktat einer Medikation oder eines Regelwerks zu stellen, wenn es um Einzelschicksale geht. Diese Vorgaben beschränken, das sei an dieser Stelle schon betont, konsequenterweise den Spielraum, den der betroffene Mensch hat, sie beschränken die Freiheit der Schwachen. *Wo es keine eigenen Wege, wo es keine Alternativen gibt, gibt es keine Hoffnung und keine Freiheit.*

Nach diesem Einschub zur individuellen Therapie will ich zum

Leben des Dichters Jakob Michael Reinhold Lenz zurückkehren, aber zuvor noch darauf hinweisen, dass ich auch im weiteren Verlauf dieser dritten Etappe einige berufsspezifische Einschübe machen werde:

- zur Bedeutung der Bewegung in Zeiten seelischer Not
- zum Erlebnis des Ausgeliefertseins und dem Spielraum der Freiheit
- zum Reden-Dürfen und den Möglichkeiten der Gesprächstherapie
- zu den Selbsthilfeversuchen des Verzweifelten.

Jetzt aber zurück zu unserer gemeinsamen Reise: Von dem Mustersohn Émile Friant zu dem gescheiterten Sohn Jakob Lenz, dessen Lebensweg nach vielen Jahren erneut zum Vater, aber nicht zur Reintegration, sondern in Leere und Einsamkeit führte – die Geschichte eines verlorenen Sohnes, der nicht gerettet wurde. Émile Friant hat zum Thema des verlorenen Sohnes ein ausdrucksstarkes Gemälde geschaffen, das ich Ihnen schon beim letzten Mal gezeigt habe. Es hängt im Jugendstilmuseum von Nancy und nennt sich *l'enfant prodigue.*

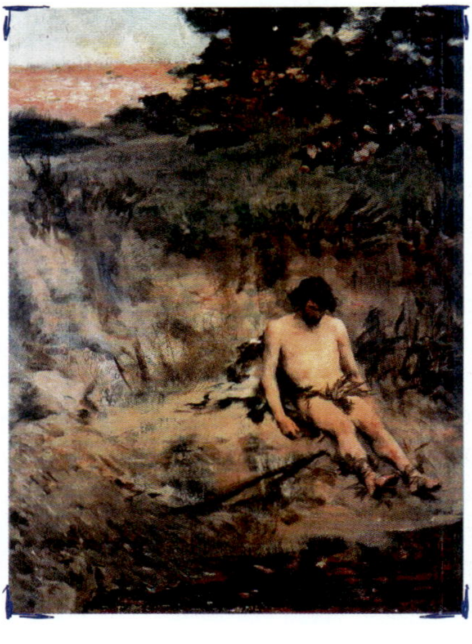

Erlauben Sie mir, den Text der biblischen Geschichte im Original zu wiederholen, da dieser Text auch für den Dichter Lenz eine wesentliche Bedeutung hatte. Als die schwerste Episode seiner Krankheit vorbei war, wandte er sich hilfesuchend an seinen Vater mit den Worten des verlorenen Sohnes:

Vater! Ich habe gesündigt im Himmel und vor Dir und bin fort nicht wert, dass ich Dein Kind heiße. Jakob Lenz

Hier aber zunächst einmal die Geschichte vom verlorenen Sohn:

Ein Mensch hatte zwei Söhne. Und der Jüngere unter ihnen sprach zu dem Vater: Gib mir Vater, das Teil der Güter, das mir gehört. Und er teilte ihnen das Gut. Und nicht lange danach sammelte der jüngere Sohn alles zusammen und zog ferne über Land; und da selbst brachte er sein Gut um mit Prassen. Als er nun all das Seine verzehrt hatte, ward eine große Teuerung durch dasselbe ganze Land, und er fing an zu darben und ging hin und hängte sich an einen Bürger desselben Landes; der schickte ihn auf seinen Acker, die Säue zu hüten. Und er begehrte seinen Bauch zu füllen mit Trebern, die die Säue aßen; und niemand gab sie ihm. Da schlug er in sich und sprach: Wieviel Tagelöhner hat mein Vater, die Brote die Fülle haben, und ich verderbe im Hunger! Ich will mich aufmachen und zu meinem Vater gehen und zu ihm sagen: Vater, ich habe gesündigt gegen den Himmel und vor Dir. Ich bin hinfort nicht mehr wert, dass ich Dein Sohn heiße; mache mich zu einem Deiner Tagelöhner! Und er machte sich auf und kam zu seinem Vater. Da er aber noch ferne von dannen war, sah ihn sein Vater, und es jammerte ihn, lief und fiel ihm um seinen Hals und küsste ihn.

Der Sohn aber sprach zu ihm: Vater, ich habe gesündigt gegen den Himmel und vor Dir; ich bin hinfort nicht mehr wert, dass ich Dein Sohn heiße. Aber der Vater sprach zu seinen Knechten: Bringt schnell das beste Kleid hervor und tut es ihm an und gebet ihm einen Fingerreif an seine Hand und Schuhe an seine Füße und bringt das Kalb, das wir gemästet haben und schlachtet's; lasset uns essen und fröhlich sein! Denn dieser mein Sohn war tot und ist wieder lebendig geworden; er war verloren und ist gefunden worden. Und sie fingen an, fröhlich zu sein.

Am 09. März 1778 schrieb der fürsorgliche Freund Georg Schlosser an den Vater von Jakob Michael Reinhold Lenz. Dieser Vater, der Pastor Christian David Lenz, entwickelte sich zum führenden Mann der Kirche und erreichte seinen beruflichen Erfolg durch die Ernennung zum Generalsuperintendenten von Livland zur gleichen Zeit, als sein Sohn in die tiefsten Abgründe der seelischen Not stürzte – zu der Zeit, über die heute zu sprechen sein wird.

Schlosser schrieb an ihn:

Ihnen unbekannt war ich lange Ihr Freund, durch Ihren Herrn Sohn. Drei Jahre sind's, dass ich diesen kenne, und, obgleich wir nur selten beisammen sein konnten; so waren wir doch Freunde. Ich ehrte sein Herz und seine Talente und liebte ihn darum; aber ich übersah ihm seine Fehler nie, am wenigsten den, dass er sich so weit von Ihnen entfernte. Er fühlte sein Herz noch nicht rein und kindlich genug, meinem Rat zu folgen. Vor einiger Zeit schlug ihn Gott mit einer harten Krankheit. Mit dieser kehrte sein Erinnern an Ihre väterliche Treue und alle kindlichen Gefühle zurück. Er war fest entschlossen, zurückzukehren zu Ihnen, sich in Ihre Arme zu werfen und durch die Tugenden und den Wert seines männlichen Alters, ihr Greisenalter glücklich zu machen. In diesem Vorsatz kam er zu mir. Ich bestärkte ihn darin und seine Abreise war auf gestern festgesetzt. Gott ließ aber ihm und uns allen zum Glück, am vorigen Dienstage seine Krankheit in ein hitziges Fieber ausbrechen, segnete jedoch dabei unsere geringe Sorgfalt, so, dass er auf dem besten Wege der Besserung ist. Nun bittet mich sein Herz, voll der wärmsten kindlichsten Liebe, Ihnen das zu schreiben. Er wünscht und hofft, dass Sie an seinen Leiden herzliches Teil nehmen werden und versichert Sie nicht allein seiner kindlichen Liebe und der wahren Reue über seine Entfernung von Ihnen und seine Fehler, sondern auch von dem festen Entschluss, sobald Gott ihm die Kräfte gibt, wieder in Ihre Arme zu kehren. Ich, der ich nur zu gut fühle, dass, wenn der Mensch auf Erden glücklich sein soll, es nur durch Liebe von oder zu seinen Kindern sein kann, ich freue mich, Ihnen dieses zu schreiben, und bitte Sie inständig, mir bald einen Brief an Ihren mir immer lieben Sohn zu schicken. Sie können ihn am besten in seinem Leiden, die seine Seele selbst durchdringen, helfen und aufrichten und Gott wird Sie dafür mit dem Trost eines wohldurchlebten Alters und der größten Freude an allen Ihren Kindern segnen. Trauen Sie meiner Versicherung die wahre Hochachtung, mit welcher ich mich nenne,

Euer Hochehrwürden ergebenster Schlosser, markgräflich badischer Hofrat und Oberamtmann der Markgrafschaft Hochberg.

Unter diesen Brief schrieb Lenz mit eigener Hand:

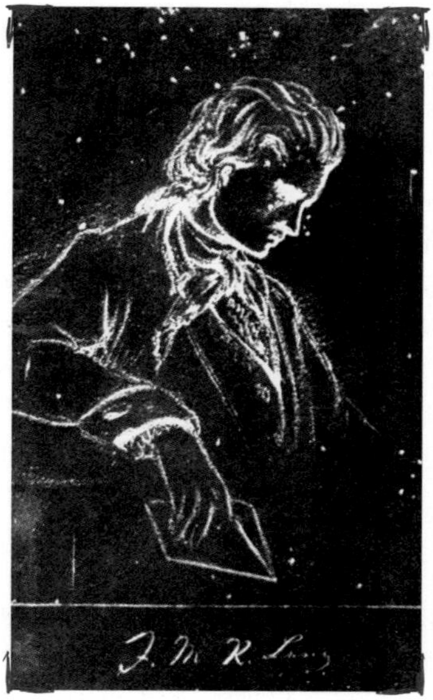

Vater! Ich habe gesündigt im Himmel und vor Dir und bin fort nicht wert, dass ich Dein Kind heiße. Jakob Lenz

Und darunter schrieb Schlosser wieder:

Sie sehen die Schwermut Ihres Sohnes. Ich bitte Sie, trösten Sie ihn bald. Wie ich höre, ist ein anderer Sohn von Ihnen in Leipzig, ich wollte, der käme und holte ihn ab. Wo nicht, so werde ich die Anstalt so machen, dass er sicher nach Leipzig kommt, sobald er gesund ist. Hoffen Sie das Beste und seien Sie Vater. Er ist äußerst bekümmert und braucht Aufrichtung. Gott wird alles segnen. Schreiben Sie nur bald. Schlosser

Nach dieser Vorschau auf das Schicksal des Dichters Jakob Michael Reinhold Lenz – im Angesicht des verlorenen Sohnes von Émile Friant – machen wir uns weiter auf den Weg. Wir lassen das Ziel unserer nächsten Etappe, die kleine Département-Hauptstadt Épinal, mit ihrem Museum und dem weltberühmten Bild von Georges de la Tour, südlich liegen und kommen schließlich zwischen den Nord- und Südvogesen durch das Tal der Breuch nach Straßburg, wo der Dichter Jakob Michael Reinhold Lenz seine größten Erfolge feierte.

Er war, 20 Jahre alt, im Jahre 1771 zusammen mit den beiden Brüdern von Kleist über Berlin und Leipzig nach Straßburg gekommen, wo er auch Goethe kennenlernte. Lenz und Goethe bildeten ein sehr eng aufeinander bezogenes Freundespaar, bis es sechs Jahre später zu einem Zerwürfnis kam. Lenz hatte in großem Umfang die gleichen Freunde wie Goethe, hatte auch eine besonders enge Beziehung zu Goethes Schwester, die mit dem bereits erwähnten Amtmann Schlosser in Emmendingen verheiratet war, dem Mann, der den oben wiedergegebenen Brief an Lenzens Vater schrieb.

Der allseits anerkannte junge Dichter war ein Exponent der Sturm- und Drang-Bewegung, und seine Stücke werden noch heute gespielt, wie z. B. „Der Hofmeister“ oder „Die Soldaten“.

Es geht hier nicht um eine germanistische oder theaterwissenschaftliche Würdigung, obwohl Werke und Wirken allen Anlass dazu gäben. Lenz hat nicht nur sehr bühnenwirksame Theaterstücke geschrieben, sondern sich auch theoretisch ausführlich mit den Fragen des Theaters auseinandergesetzt. Er war ein gefragter Dichter, der zu vielen Großen seiner Zeit Zugang hatte, u. a. zu Herder und Wieland – aber nicht nur zu den großen Schriftstellern und Dichtern seiner Zeit, sondern auch zu Philosophen und anderen Kulturschaffenden, von denen zwei Personen eigens herausgestellt werden sollen, Johann Caspar Lavater in der Schweiz und Johann Friedrich Oberlin im Elsass. Von Lavater sind heute vor allem noch die „Physiognomischen Fragmente zur Beförderung der Menschenkenntnis und Menschenliebe" in Erinnerung, an die man besonders im Zusammenhang mit den Schattenrissen oder Scherenschnitten denkt.

Während Lavater vorwiegend durch seine zahlreichen Schriften europaweit ein hohes Ansehen erwarb, wirkte Friedrich Oberlin, ebenfalls weit über die Grenzen seines Tätigkeitsortes hinaus, durch seine praktische Arbeit in einem abgegrenzten Bezirk.

Dies war umso verwunderlicher, als es sich bei ihm ebenfalls um einen Geistlichen handelte, dem eine große Karriere offenstand, der dann aber – auf ähnliche Weise wie anderthalb Jahrhunderte später, ebenfalls aus Straßburg kommend, Albert Schweitzer – die Bewährung seiner Überzeugung und seiner Glaubensinhalte unter den härtesten Bedingungen suchte. Anstatt es zum Hochschullehrer bringen zu wollen oder – so wie Lenzens Vater – zum Generalsuperintendenten seiner Kirche, entschied er sich, nach „Elsässisch Sibirien" zu gehen, ins Steintal, das sich von der Breuch, dem bereits erwähnten Fluss, nach oben bis zur Hochebene des „champ du feu" hinaufzieht. In dieser unterentwickelten Region wurde Oberlin Pfarrer, und im Laufe der Zeit brachte er den Leuten alles bei, was sie zum Leben und Miteinander-Leben wissen mussten: nicht nur die Texte der Bibel – Oberlin war der Pfarrer dieser Region –, sondern auch die Grundkenntnisse von Ackerbau und Viehzucht, die Grundlagen einer Textilindustrie und die Einrichtung von Kindergärten, um nur einige Beispiele zu nennen. Wenn man heute nach Fouday kommt, um sein Grab zu besuchen, sieht man ein schmiedeeisernes Kreuz, auf das die Bürger des Steintals nicht seine beiden Vornamen Johann und Friedrich, sondern „Papa" geschrieben haben. Das schmiedeeiserne Kreuz, das sich über seiner Grabplatte erhebt, gibt nur diese Information: „Papa Oberlin".

Wir kommen zurück zu Jakob Michael Reinhold Lenz, der nach dem Bruch mit seinem Freund Goethe immer mehr aus den Fugen geriet (wobei nicht gesagt werden kann, was die Ursache und was die Wirkung war). Lenz jedenfalls, der in Straßburg ein ziemlich geregeltes und vorhersehbares Leben geführt hatte, zog jetzt von Ort zu Ort und unterschrieb einen seiner Briefe mit dem Beiwort: Der umherirrende Lenz. Von Weimar aus näherte er sich wieder dem einzigen Ruhepunkt, den er wohl in seinem Leben hatte, nämlich der Stadt Straßburg und ihrer Umgebung, bis er es auch dort nicht mehr aushalten konnte und sich in die Schweiz aufmachte, um Lavater zu besuchen, der dem jungen Mann, der immer in Geldnot war, über Monate Kost und Logis und auch finanzielle Unterstützung gab. Bei verschiedenen anderen Menschen fand Lenz in dieser Zeit Zuflucht. Die Schweizer Zeit war eine Periode der Unruhe, des Suchens und Umherirrens.

„Ich bin ein Fremder unstet und flüchtig und habe so viele, die mit mir unzufrieden sind." So sah er sich selbst.

Ortswechsel und Bewegung

Lenz erinnert in diesem unruhigen Schweizer Jahr 1777 an den großen Schweizer Dichter Robert Walser, der von 1921 bis 1925 in Bern eine höchst unruhige Zeit verbrachte, 15 verschiedene Wohnungen mietete, immer auf der Flucht und auf der Suche, bis er schließlich in höchster seelischer Not stationär-psychiatrisch aufgenommen und behandelt wurde.

Umherirren, Bewegung und Ortswechsel, das sind die Begriffe, über die ich wieder in einem Einschub sprechen will. Es handelt sich dabei für mich um ein fundamentales psychiatrisches Thema, sowohl aus der Sicht des Therapeuten als auch aus der Sicht des Hilfsbedürftigen. Um die praktische Auswirkung deutlich zu machen, will ich, bevor ich mit meinen eigenen Ausführungen beginne, das zitieren, was Lenzens Bruder Karl Heinrich Gottlob aufschrieb, nachdem er seinen Bruder Jakob Michael Reinhold abgeholt hatte – im Anschluss an die Zeit extremen seelischen Leidens (über das noch zu sprechen sein wird) und vor der Rückführung des verlorenen Sohnes zum Vater (der ihm aber kein Kalb schlachtete und der ihn nicht wieder heimisch werden ließ).

Karl Lenz schrieb über die Rückholung und Rückkehr:

Hier traf ich meinen armen Bruder ... kaum einzelne abgebrochene Worte waren aus ihm herauszubringen. Dieser traurige Zustand dauerte noch lange auf der Rückreise fort, indem er auf dem Postwagen immer die gerade Linie hinaus auf's Feld hinsah! Dies brachte mich, da ich alle Mittel zu seiner Zerstreuung vergeblich angewandt hatte, auf den glücklichen Einfall, ihm eine Fußreise vorzuschlagen, so dass wir unser Gepäck auf dem Postwagen fortgehen lassen wollten. Nun bekam mein Kranker die Sprache wieder, und die Freude über den Genuss der ihm so theuren Natur glänzte sichtbar in seinen Augen. Unsere Fußreise mochte wohl 20 bis 30 Meilen betragen.

Die „Fußreise" zusammen mit dem psychisch Hilfsbedürftigen ist das, was ich einmal als „Porotherapie" bezeichnet habe und das bisher weder genügend angewendet und erprobt noch wissenschaftlich ausgewertet ist. Ich werde mich in der siebten Etappe ausführlich damit befassen. Es geht darum, zusammen mit dem anderen einen Poros zu finden, wobei das griechische Wort nicht nur den Weg bedeutet, sondern auch die Methode, die zur Lösung des spezifischen Problems passt. Dafür gab es eigens einen Gott im alten Griechenland. Ich selbst habe diese ambulante Methode besonders geliebt, da sie meinem Mitmenschen die Freiheit ließ, nah oder fern zu sein, so, wie dieser Mensch – jetzt einmal körperlich gesehen – die Beziehung wünschte, aber auch nah und fern im Austausch der Gedanken und Gefühle, im Reden oder Schweigen. Nicht nur die Nähe und Ferne wurden offengelassen, sondern auch das Bedürfnis des Körpererlebens stehenzubleiben, normalen Schrittes zu gehen oder vielleicht einmal vorauszulaufen und wieder zurückzukehren. Auch wurde dabei die Möglichkeit vermittelt, einem Gespräch und der Wiederkehr von Erinnerungen und Gefühlen Einhalt zu gebieten und ein Ende zu setzen. Das Begleiten beim gemeinsamen Gehen hat sich für mich in der Psychiatrie als besonders hilfreiche Methode entwickelt, auch dadurch, dass es im dreidimensionalen Raum deutlich machte, worum es geht: Ein Mensch sollte Hilfe dabei erfahren, in seinem Gelände zurechtzukommen, wobei er selbst auf die Unebenheiten und Probleme achten muss, um den Weg fortzusetzen – wobei der andere nur dazu da ist, ihm diesen eigenen Weg zu ermöglichen und darauf zu achten, dass der Begleitete nicht in Gefahr gerät.

Das hört sich alles so selbstverständlich an und wird aber, sobald die Sache professionell wird, so schnell vergessen. Es ist schon eigenartig, was wir auf unserem Weg zum Spezialistentum alles verlassen. Wenn wir unsere Kinder beim Großwerden begleiten, versteht sich das, was ich gesagt habe, von selbst. Wenn man diese Gedanken für die Psychiatrie formuliert, dann gilt das als laienhaft und wird als „Barfußpsychiatrie" bezeichnet.

So viel aus therapeutischer Sicht, also aus der Sicht dessen, der unterstützen und helfen will. Was bedeuten *Ortswechsel, Umherirren, Bewegung* für den Betroffenen?

Ich spreche jetzt von demjenigen, den man als „psychisch krank" bezeichnet, nur damit wir eine gemeinsame Vorstellung haben. Ich verwende nicht gerne diesen Begriff, weil das Wort „Krankheit" eine medizinische Sichtweise voraussetzt, dass wir also den Ort und die Schädlichkeit am Körper kennen, ähnlich wie bei einer Lungenentzündung, die die Krankheit verursacht hat. Das ist ja bei den meisten schweren psychischen Krisen nicht der Fall, so dass wir zutreffender von Störung als von Krankheit sprechen sollten. Trotzdem: Die Begriffsbildung „psychisch Kranke" hat sich eingebürgert, und damit wir alle bei dem, was ich ausführe, das Gleiche meinen, behalte ich den nun einmal üblichen Begriff bei.

Zuerst einmal glaube ich, dass das Laufen einem Reflex entspricht, ähnlich einem Weglaufen. Wir sagen ja auch: „Das halte ich nicht aus. Das ist zum Weglaufen."

Eine Schutzmaßnahme also, ähnlich einem Totstellreflex. Bei beiden Verhaltensweisen darf man annehmen, dass das Eindringen der Gefahr vermindert wird.

Laufen bringt aber körperlich und psychisch noch viel anderes. Körperlich bringt es selbstverständlich eine veränderte Zusammensetzung der Blutsäfte, wie z. B. einen anderen Adrenalinspiegel oder Freisetzung von Endorphinen. Ich kann mich aus meiner beruflichen Zeit erinnern, wie ich morgens vor dem Dienst Waldlauf machte, dann „angeturnt" zur Arbeit kam, leicht hypomanisch und manchmal mit der Angst, dass meine Assistenten mich in der eigenen Klinik stationär aufnehmen könnten. Dieser Zustand gehobener Leistungsfähigkeit hielt etwa bis zur Mittagspause an. Dann aber war der Absturz so stark, dass ich den gnädigen Mittagsschlaf sehr schätzte.

Das Sich-Bewegen führt darüber hinaus aber zu einer Fülle von neuen Informationen, von Wahrnehmungen optischer, akustischer, olfaktorischer Art, zu vielen gedanklichen Assoziationen, zu neuem Denken und Entscheiden. Als ich einmal in Südfrankreich war, bin ich zwischen den beiden Orten gleichen Namens, Èze-Village und Èze-sur-Mer, malerisch am Mittelmeer gelegen, hinauf- und hinabgewandert. Dort fand ich auf halbem Weg, an die Felswand geheftet, eine Eisentafel, auf der zu lesen stand, dass Friedrich Nietzsche beim Gehen auf diesem Weg, beim Auf- und Absteigen, seinen Zarathustra geschrieben habe. Während des Gehens, während des Auf- und Absteigens, seien ihm die meisten Gedanken gekommen.

Zurück zu unserem Thema: Ich glaube, dass die allgemeinmenschliche Möglichkeit der örtlichen Veränderung eine verbliebene Freiheit der Schwachen ist – dass sie sich von Ort zu Ort, von Eindruck zu Eindruck bewegen können, in der untergründigen Hoffnung, eine Alternative zu finden, aber auch in der bewussten Erinnerung, dass es ihnen bei der Bewegung besser wird.

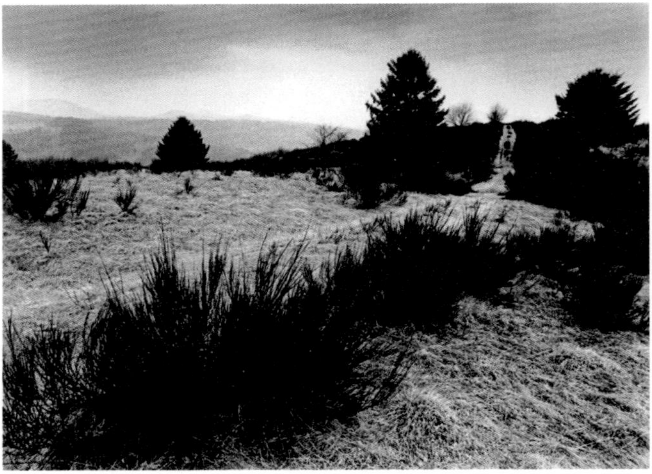

Ich habe über Jahrzehnte einen ärztlichen Kollegen behandelt, der an einer schwersten paranoid-halluzinatorischen Psychose litt, der sein Gequältsein und sein Kollidieren mit der Welt dadurch überstand und auslebte, dass er morgens in der Früh von 5 bis 7 Uhr Fußmärsche aus der Stadt über die Dörfer und Berge bis wieder in die Stadt hinein machte. Ich kenne einen Patienten, den ich schon bei meiner Übernahme als Klinikchef im Merziger Landeskrankenhaus vorfand, der über Jahrzehnte im Saartal von Ort zu Ort lief, hin und zurück, und den man den „Kilometer" nannte, und ich erinnere an Robert Walser, der das Gehen und Spazierengehen, vor allem im Schnee, als die höchste Kunst immer wieder pries, lange bevor man an etwas Pathologisches denken konnte. Schon in seinem Erstlingsroman „Geschwister Tanner" arbeitete der junge Held nur so lange, bis er wieder genügend Geld hatte, um sich aufmachen und wandern zu können. Es gibt die berühmte Erzählung Robert Walsers: „Der Spaziergang", wo die Notwendigkeit des Gehens und Eindrückesammelns in aller Ausführlichkeit geschildert wird, in diesem Fall, um beim Finanzamt eine finanzielle Erleichterung zu erreichen. Ich habe während der ersten Etappe daraus einen Auszug wiedergegeben. Ich könnte auf vielen weiteren Seiten aus Robert Walser zitieren, um die Notwendigkeit des Gehens und Sich-Bewegens zu begründen.

Schließlich muss man, gerade bei Robert Walser, darauf hinweisen, dass das Wort „bewegen" auch einmal einem außergewöhnlichen, von den anderen als abnorm eingestuften, Leben entsprechen kann, eben deshalb, weil der Flüchtende an den verlassenen Orten Stimmen hört, die ihn verfolgen, oder Gerüche wahrnimmt, die ihn bedrohen. Auch Edvard Munch suchte sich sein letztes Quartier in Kopenhagen aus solchen Gründen aus, bevor er wegen seiner Alkohol-Folgekrankheit psychiatrisch stationär aufgenommen wurde.

Bedenkt man die Bedeutung des Weglaufenkönnens, des Sich-Auslaufens, der prinzipiell möglichen Veränderung, dann wird einem klar, welche Einschränkung das Anrennen gegen eine verschlossene Tür, das Eingesperrtsein auf einer geschlossenen Station bedeuten muss.

Und andererseits macht die Erkenntnis der notwendigen Bewegung deutlich, welchen Einfluss Sport und Bewegung als Therapie gerade bei psychischen Störungen haben können und müssen. In der siebten Etappe wird davon ausführlich die Rede sein.

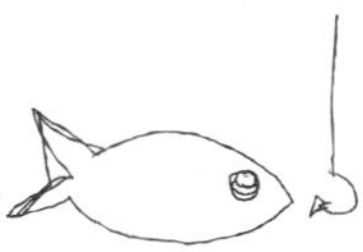

Nach diesem psychiatrisch-professionellen Einschub wenden wir uns endlich dem so berühmt gewordenen Text zu, den Georg Büchner etwa 60 Jahre nach Lenzens „Fußreisen" und nach Schlossers Brief schrieb, wobei er sich auf Oberlins Aufzeichnungen stützen konnte (Büchner wandte also eine ähnliche Methode an wie bei seinem berühmten Drama „Woyzeck", dem Prozessakten zugrunde liegen).

Oberlin hat in seinem Bericht viele Einzelheiten festgehalten. Das Spannungsgewölbe der seelischen Not, das uns in Büchners Erzählung umfängt, ist aber ausschließlich ein Werk des großen Dichters, der zu dieser Zeit noch keine systematische Psychopathologie kennen konnte, wenn er sich wohl auch in sehr vielen Beschreibungen des Seelenzustandes, die damals vorlagen, auskannte. Man findet heute aus psychiatrischer Hand oft Erklärungen des Büchner'schen Textes, die fast wie eine Übersetzung – deutsch/englisch oder deutsch/griechisch oder psychopathologisch/deutsch – wirken und erklären, welches Symptom hier vorliegt und welche Bedeutung es zur Stellung einer Krankheits-Diagnose hat. Diese Übersetzungsarbeit war von Büchner weder gewollt noch durchführbar, zumal es die einzelnen Begriffe oder Items oder Strukturmerkmale des seelischen Krankseins noch nicht gab.

Büchners Text ermöglicht eine außergewöhnliche Erkenntnis, vermittelt ein außergewöhnliches Schlüsselerlebnis: Wir können, ohne selbst krank zu sein, das Schicksal eines leidenden Menschen teilnahmsvoll nachvollziehen und dabei feststellen, dass es sich selbst bei einer hochpathologischen Symptombildung offensichtlich um einen Lebens-, Erlebens- und Leidenszustand handelt, der einem sogenannten gesunden Menschen als ein gemeinsames Menschheitsgut ebenfalls verfügbar ist, dann, wenn er es zulässt, wenn er sensibel genug ist – und das alles ganz unabhängig von diagnostizierbarer „seelischer Krankheit" und von sogenannter „Psychose". Dieses Nachvollziehen gelingt zuweilen dann, wenn die zur Vermeidung und Verdrängung notwendigen Barrieren, zum Beispiel durch körperliche Stoffe, weggefallen sind oder überwunden werden. Ich glaube nicht, dass Georg Büchner seine Erzählung auf Grund einer gezielten stofflichen Beeinflussung oder eines Traumes geschrieben hat. Im Traum wäre uns allen ja die Überwindung der Barrieren ebenfalls möglich. Es ist offensichtlich auch jenseits von Chemie und Traum zu schaffen, das Außergewöhnliche, das als „Krankheit" Bezeichnete nachzuerleben. Das ist, glaube ich, eine wesentliche Aussage für die Wahrnehmung des außergewöhnlichen Seelenlebens, aber auch eine wesentliche Aussage für die Erfordernisse, die erfüllt werden müssen, um einen Menschen in seelischer Not adäquat zu begleiten.

Jetzt aber verlassen wir die Rheinebene, in der Büchner zuletzt war – bei seinem fürsorglichen Freund Georg Schlosser –, und begeben uns ins Breuchtal, von dort hinauf zum Perheux-Pass und nach „Elsässisch Sibirien“, um schließlich ins Steintal und nach Waldersbach zu Johann Friedrich Oberlin zu kommen.

Den 20. ging Lenz durch's Gebirg. Die Gipfel und hohen Bergflächen im Schnee, die Täler hinunter graues Gestein, grüne Flächen, Felsen und Tannen. Es war naßkalt, das Wasser rieselte die Felsen hinunter und sprang über den Weg. Die Äste der Tannen hingen schwer herab in die feuchte Luft. Am Himmel zogen graue Wolken, aber Alles so dicht, und dann dampfte der Nebel herauf und strich schwer und feucht durch das Gesträuch, so träg, so plump. Er ging gleichgültig weiter, es lag ihm nicht's am Weg, bald auf- bald abwärts. Müdigkeit spürte er keine, nur war es ihm manchmal unangenehm, daß er nicht auf dem Kopf gehn konnte. Anfangs drängte es ihm in der Brust, wenn das Gestein so wegsprang, der graue Wald sich unter ihm schüttelte, und der Nebel die Formen bald verschlang, bald die gewaltigen Glieder halb enthüllte; es drängte in ihm, er suchte nach etwas, wie nach verlornen Träumen, aber er fand nichts. Es war ihm alles so klein, so nahe, so naß, er hätte die Erde hinter den Ofen setzen mögen, er begriff nicht, daß er so viel Zeit brauchte, um einen Abhang hinunter zu klimmen, einen fernen Punkt zu erreichen; er meinte, er müsse Alles mit ein Paar Schritten ausmessen können. Nur manchmal, wenn der Sturm das Gewölk in die Täler warf, und es den Wald herauf dampfte, und die Stimmen an den Felsen wach wurden, bald wie fern verhallende Donner, und dann gewaltig heran brausten, in Tönen, als wollten sie in ihrem wilden Jubel die Erde besingen, und die Wolken wie wilde wiehernde Rosse heransprengten, und der Sonnenschein dazwischen durchging und kam und sein blitzendes Schwert an den Schneeflächen zog, so daß ein helles, blendendes Licht über die Gipfel in die Täler schnitt; oder wenn der Sturm das Gewölk abwärts trieb und einen lichtblauen See hineinriß, und dann der Wind verhallte und tief unten aus den Schluchten, aus den Wipfeln der Tannen wie ein Wiegenlied und Glockengeläute heraufsummte, und am tiefen Blau ein leises Rot hinaufklomm, und kleine Wölkchen auf silbernen Flügeln durchzogen und alle Berggipfel scharf und fest, weit über das Land hin glänzten und blitzten, riß es ihm in der Brust, er stand, keuchend, den Leib vorwärts gebogen, Augen und Mund weit offen, er meinte, er müsse den Sturm in sich ziehen, Alles in sich fassen, er dehnte sich aus und lag über der Erde, er wühlte sich in das All hinein, es war eine Lust, die ihm wehe tat; oder er stand still und legte das Haupt in's Moos und schloß die Augen halb, und dann zog es weit von ihm, die Erde wich unter ihm, sie wurde klein wie ein wandelnder Stern und tauchte sich in einen brausenden Strom, der seine klare Flut unter ihm zog. Aber es waren nur Augenblicke, und dann erhob er sich nüchtern, fest, ruhig als wäre ein Schattenspiel vor ihm vorübergezogen, er wußte von nichts mehr. Gegen Abend kam er auf die Höhe des Gebirgs, auf das Schneefeld, von wo man wieder hinabstieg in die Ebene nach Westen, er setzte sich oben nieder. Es war gegen Abend ruhiger geworden; das Gewölk lag fest und unbeweglich am Himmel, so weit der Blick reichte, nichts als Gipfel, von denen sich breite Flächen hinabzogen, und alles so still, grau, dämmernd; es wurde ihm entsetzlich einsam, er war allein, ganz allein, er wollte mit sich sprechen, aber er konnte, er wagte kaum zu atmen, das Biegen seines Fußes tönte wie Donner unter ihm, er mußte sich niedersetzen; es faßte ihn eine namenlose Angst in diesem Nichts, er war im Leeren, er riß sich auf und flog den Abhang hinunter. Es war finster geworden, Himmel und Erde verschmolzen in Eins. Es war als ginge ihm was nach, und als müsse ihn was Entsetzliches erreichen, etwas das Menschen nicht ertragen können, als jage der Wahnsinn auf Rossen hinter ihm. Endlich hörte er Stimmen, er sah Lichter, es wurde ihm leichter, man sagte ihm, er hätte noch eine halbe Stunde nach Waldbach. Er ging durch das Dorf, die Lichter schienen durch die Fenster, er sah hinein im Vorbeigehen, Kinder am Tische, alte Weiber, Mädchen, Alles ruhige, stille Gesichter, es war ihm als müsse das Licht von ihnen ausstrahlen, es ward ihm leicht, er war bald in Waldbach im Pfarrhause. Man saß am Tische, er hinein; die blonden Locken hingen ihm um das bleiche Gesicht, es zuckte ihm in den Augen und um den Mund, seine Kleider waren zerrissen. Oberlin hieß ihn willkommen, er hielt ihn für einen Handwerker. »Sein Sie mir willkommen, obschon Sie mir unbekannt.« – Ich bin ein Freund von ... und bringe Ihnen Grüße von ihm. »Der Name, wenn's beliebt« ...

Lenz. »Ha, ha, ha, ist er nicht gedruckt? Habe ich nicht einige Dramen gelesen, die einem Herrn dieses Namens zugeschrieben werden?« Ja, aber belieben Sie mich nicht darnach zu beurteilen. Man sprach weiter, er suchte nach Worten und erzählte rasch, aber auf der Folter; nach und nach wurde er ruhig, das heimliche Zimmer und die stillen Gesichter, die aus dem Schatten hervortraten, das helle Kindergesicht, auf dem alles Licht zu ruhen schien und das neugierig, vertraulich aufschaute, bis zur Mutter, die hinten im Schatten engelgleich stille saß. Er fing an zu erzählen, von seiner Heimat; er zeichnete allerhand Trachten, man drängte sich teilnehmend um ihn, er war gleich zu Haus, sein blasses Kindergesicht, das jetzt lächelte, sein lebendiges Erzählen; er wurde ruhig, es war ihm als träten alte Gestalten, vergessene Gesichter wieder aus dem Dunkeln, alte Lieder wachten auf, er war weg, weit weg. Endlich war es Zeit zum Gehen, man führte ihn über die Straße, das Pfarrhaus war zu eng, man gab ihm ein Zimmer im Schulhause. Er ging hinauf, es war kalt oben, eine weite Stube, leer, ein hohes Bett im Hintergrund, er stellte das Licht auf den Tisch, und ging auf und ab, er besann sich wieder auf den Tag, wie er hergekommen, wo er war, das Zimmer im Pfarrhause mit seinen Lichtern und lieben Gesichtern, es war ihm wie ein Schatten, ein Traum, und es wurde ihm leer, wieder wie auf dem Berg, aber er konnte es mit nichts mehr ausfüllen, das Licht war erloschen, die Finsternis verschlang Alles; eine unnennbare Angst erfaßte ihn, er sprang auf, er lief durchs Zimmer, die Treppe hinunter, vor's Haus; aber umsonst, Alles finster, nichts, er war sich selbst ein Traum, einzelne Gedanken huschten auf, er hielt sie fest, es war ihm als müsse er immer »Vater unser« sagen; er konnte sich nicht mehr finden, ein dunkler Instinkt trieb ihn, sich zu retten, er stieß an die Steine, er riß sich mit den Nägeln, der Schmerz fing an, ihm das Bewußtsein wiederzugeben, er stürzte sich in den Brunnstein, aber das Wasser war nicht tief, er patschte darin. Da kamen Leute, man hatte es gehört, man rief ihm zu. Oberlin kam gelaufen; Lenz war wieder zu sich gekommen, das ganze Bewußtsein seiner Lage, es war ihm wieder leicht, jetzt schämte er sich und war betrübt, daß er den guten Leuten Angst gemacht, er sagte ihnen, daß er gewohnt sei kalt zu baden, und ging wieder hinauf; die Erschöpfung ließ ihn endlich ruhen.

Ausgeliefertsein und Freiheitsgrade

Liebe Mitreisende, das ist der berühmte Beginn der berühmten Geschichte „Lenz". Wir werden Zeuge oder wir erleben es vielleicht selbst an uns, wie sich die Welt verändert. Hugo von Hofmannsthal hat den ebenso berühmten „Brief des Lord Chandos" geschrieben. In diesem Text geht es um den verzweifelten Versuch des *nicht* kranken Künstlers, die Welt zu erfassen und adäquat zu gestalten mit der Bilanz: Es ist ein so namenloses Elend, wenn einem die Welt zerbricht.

Der junge Lord, der sich anschickt, auf absehbare Zeit nichts mehr zu schreiben, fasst seine Lage so zusammen:

Mein Fall ist, in Kürze, dieser: Es ist mir völlig die Fähigkeit abhanden gekommen, über irgend etwas zusammenhängend zu denken oder zu sprechen ...

Ich kann nicht erwarten, dass Sie mich ohne Beispiel verstehen, und ich muss Sie um Nachsicht für die Albernheit meiner Beispiele bitten. Eine Gießkanne, eine auf dem Felde verlassene Egge, ein Hund in der Sonne, ein ärmlicher Kirchhof, ein Krüppel, ein kleines Bauernhaus, alles dies kann das Gefäß meiner Offenbarung werden ...

Es erscheint mir alles, alles, was es gibt, alles, dessen ich mich entsinne, alles, was meine verworrensten Gedanken berühren, etwas zu sein. Auch die eigene Schwere, die sonstige Dumpfheit meines Hirnes erscheint mir als etwas; ich fühle ein entzückendes, schlechthin unendliches Widerspiel in mir und um mich, und es gibt unter den gegeneinander spielenden Materien keine, in die ich nicht hinüberzufließen vermöchte. Es ist mir dann, als bestünde mein Körper aus lauter Chiffern, die mir alles aufschließen.

Dieser Exkurs zu Hugo von Hofmannsthal schien mir notwendig, um der Gefahr vorzubeugen, das Bedrohliche und Überwältigende von Anfang an als Zeichen einer Krankheit zu verstehen. Gerade in unserer Zeit des Glaubens an die biochemische Beeinflussbarkeit ist ja die Jagd auf die Frühsymptome eröffnet, natürlich guten Glaubens und mit guter Absicht, aber auch mit der großen Gefahr, etwas von Anfang an als krankhaft zu beeinflussen, was sich vielleicht durch eine nicht absehbare Entwicklung zum Guten hätte wenden können – und auch mit der Gefahr, einen Menschen auf eine Rolle festzulegen und damit in seiner Entwicklung verkümmern zu lassen, ganz abgesehen von den körperlichen Veränderungen, die natürlich jedes Arzneimittel bewirkt. Wenn man sich mit der Biographie von Hermann Hesse befasst, wird einem der Sinn dieser Aussage überdeutlich. Es ist eine der inhumansten Haltungen, die man haben kann, wenn man von Anfang an von einem unerbittlichen, vorhersehbaren, prozesshaften Verlauf ausgeht und nicht daran glaubt, dass es eine Alternative geben kann.

Die von Lenz erlebte und auch die von Lord Chandos beschriebene Welt ist eine Welt des Ausgeliefertseins. Sie ist dadurch physiognomiert, dass der Einzelne nicht mehr handelnd und denkend über sie verfügen kann. Der durch Einsicht und bewusste Entscheidung verfügbare Spielraum ist beeinträchtigt. So etwas kann durch schwerwiegende seelische Erschütterungen, aber auch durch den Körper vergiftende Substanzen vorkommen. Denken wir z.B. nur an den Alkoholrausch. Wenn solche Fälle des nachvollziehbaren Spielraumverlustes vorliegen, nehmen wir an, dass der freie Wille beeinträchtigt ist. Der Verweis auf die geschilderte psychologische Einschränkung bewirkt auch, sofern sie dem gesunden Laienverstand nach nicht vorhersehbar ist, dass die Gerichte einen Menschen nicht schuldig sprechen und nicht verurteilen.

Die Freiheit ist also im Wesentlichen eine Menschenmöglichkeit, die – ziemlich formal – durch Einschluss- und Ausschlusskriterien im Zusammenhang mit der Einsichts- und Entscheidungsfähigkeit definiert ist.

Das hört sich nach einer nüchternen Bilanz an, ist aber gleichzeitig ein Ausdruck menschlicher Hoffnung und vielleicht auch menschlicher Überheblichkeit, dass wir nämlich glauben, frei entscheiden und handeln zu können, solange unser Gehirn in

Ordnung ist und von außen kommende Einflussfaktoren nicht absehbar sind.

Jakob Michael Reinhold Lenz hatte über die Natur unseres Geistes, unabhängig von der eben wiedergegebenen Wanderung, Folgendes geschrieben:

Ich will mich hier in keine metaphysischen Untersuchungen einlassen, nur das Brauchbarste sagen, was unsern Geist in der zu seinem Glück notwendigen Spannung zu erhalten vermögend ist.

Je mehr ich in mir selbst forsche und über mich nachdenke, desto mehr finde ich Gründe zu zweifeln, ob ich auch wirklich ein selbständiges von niemand abhangendes Wesen sei, wie ich doch den brennenden Wunsch in mir fühle. Ich weiß nicht der Gedanke ein Produkt der Natur zu sein, das alles nur ihr und dem Zusammenlauf zufälliger Ursachen zu danken habe, das von ihren Einflüssen lediglich abhange und seiner Zerstörung mit völliger Ergebung in ihre höheren Ratschlüsse entgegensehen müsse, hat etwas Schröckendes – Vernichtendes in sich – ich weiß nicht wie die Philosophen so ruhig dabei bleiben können.

Und doch ist er wahr! – Aber mein traurendes, angsthaftes Gefühl darüber ist ebenso wahr. Ich appelliere an das ganze menschliche Geschlecht, ist es nicht das erste aller menschlichen Gefühle, das sich schon in der Windel und in der Wiege äußert – unabhängig zu sein.

So viel zur Unabhängigkeit und zur Freiheit, der Schwachen und auch der Starken.

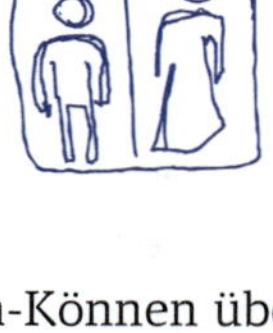

Das Nicht-mehr-Verfügen-Können über die Welt, das Ausgeliefertsein an die umgebenden Sachen oder Informationen, stellt ein Symptom der reduzierten Freiheit dar. Bei den Zuständen schwerer seelischer Not, wie wir sie auch bei den sogenannten Psychosen finden, gilt dies Ausgeliefertsein in gleicher Weise dem Innenleben, den heranbrandenden Gedanken und Gefühlen, den sich aufdrängenden Trieben und Impulsen. Es ist, denke ich, aus eigener Erfahrung selbstverständlich, dass dieses Ausgeliefertsein und nicht Entscheiden-Können zu den Gefühlen der Bedrohung und der Angst führen. Und natürlich auch zu Versuchen, damit zurechtzukommen, z.B. auch die Welt hinter den Ofen zu setzen. Aber es gibt natürlich noch viel vernünftigere Lösungsversuche, wie z.B. die sich aufdrängenden Selbstbeschuldigungen zu den Stimmen anderer zu machen, sich damit gleichzeitig zu entschuldigen und zu wehren.

Auch bei einer Veränderung der Ich-Umwelt-Beziehung und der Ich-Ich-Beziehung bleibt noch ein Erlebens- und Handelsraum, der Linderung und manchmal auch Alternativen zulässt. Ich habe vorhin, als ich auf die Bewegung eingegangen bin, von der Möglichkeit des Weglaufens gesprochen, nicht nur „weg" im Sinne eines Sich-Entfernens, sondern auch im Sinne davon, dass man etwas „wegmacht, entfernt". In ähnlicher Weise gibt es das Mitteilen, das Wegsprechen. In dieser Hinsicht hat sich mir der Begriff des „talk down" bewährt, den ich bei der Behandlung von drogenbedingten Psychosen zum ersten Mal gehört habe, der sich aber auch bei sehr vielen anderen erheblichen psychischen Störungen als hilfreich erwiesen hat.

Ich komme jetzt wieder zurück auf den Besuch von Jakob Michael Reinhold Lenz im Hause des Pfarrers Oberlin und gebe eine Textstelle wieder, die zeigt, wie der junge Mann in seiner Not das Gespräch suchte oder vielmehr die Möglichkeit zum Sprechen – da „es ihm wohl tat", auch wenn er wenig Antworten hörte.

Er kam heim. Doch hatte die verflossene Nacht einen gewaltigen Eindruck auf ihn gemacht. Die Welt war ihm helle gewesen, und er spürte an sich ein Regen und Wimmeln nach einem Abgrund, zu dem ihn eine unerbittliche Gewalt hinriß. Er wühlte jetzt in sich. Er aß wenig; halbe Nächte im Gebet und fieberhaften Träumen. Ein gewaltsames Drängen, und dann erschöpft zurückgeschlagen; er lag in den heißesten Tränen. Und dann bekam er plötzlich eine Stärke und erhob sich kalt und gleichgültig, seine Tränen waren ihm dann wie Eis, er mußte lachen. Je höher er sich aufriß, desto tiefer stürzte er hinunter. Alles strömte wieder zusammen. Ahnungen von seinem alten Zustande durchzuckten ihn und warfen Streiflichter in das wüste Chaos seines Geistes. Des Tags saß er gewöhnlich unten im Zimmer. Madame Oberlin ging ab und zu; er zeichnete, malte, las, griff nach jeder Zerstreuung, alles hastig von einem zum andern. Doch schloß er sich jetzt besonders an Madame Oberlin an, wenn sie so dasaß, das schwarze Gesangbuch vor sich, daneben eine Pflanze, im Zimmer gezogen, das jüngste Kind zwischen den Knien; auch machte er sich viel mit dem Kinde zu tun. So saß er einmal, da wurde ihm ängstlich, er sprang auf, ging auf und ab. Die Türe halb offen – da hörte er die Magd singen, erst unverständlich, dann kamen die Worte:

Auf dieser Welt hab ich kein Freud,
Ich hab ein Schatz, und der ist weit.

Das fiel auf ihn, er verging fast unter den Tönen. Madame Oberlin sah ihn an. Er faßte sich ein Herz, er konnte nicht mehr schweigen, er mußte davon sprechen. „Beste Madame Oberlin, können Sie mir nicht sagen, was das Frauenzimmer macht, dessen Schicksal mir so zentnerschwer auf dem Herzen liegt?" – „Aber Herr Lenz, ich weiß von nichts."

Er schwieg dann wieder und ging hastig im Zimmer auf und ab; dann fing er wieder an: „Sehn Sie, ich will gehen. Gott, Sie sind noch die einzigen Menschen, wo ich's aushalten könnte, und doch – doch, ich muß weg, zu ihr – aber ich kann nicht, ich darf nicht." – Er war heftig bewegt und ging hinaus.

Gegen Abend kam Lenz wieder, es dämmerte in der Stube; er setzte sich neben Madame Oberlin. „Sehn Sie", fing er wieder an, „wenn sie so durchs Zimmer ging und so halb für sich allein sang, und jeder Tritt war eine Musik, es war so eine Glückseligkeit in ihr, und das strömte in mich über; ich war immer ruhig, wenn ich sie ansah oder sie so den

Kopf an mich lehnte – ganz Kind; es war, als wär ihr die Welt zu weit. Sie zog sich so in sich zurück, sie suchte das engste Plätzchen im ganzen Haus, und da saß sie, als wäre ihre ganze Seligkeit nur in einem kleinen Punkt, und dann war mir's auch so; wie ein Kind hätte ich dann spielen können. Jetzt ist es mir so eng, so eng! Sehn Sie, es ist mir manchmal, als stieß' ich mit den Händen an den Himmel; oh, ich ersticke! Es ist mir dabei oft, als fühlt ich physischen Schmerz, da in der linken Seite, im Arm, womit ich sie sonst faßte. Doch kann ich sie mir nicht mehr vorstellen, das Bild läuft mir fort, und dies martert mich; nur wenn es mir manchmal ganz hell wird, so ist mir wieder recht wohl." – Er sprach später noch oft mit Madame Oberlin davon, aber meist in abgebrochenen Sätzen; sie wußte wenig zu antworten, doch tat es ihm wohl.

Wegsprechen und Gesprächstherapie

Es ist immer wieder traurig, dass die wichtigsten Dinge als banal abgetan werden, weil sie einem zu laienhaft, zu oberflächlich-selbstverständlich erscheinen. So geht es mit der Freiheit auf geschlossenen Stationen und dem Zuhören als wesentliche Hilfe – sobald man der professionellen Auffassung ist, dass ein Verfügbarsein für die spezialistische, diagnosezentrierte Therapie, sei sie nun biologischer oder psychologischer Art, den Vorrang habe. Ich kann den Kollegen der Universität Trier nicht dankbar genug sein, die mich mit dem Gedankengut und den Methoden der Gesprächstherapie vertraut gemacht haben – und das zu einer Zeit, als ich ärztlicher Direktor eines Landeskrankenhauses mit 1000 Patienten war. Ich erwähne diese Zeit und diese Zahl, um deutlich zu machen, dass es sich um eine Situation handelte, bei der wirklich alle schwerstgestörten Menschen an einen zentralen Ort gebracht wurden, wo die Methode auslesefrei überprüft und eingesetzt werden konnte. Es gibt, soweit ich sehe, wenig Erfahrungsberichte über den Einsatz der Gesprächstherapie in den schwierigsten Situationen, bei denen in aller Regel und vordergründig freiheitsentziehende Maßnahmen und hochwirksame neuroleptische Medikamente zur Anwendung kommen.

In diesen für die Gesprächstherapie eher untypischen Situationen habe ich – und haben die Kollegen, die damals zusammen mit mir an der Klinik arbeiteten – die nondirektive Methode sicher zusammen hundertfach eingesetzt. Wir konnten feststellen, wie sich das Verhalten veränderte, das Vertrauen veränderte und auch, das habe ich allerdings nicht wissenschaftlich kontrolliert untersucht, das Ausmaß der verordneten Medikamente. Ich erinnere mich an eine Frau mit paranoid-halluzinatorischer Symptomatik, die ich in einem gemeinsamen Seminar mit einem langjährigen Experten der Gesprächstherapie vorstellte. Er war selbst im Anschluss an dieses Gespräch davon beeindruckt, welche Möglichkeiten sich durch die Rogers'sche Methode auch bei den extremen psychischen Störungen ergeben. Dabei ist alles so selbstverständlich. Es kann für einen Menschen doch fast nichts Besseres geben, als dass er das Gefühl hat: Man hört ihm zu, der andere versteht, was er sagen will, oder er macht sich die Mühe nachzufragen. Wie oft wird dieses Pfund der Therapie vernachlässigt, weil Professionelle meinen, ihr fehlendes Verstehen nicht zugeben zu dürfen. Dabei ist die Tatsache des Nachfragens eine der liebevollsten Zuwendungen, die vom Patienten als Wohltat empfunden wird.

Madame Oberlin hat nicht nachgefragt, aber schon das Zuhören allein hat gut getan. Und es hat sicher sehr viel besser getan als die Indoktrination, das ständige Korrigieren, In-die-Grenzen-Verweisen. Es hat viel besser getan als die Haltung, das Vorgetragene als krankhaft und als nicht mitteilungswert zu bezeichnen – gerade bei Inhalten, die einen bedrängen, die man loswerden will wie eine böse Skulptur, die man noch einmal von allen Seiten betrachten muss, bis sie ihre Macht verliert, bis man sie zerschlagen kann.

Der Begriff der Gesprächstherapie hat einen wesentlichen Nachteil; das ist der Begriff des Gesprächs. Die Menschen machen sich deshalb meistens eine falsche Vorstellung, zum einen dass es sich um eine alltägliche Unterhaltung, um ein Gespräch wie im Caféhaus oder in der Straßenbahn, handele. Dabei geht es um ein intensives Zuhören. Zum anderen provoziert der Begriff des Gesprächs die Erwartung, dass es in erster Linie um die Worte gehe. Das ist aber nicht der Fall. Es geht in erster Linie um die Gefühle, die mitgeteilt werden, die erkennbar werden, auf die der Therapeut eingehen kann und das in vielerlei Hinsicht: Er kann vermitteln, dass er nicht ganz nachvollziehen kann, um was es geht. Er kann vermitteln, welches Gefühl bei dem Bericht in ihm hochkommt, und dadurch eine weitere Klärung veranlassen. Er kann das geschilderte Gefühl zum Anlass nehmen, ähnliche Situationen, die vielleicht im Hintergrund lauern, erinnern zu lassen und nach vorne zu rufen usw.

Das Entscheidende ist, dass der Therapeut nicht nach *seinem* Plan, nach seinem Tätigkeitskatalog vorgeht, sondern nach den Gefühlen, die der Reihe nach beim Klienten erscheinen, dass also der *Klient* veranlasst, wie die Therapie abläuft, und dass es sich, vom Therapeuten aus, um eine *non*direktive Therapie handelt.

Nach dem Weglaufen und Wegsprechen komme ich jetzt zu anderen Versuchen des leidenden Menschen, den quälenden Zustand auszuhalten oder zu lindern oder vielleicht auch zu beenden, zu Verhaltensweisen, die man vielleicht als Selbstheilungstendenzen, Hilfesuchverhalten oder Empowerment bezeichnen könnte.

Sein Zustand war indessen immer trostloser geworden. Alles, was er an Ruhe aus der Nähe Oberlins und aus der Stille des Tals geschöpft hatte, war weg; die Welt, die er hatte nutzen wollen, hatte einen ungeheuern Riß; er hatte keinen Haß, keine Liebe, keine Hoffnung – eine schreckliche Leere, und doch eine folternde Unruhe, sie auszufüllen. Er hatte nichts. Was er tat, tat er nicht mit Bewußtsein, und doch zwang ihn ein innerlicher Instinkt. Wenn er allein war, war es ihm so entsetzlich einsam, daß er beständig laut mit sich redete, rief, und dann erschrak er wieder, und es war ihm, als hätte eine fremde Stimme mit ihm gesprochen. Im Gespräch stockte er oft, eine unbeschreibliche Angst befiel ihn, er hatte das Ende seines Satzes verloren; dann meinte er, er müsse das zuletzt gesprochene Wort behalten und immer sprechen, nur mit großer Anstrengung unterdrückte er diese Gelüste. Es bekümmerte die guten Leute tief, wenn er manchmal in ruhigen Augenblicken bei ihnen saß und unbefangen sprach, und er dann stockte und eine unaussprechliche Angst sich in seinen Zügen malte, er die Personen, die ihm zunächst saßen, krampfhaft am Arm faßte und erst nach und nach wieder zu sich kam. War er allein oder las er, war's noch ärger; all seine geistige Tätigkeit blieb manchmal in einem Gedanken hängen. Dachte er an eine fremde Person, oder stellte er sie sich lebhaft vor, so war es ihm, als wurde er sie selbst; er verwirrte sich ganz, und dabei hatte er einen unendlichen Trieb, mit allem um ihn im Geiste willkürlich umzugehen – die Natur, Menschen, nur Oberlin ausgenommen, alles traumartig, kalt. Er amüsierte sich, die Häuser auf die Dächer zu stellen, die Menschen an- und auszukleiden, die wahnwitzigsten Possen auszusinnen. Manchmal fühlte er einen unwiderstehlichen Drang, das Ding, das er gerade im Sinne hatte, auszuführen, und dann schnitt er entsetzliche Fratzen. Einst saß er neben Oberlin, die Katze lag gegenüber auf einem Stuhl. Plötzlich wurden seine Augen starr, er hielt sie unverrückt auf das Tier gerichtet; dann glitt er langsam den Stuhl herunter, die Katze ebenfalls – sie war wie bezaubert von seinem Blick, sie geriet in ungeheure Angst, sie sträubte sich scheu; Lenz mit den nämlichen Tönen, mit fürchterlich entstelltem Gesicht; wie in Verzweiflung stürzten beide aufeinander los – da endlich erhob sich Madame Oberlin, um sie zu trennen. Dann war er wieder tief beschämt. Die Zufälle des Nachts steigerten sich aufs schrecklichste. Nur mit der größten Mühe schlief er ein, während er zuvor noch die schreckliche Leere zu füllen versucht hatte. Dann geriet er zwischen Schlaf und Wachen in einen entsetzlichen Zustand – er stieß an etwas Grauenhaftes, Entsetzliches, der Wahnsinn packte ihn; er fuhr mit fürchterlichem Schreien, in Schweiß gebadet, auf, und erst nach und nach fand er sich wieder. Er mußte dann mit den einfachsten Dingen anfangen, um wieder zu sich zu kommen. Eigentlich nicht er selbst tat es, sondern ein mächtiger Erhaltungstrieb; es war, als sei er doppelt, und der eine Teil suche den andern zu retten und riefe sich selbst zu;

er erzählte, er sagte in der heftigsten Angst Gedichte her, bis er wieder zu sich kam.

Auch bei Tage bekam er diese Zufälle, sie waren dann noch schrecklicher; denn sonst hatte ihn die Helle davor bewahrt. Es war ihm dann, als existiere er allein, als bestünde die Welt nur in seiner Einbildung, als sei nichts als er; er sei das ewige Verdammte, der Satan, allein mit seinen folternden Vorstellungen. Er jagte mit rasender Schnelligkeit sein Leben durch, und darin sagte er: „Konsequent, konsequent"; wenn jemand was sprach: „Inkonsequent, inkonsequent"; – es war die Kluft unrettbaren Wahnsinns, eines Wahnsinns durch die Ewigkeit.

Der Trieb der geistigen Erhaltung jagte ihn auf; er stürzte sich in Oberlins Arme, er klammerte sich an ihn, als wolle er sich in ihn drängen; er war das einzige Wesen, das für ihn lebte und durch den ihm wieder das Leben offenbart wurde. Allmählich brachten ihn Oberlins Worte dann zu sich; er lag auf den Knien vor Oberlin, seine Hände in den Händen Oberlins, sein mit kaltem Schweiß bedecktes Gesicht auf dessen Schoß, am ganzen Leibe bebend und zitternd. Oberlin empfand unendliches Mitleid, die Familie lag auf den Knien und betete für den Unglücklichen, die Mägde flohen und hielten ihn für einen Besessenen. Und wenn er ruhiger wurde, war es wie der Jammer eines Kindes – er schluchzte, er empfand ein tiefes, tiefes Mitleid mit sich selbst; das waren auch seine seligsten Augenblicke. Oberlin sprach ihm von Gott. Lenz wand sich ruhig los und sah ihn mit einem Ausdruck unendlichen Leidens an, und sagte endlich: „Aber ich, wär ich allmächtig, sehen Sie, wenn ich so wäre, ich könnte das Leiden nicht ertragen, ich würde retten, retten; ich will ja nichts als Ruhe, Ruhe, nur ein wenig Ruhe, um schlafen zu können." Oberlin sagte, dies sei eine Profanation. Lenz schüttelte trostlos mit dem Kopfe.

Die halben Versuche zum Entleiben, die er indes fortwährend machte, waren nicht ganz ernst. Es war weniger der Wunsch des Todes – für ihn war ja keine Ruhe und Hoffnung im Tode –, es war mehr in Augenblicken der fürchterlichsten Angst oder der dumpfen, ans Nichtsein grenzenden Ruhe ein Versuch, sich zu sich selbst zu bringen durch physischen Schmerz. Augenblicke, worin sein Geist sonst auf irgendeiner wahnwitzigen Idee zu reiten schien, waren noch die glücklichsten. Es war doch ein wenig Ruhe, und sein wirrer Blick war nicht so entsetzlich als die nach Rettung dürstende Angst, die ewige Qual der Unruhe! Oft schlug er sich den Kopf an die Wand oder verursachte sich sonst einen heftigen physischen Schmerz.

Erleichternde Maßnahmen der Eigenhilfe

Wenn man diesen und die anderen Berichte in Büchners Erzählung hört oder liest, dann schaudert man zurück vor dem Horror-Szenario, das sich der Leidende selbst gestaltete, um den eigenen Zustand auszuhalten. Dabei sollte man bedenken, dass diese Horror-Installation ihre Entsprechung in der zeitgemäßen Psychiatrie fand, die zur Abschreckung kalte Güsse und Drehstühle einsetzte, Fesselung und Maulkörbe – nicht nur um die Menschen am Weglaufen und Schreien zu hindern, sondern in der Annahme, dass diese unangenehmen Reize in einer Art von Aversivtherapie zur Genesung führen könnten.

In der Tat gibt es ja die Tatsache, dass Menschen ihre innere Spannung oder auch ihre Lethargie besser aushalten können, wenn sie sich selbst verletzen. Träger und vor allem Trägerinnen eines solchen Verhaltens sind in unserer Zeit nicht selten. Ich habe sie bei den Schwächsten und Hoffnungslosen, nämlich in der forensischen Psychiatrie, häufiger gesehen als in anderen Zusammenhängen. Auch Lenz fand eine Linderung durch das kalte Bad oder durch den Schmerz der Selbstbeschädigung. Am Rande ist noch zu erwähnen, dass einige Zeit später, als Lenz weggebracht worden war und nur vor sich hinlebte, ein befreundeter Dichter der Sturm- und Drang-Zeit ihn besuchte, ihn in einen Mantel packte und in das kalte Wasser des Flusses hinabließ, um ihm zu helfen.

Diese verzweifelten Versuche beim Patienten und bei der Psychiatrie gehen alle auf eine Einstellung zurück, die das Abnorme *nicht* anschauen und sich dann damit auseinandersetzen will – und es am liebsten sofort in einer Art Holzhammermethode los sein will. Das ist beim Patienten verständlich, nicht aber bei einer humanitären und wissenschaftlichen Psychiatrie, die über den Tag hinaus helfen will. Es reicht nicht aus, die Symptome auf diese oder jene Weise loszuwerden. Das, was dahinter steht, bleibt ja erhalten und gibt seine negative Beeinflussungskraft erst dann auf, wenn es wahrgenommen oder aufgefangen wird.

In der umfangreichen Lenz-Literatur, vor allem in der vorbildlichen Biographie von Sigrid Damm, gibt es immer wieder Bewertungen, die dem Verhalten des Vaters, dem Verhalten des Freundes Goethe und dem Verhalten des Pfarrers Friedrich Oberlin gelten. Man weist darauf hin, dass die belehrenden und zum Wohlverhalten ermahnenden Aussagen, Lenz solle sich zum Beispiel den Weisungen des Vaters nachordnen oder an Gottes Wort halten, nichts Positives bewirkt hätten. Es ist schwer zu beweisen, dass diese Vorgaben oder Vorschriften die negative Entwicklung ausgelöst haben.

Es ist festzustellen, dass Lenz nach den beiden Wochen des Besuches bei Pfarrer Oberlin unter scharfer Bewachung auf diesem oder jenem Weg des Steintals weggebracht wurde.

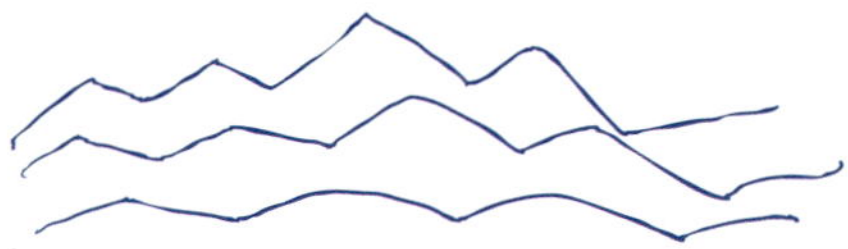

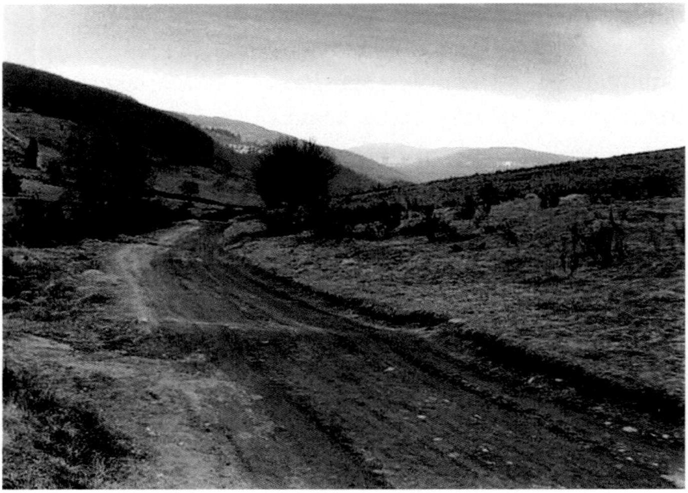

Er saß mit kalter Resignation im Wagen, wie sie das Tal hervor nach Westen fuhren. Es war ihm einerlei, wohin man ihn führte. Mehrmals, wo der Wagen bei dem schlechten Wege in Gefahr geriet, blieb er ganz ruhig sitzen; er war vollkommen gleichgültig. In diesem Zustand legte er den Weg durchs Gebirg zurück. Gegen Abend waren sie im Rheintale. Sie entfernten sich allmählich vom Gebirg, das nun wie eine tiefblaue Kristallwelle sich in das Abendrot hob, und auf deren warmer Flut die roten Strahlen des Abends spielten; über die Ebene hin am Fuße des Gebirgs lag ein schimmerndes, bläuliches Gespinst. Es wurde finster, je mehr sie sich Straßburg näherten; hoher Vollmond, alle fernen Gegenstände dunkel, nur der Berg Neben bildete eine scharfe Linie; die Erde war wie ein goldner Pokal, über den schäumend die Goldwellen des Mondes liefen. Lenz starrte ruhig hinaus, keine Ahnung, kein Drang; nur wuchs eine dumpfe Angst in ihm, je mehr die Gegenstände sich in der Finsternis verloren. Sie mußten einkehren. Da machte er wieder mehrere Versuche, Hand an sich zu legen, war aber zu scharf bewacht. Am folgenden Morgen, bei trübem, regnerischem Wetter, traf er in Straßburg ein. Er schien ganz vernünftig, sprach mit den Leuten. Er tat alles, wie es die andern taten; es war aber eine entsetzliche Leere in ihm, er fühlte keine Angst mehr, kein Verlangen, sein Dasein war ihm eine notwendige Last. – So lebte er hin .

Jakob Michael Reinhold Lenz wurde zunächst nach Straßburg, dann zu seinem Freund Schlosser nach Emmendingen gebracht. Von dort schrieb er den Brief des verlorenen Sohnes, den ich zu Anfang vorgelesen habe:

Vater! Ich habe gesündigt im Himmel und vor Dir und bin fort nicht würdig, daß ich Dein Kind heiße. Jakob Lenz.

Nach einiger Zeit brachte Schlosser seinen Freund mehrere Monate bei einem Schuhmacher, später bei einem Förster in der Nachbarschaft unter. Dort holte ihn schließlich der Bruder ab. Jetzt wiederhole ich den Text, den ich Ihnen anfangs schon vorgelesen habe, und erinnere Sie an die zentrale Notwendigkeit, an eine Alternative zu glauben:

„Hier traf ich meinen armen Bruder ... kaum einzelne abgebrochene Worte waren aus ihm herauszubringen. Dieser traurige Zustand dauerte noch lange auf der Rückreise fort, indem er auf dem Postwagen immer die gerade Linie hinaus auf's Feld hinsah! Dies brachte mich, da ich alle Mittel zu seiner Zerstreuung vergeblich angewandt hatte, auf den glücklichen Einfall, ihm eine Fußreise vorzuschlagen, so dass wir unser Gepäck auf dem Postwagen fortgehen lassen wollten. Nun bekam mein Kranker die Sprache wieder, und die Freude über den Genuss der ihm so theuren Natur glänzte sichtbar in seinen Augen. Unsere Fußreise mochte wohl 20 bis 30 Meilen betragen."

Jakob Michael Reinhold Lenz hielt sich nach seiner Rückkehr nur kurze Zeit in der Heimat, im baltischen Livland, auf. Er verbrachte die nächsten zwölf Jahre in Russland, wo er sich mehr schlecht als recht durchs Leben schlug – zeitweise als Hofmeister, zeitweise als Erzieher, als Schriftsteller und Übersetzer.

Im Mai 1792 wurde er auf einer einsamen Moskauer Straße tot aufgefunden. Er sei, so heißt es, „auf Kosten eines hochherzigen russischen Adligen, in dessen Haus er lange gewohnt habe, beerdigt worden."

Vierte Etappe

Dabei sein ist alles – Helfen auch ohne zu heilen

Mit Georges de la Tour zu Hiobs Botschaften

Liebe Reisegenossen,

von den Höhen der Nordvogesen geht es nun ins Tal der noch jungen Mosel, nach Épinal, zu einem Bild, das wir schon in der ersten Etappe gesehen haben. Unser gemeinsamer Weg führt uns zu dem Hiob der Bibel und den Abertausenden Hiobs der vergangenen Jahrhunderte, vor allem aber zu den Hiobs unserer Zeit und den Hiobs der Psychiatrie. Wir befassen uns dabei mit *Schicksal, Krankheit und Barmherzigkeit.*

Auch in dieser vierten Etappe werde ich meinem Vorsatz treu bleiben, im Vorbeigehen, en passant, die Themen anzusprechen, die sich stellen, und dabei das zu berichten, was mir dazu eingefallen oder begegnet ist. Ich werde versuchen, das so provokant und offen zu gestalten, dass Sie die Möglichkeit haben, sich Ihrerseits bewusst zu werden, was Ihnen in diesem Zusammenhang begegnet ist und was Ihnen alles dazu einfällt.

Blättern Sie bitte zurück und schauen Sie auf den Weg, der ins Tal führt. Auf ihm könnte der große Dichter Jakob Michael Reinhold Lenz, der uns in der letzten Etappe beschäftigt hat, hinabgefahren sein, streng bewacht wegen seines Irrsinns – vielleicht ganz in Gedanken und voller Groll, ein Gottesmann, der nicht nur die Ergebung, sondern auch die Auflehnung kannte, die Worte des sich sündig bekennenden verlorenen Sohnes ebenso wie die des mutigen Rebellen:

Aber ich, wär ich allmächtig, sehen Sie, wenn ich so wäre, ich könnte das Leiden nicht ertragen, ich würde retten, retten ...

Der Freund Georg Schlosser, der ihn am Ende dieser Reise erwartete, hatte Trost und Begründung im Modell der von Gott geschickten Krankheit und des menschlichen Versagens gefunden, als er den in der letzten Etappe wiedergegebenen Brief an Lenzens Vater schrieb.

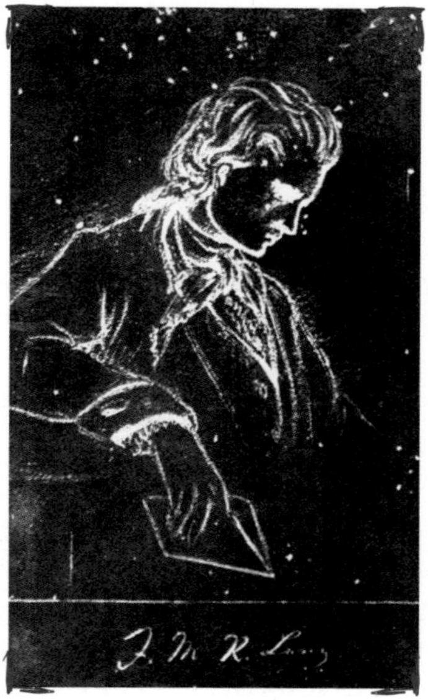

Aber vielleicht hatte der Leidende selbst, der Bewachte und Weggebrachte, der Pfarrerssohn und theologisch ausgebildete Jakob Michael Reinhold Lenz, ganz andere Gedanken im Kopf und Hiobs Worte auf den Lippen:

Deine Hände haben mich gebildet und bereitet; danach hast du dich abgewandt und willst mich verderben? Bedenke doch, dass du mich aus Erde gemacht hast, und lässt mich wieder zum Staub zurückkehren? Hast du mich nicht wie Milch hingegossen und wie Käse gerinnen lassen? Du hast mir Haut und Fleisch angezogen; mit Knochen und Sehnen hast du mich zusammengefügt; Leben und Wohltat hast du an mir getan, und deine Obhut hat meinen Odem bewahrt. Aber du verbargst in deinem Herzen – ich weiß, du hattest das im Sinn –, dass du darauf achten wolltest, wenn ich sündigte, und mich von meiner Schuld nicht lossprechen. Wäre ich schuldig, dann wehe mir! Und wäre ich schuldlos, so dürfte ich doch mein Haupt nicht erheben, gesättigt mit Schmach und getränkt mit Elend. Und wenn ich es aufrichtete, so würdest du mich jagen wie ein Löwe und wiederum erschreckend an mir handeln. Du würdest immer neue Zeugen gegen mich stellen und deinen Zorn auf mich noch mehren und immer neue Heerhaufen gegen mich senden.

Warum hast du mich aus meiner Mutter Leib kommen lassen? Ach dass ich umgekommen wäre und mich nie ein Auge gesehen hätte – so wäre ich wie die, die nie gewesen sind, vom Mutterleib weg zum Grabe gebracht. Ist denn mein Leben nicht kurz? So höre auf und lass ab von mir, dass ich ein wenig erquickt werde, ehe denn ich hingehe – und komme nicht zurück – ins Land der Finsternis und des Dunkels, ins Land, wo es stockfinster ist und dunkel ohne alle Ordnung, und wenn's hell wird, so ist es immer noch Finsternis.

Das ist eine der großen Fragen, warum Gott, wenn es ihn gibt, das Unheil zulässt oder sogar veranlasst – oder warum es ihm gleichgültig ist. Aber auch dann, wenn man Gott aus dem Spiel lässt, bleibt die große Frage, warum das Unglück über manche Menschen kommt oder die Krankheit. Es ist die Frage, ob es ein Schicksal gibt oder eine Vorsehung oder eine Schuld. Bei den Menschen, die in jungen Jahren den Verstand verlieren, hat man sich daran gewöhnt, von einer Krankheit zu sprechen, vor allem dann, wenn weitere Anomalien im familiären Umkreis bekannt sind. Es gibt auch sehr genaue und sehr gescheite Studien, die an Zwillingen durchgeführt wurden oder an Adoptivkindern, Studien, die zeigen, dass Menschen tatsächlich unabhängig von den äußeren Einflüssen in gleicher Weise krank werden oder gesund bleiben. Aber das ist nur ein Aspekt des Gesamtzusammenhangs.

Ein Instrument kann nur schön klingen oder einen Missklang haben, wenn es gespielt wird. Ein Mensch kann nur so, wie er in die Welt geworfen wurde, ein beglückendes Leben oder ein bedrückendes Leben haben, wenn er sich mit der Welt, den Personen und den Dingen auseinandersetzt. Und es hängt natürlich davon ab, auf wen und auf was er stößt. Die Hartleibigkeit oder Vulnerabilität sind das Eine – die Mitmenschen und die sozialen Umstände das Andere.

Robert Walser, der aus einer hochbegabten Familie mit mehreren im Laufe ihres Lebens schwer gestörten Familienmitgliedern stammte, gibt in seinem Frühwerk „Geschwister Tanner" ein Gespräch wieder, das dem Schicksal eines jungen Mannes gilt, der schließlich in die Irrenanstalt eingewiesen wurde. Simon Tanner wird in einem Wirtshaus Zeuge dieses Gespräches und mischt sich schließlich ein, als er die Quintessenz hört:

Vielleicht liegt es in der Familie.

Simon meint daraufhin empört:

„Nein, in der Familie kann es nicht liegen. Ich leugne das, solange ich lebe. Es ist einfach das Unglück. Die Weiber können es nicht sein. Da haben Sie recht, wenn Sie sagen, die Weiber seien es nicht. Müssen daran die armen Weiber immer schuld sein, wenn die Männer ins Unglück geraten? Warum denken wir darüber nicht etwas einfacher? Kann es nicht im Charakter, in einem Stäubchen der Seele liegen? So und immer so: und deshalb so? Schauen Sie, bitte, was ich jetzt für eine Art von Handbewegung mache: So, so! Darin liegt es. Der Mensch fühlt so, und dann handelt er so, und alsdann stößt er an mancherlei Mauern und Unebenheiten so an. Die Menschen denken immer gleich an grausige Vererbung und so weiter. Mir erscheint das lächerlich. Und welche Feigheit und welche Unehrerbietung, den Eltern und Voreltern an seinem Unglück Schuld geben zu wollen. Mangel an Anstand und Mut und noch etwas: unziemliche Weichherzigkeit ist das! Wenn das Unglück über einen herbricht, so bringt man eben die erforderliche Manier mit, die es dem Schicksal bequem macht, daraus ein Unglück zu formen."

Die „erforderliche Manier", das ist die Geschöpflichkeit, mit der wir unseren Weg gehen.

Und jetzt kommt die Kernfrage, die sich bei Lenz und seinen Leidensgenossen stellt, bei allen, die in jungen Jahren den Verstand nicht so gebrauchen, wie wir das gewohnt sind und uns vorstellen – die Kernfrage, ob es sich um ein Unglück oder um eine Krankheit handelt – oder sagen wir es neutral, um eine persönliche Lebenslösung oder eine Krankheit, denn zu einem Unglück wird es ja in jedem Fall, da das aus der Norm fallende Ergebnis, wenn es auch dem einen bekömmlich scheint, den anderen stört.

Thomas Szasz hat vom Mythos der Krankheit gesprochen und damit einen Begriff in die Welt gesetzt, der viele Psychiater ärgert. Dabei gilt er nach wie vor. Denn die psychischen Störungen, die den Menschen am meisten Angst machen,

- weil sie einerseits so schlimm sind
- und weil man andererseits nicht weiß, was man ursächlich dagegen unternehmen soll,

sind bisher nur ein Konstrukt, ein Postulat.

Sobald wir bei einem psychisch gestörten Menschen wissen, um was es sich im Einzelnen handelt, gehört dessen Leid nicht mehr zu den sogenannten endogenen Psychosen wie Schizophrenie und manisch-depressivem Kranksein, die die maximale Bedrohung der seelischen Gesundheit vor dem Eintritt in die Lebenszeit des Alters darstellen.

Der Begriff der endogenen Psychosen bedeutet den Versuch, die sinnlos scheinende Gefährdung auszuhalten, indem man sie durch eine Krankheit erklärt.

Der Begriff der endogenen Psychose beinhaltet aber auch die Selbst-Definition unseres seelischen Befindens und Funktionierens als Menschen:

dass wir nämlich nur so lange gesund sind, wie wir den allgemein gültigen Zielvorstellungen entsprechen. Aber: So wie es viele Blumen gibt, die unterschiedlich blühen, könnte es ja auch viele Menschen geben, die, was den Sinn und was die Assoziationen betrifft, ganz unterschiedlich blühen und denken.

Der Mythos der Krankheit radiert die unterschiedliche Geschöpflichkeit, den individuellen Weg und den persönlichen Lebensversuch aus, indem das Chaos der persönlichen Komplexität durch die Gesetzmäßigkeit der Krankheit und vor allem der therapeutischen Intervention ersetzt wird. Wir müssen uns aber ernsthaft fragen, und damit wage ich schon eine Vorschau auf das Hauptthema dieser vierten Etappe, die Demenz, ob es sinnvoll ist, etwas zu behandeln, das nicht zu behandeln ist, da es keinen spezifischen Ort und keine spezifische Schädlichkeit gibt, die zu bekämpfen wäre. Es könnte durchaus ein zukunftweisender medizinischer Weg sein, mit schweren Anomalien den Frieden zu machen und nicht zu versuchen, sie wegzubehandeln, sondern sie erträglich zu machen und womöglich ihnen einen Sinn abzugewinnen.

Rufen wir uns die endogenen Psychosen der jungen Leute in Erinnerung, die sogenannten schizophrenen und manisch-depressiven Störungen, dann sieht man, wie viel man machen kann, auch wenn man nicht an die Krankheit glaubt, auch wenn man nicht meint, den Ort und die Schädlichkeit zu kennen, sondern wenn man das unternimmt, was möglich ist.

Wir wissen so vieles aus dem medikamentösen Bereich, um dem Rastlosen Ruhe zu geben, die Stimmen zum Schweigen zu bringen, die Angst zu mildern oder zu vertreiben.

Wir wissen so viel aus dem psychologischen Bereich: wie es gelingt, Menschen mehr Gleichmut zu geben und sie vor dem erneuten Straucheln zu bewahren.

Wir wissen so viel aus dem sozialen Bereich: wie es gelingt, über das Fertigbringen einen Gewinn und über den Gewinn eine Selbstbestätigung zu erhalten, das Gefühl des Dazugehörens und der Parität. Wir können so viel tun, ohne dass wir als

Voraussetzung für unser Handeln sagen könnten: Wir kennen den Ort und die Schädlichkeit. Wir müssen uns eben von der Illusion freimachen, dass wir definitiv beseitigen können, was uns stört: wie einen Aggressor, den man totschlägt, wie eine Geschwulst, die man wegschneidet, wie ein Geschwür, das so schnell wie möglich zum Verschwinden gebracht werden muss. Das Heilen ist für den Heiland vorgesehen. Wir können nur helfen und dabei sein.

Hiob in der Bibel

Der Weg des Dichters Jakob Michael Reinhold Lenz führte nach Straßburg. Der Weg unserer vierten Etappe führt in die andere Richtung, nach Westen, in die Departement-Hauptstadt Épinal. Im dortigen Museum hängt das berühmte Bild Hiobs, das Georges de la Tour gemalt hat. Dieses Bild hat mich bewegt wie nur wenige andere, wie zum Beispiel das „kranke Kind“ von Edvard Munch oder „Gilles“ von Antoine Watteau.

Das lebensgroße Gemälde zeigt eine Jammergestalt, die am Boden sitzt. Gott der Herr hatte dem Satan nachgegeben, der also gesprochen hatte:

„Haut für Haut! und alles, was ein Mann hat, lässt er für sein Leben. Aber strecke deine Hand aus und taste sein Gebein und Fleisch an: was gilt's, er wird dir ins Angesicht absagen!“ Der Herr sprach zu dem Satan: „Siehe da, er sei in deiner Hand, doch schone sein Leben!“ Da ging der Satan hinaus vom Angesicht des Herrn und schlug Hiob mit bösen Geschwüren von der Fußsohle bis tief auf seinen Scheitel. Und er nahm eine Scherbe und schabte sich und saß in der Asche.

Der Anblick war so schlimm, dass die drei Freunde, die sich aufgemacht hatten, um Hiob zu beklagen und zu trösten, nicht mit der Situation zurechtkamen:

Und als sie ihre Augen aufhoben von ferne, erkannten sie ihn nicht und erhoben ihre Stimme und weinten, und ein jeder zerriss sein

Kleid, und sie warfen Staub gen Himmel auf ihr Haupt und saßen mit ihm auf der Erde sieben Tage und sieben Nächte und redeten nichts mit ihm; denn sie sahen, dass der Schmerz sehr groß war.

„Mein Gott, was für ein Fall war das“, so heißt es in Shakespeares „Julius Cäsar“.

Was für ein Fall war das: vom reichen Mann aus dem Lande Uz, der sieben Söhne und drei Töchter hatte, einen Besitz von siebentausend Schafen, dreitausend Kamelen, fünfhundert Joch Rindern und fünfhundert Eselinnen und sehr viel Gesinde, der reicher war als alle im Osten.

Wie war er in der Blüte seines Lebens, als Gottes Freundschaft über seiner Hütte war, als der Allmächtige noch mit ihm war und seine Kinder um ihn her, als er seine Tritte wusch in Milch und die Felsen Ölbäche ergossen. Wenn er ausging zum Tor der Stadt und seinen Platz auf dem Markt einnahm, dann sahen ihn die Jungen und verbargen sich scheu und die Alten standen vor ihm auf, die Oberen hörten auf zu reden und legten ihre Hand auf ihren Mund, die Fürsten hielten ihre Stimme zurück, und ihre Zunge klebte an ihrem Gaumen. Denn wessen Ohr ihn hörte, der pries ihn glücklich, und wessen Auge ihn sah, der rühmte sich.

Mit diesen Worten, bei denen ich das *„ich“* jeweils durch *„er“* und das *„mein“* durch *„sein“* ersetzt habe, schildert Hiob seine frühere Existenzform, bevor er ein Opfer des Herrn geworden war. Sie sehen auf der folgenden Seite ein Bild, das ebenfalls aus der Gegend stammt, in der das Hiob-Bild gemalt wurde – nur 300 Jahre später und von einem anderen Maler –, das Porträt eines erfolgreichen Mannes. Émile Friant hat es angefertigt; Sie erinnern sich an diesen Maler. Wir hatten uns bei den Bildern des Abschieds mit seinem Werk beschäftigt. Émile Friant lebte in Dieuze, nur 15 km weit entfernt von Vic-sur-Seille, wo Georges de la Tour geboren worden war.

Nur um das Ausmaß von Hiobs Fall nacherlebbar zu machen – zur Visualisierung der beiden Existenzformen „vorher“ und

„nachher" –, zeige ich Ihnen vor dem berühmten Bild des beklagenswerten Mannes Hiob, das Georges de la Tour gemalt hat, das andere Bild des arrivierten (und von Schicksalsschlägen wohl verschonten) Stiftungspräsidenten aus Pont à Mousson, das Émile Friant erstellt hat.

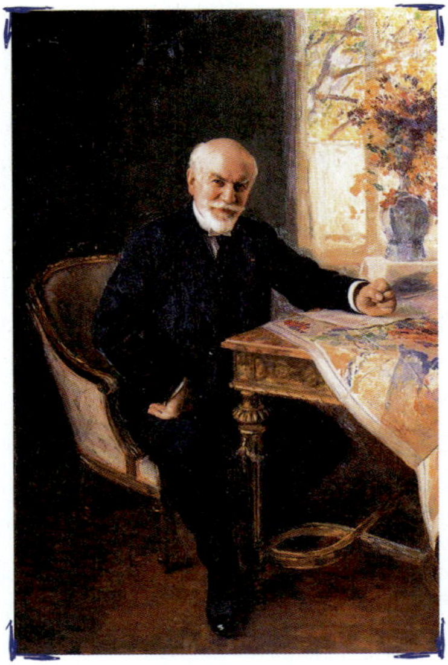

Sicher ging es diesem Präsidenten so wie Hiob in seinen guten Zeiten:

Sie hörten mir zu und schwiegen und warteten auf meinen Rat. Nach meinen Worten redete niemand mehr, und meine Rede troff auf sie nieder. Sie warteten auf mich wie auf den Regen und sperrten ihren Mund auf wie nach Spätregen. Wenn ich ihnen zulachte, so fassten sie Vertrauen, und das Licht meines Angesichts tröstete die Trauernden. Wenn ich zu ihnen kommen wollte, so musste ich obenan sitzen und thronte wie ein König unter der Schar.

Aber dann kam der Schicksalsschlag über Hiob, den rechtschaffenen Mann aus dem Lande Uz, und Sie sehen jetzt das Bild von Georges de la Tour:

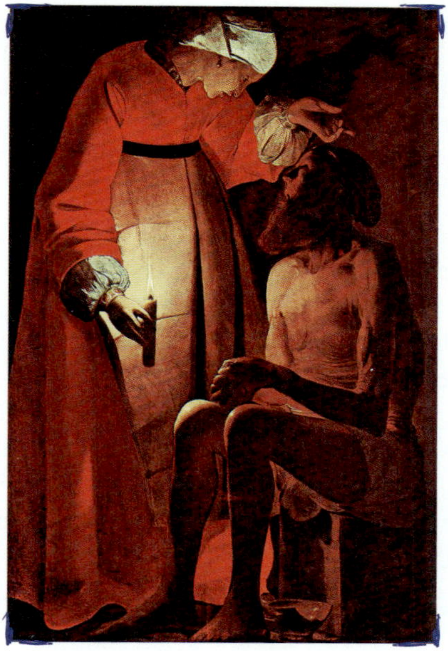

Jetzt aber verlachen mich, die jünger sind als ich, deren Väter ich nicht wert geachtet hätte, sie zu meinen Hunden bei der Herde zu stellen, deren Stärke ich für nichts hielt. An den Hängen der Täler wohnen sie, in den Löchern der Erde und in Steinklüften, zwischen den Büschen schreien sie, und unter den Disteln sammeln sie sich – gottloses Volk und Leute ohne Namen.

Jetzt bin ich ihr Spottlied geworden und muss ihnen zum Gerede dienen. Sie verabscheuen mich, und halten sich ferne von mir und scheuen sich nicht, vor meinem Angesicht auszuspeien.

Einige Zeilen später heißt es:

Jetzt aber zerfließt meine Seele in mir, und Tage des Elends haben mich ergriffen. Des Nachts bohrt es in meinem Gebein, und die Schmerzen, die an mir nagen, schlafen nicht. Mit aller Gewalt wird mein Kleid entstellt, wie der Kragen meines Hemdes würgt es mich. Man hat mich in den Dreck geworfen, dass ich gleich bin dem Staub und der Asche.

In dieser Situation tritt Hiobs Weib zu ihm und spricht:

„Hältst du noch fest an deiner Frömmigkeit? Sage Gott ab und stirb!"

Er aber sprach zu ihr:

„Du redest, wie die törichten Weiber reden. Haben wir Gutes empfangen von Gott und sollten das Böse nicht annehmen?"

Es ist eigentlich ein Wunder, dass bei den wenigen Worten, die im Alten Testament über Hiobs Frau aufgeführt sind (es sind die einzigen), in der allgemeinen Rezeption die Botschaft dieses Gemäldes eine ganz andere geworden ist: Im Unterschied zu früheren Jahrhunderten sieht man heute bei Hiobs Frau nicht mehr den Vorwurf und die Ermahnung, sondern die Liebe und die Barmherzigkeit.

Jetzt aber komme ich zum zweiten Abschnitt unserer Etappe:

Nach der Frage von Schicksal und Krankheit spreche ich über die Realität des Leidens und der Auswegslosigkeit.

Vor der Abfassung dieses Kapitels bin ich noch einmal in Épinal gewesen, in dem kleinen Museum auf dem Moselufer, gegenüber der verschlafen wirkenden Präfektur. Ich habe mir noch einmal das Bild des Hiob angeschaut, ich habe mich noch einmal davorgesetzt, und ich habe mich schließlich, aus Andacht oder aus Bequemlichkeit – um die Stellung der Glieder etwas zu verändern –, vor das Bild gekniet. Es war sonst niemand im Raum. Wir drei waren allein.

Mir gegenüber saß wirklich ein ganz armer Kerl, der vom Schicksal gebeutelt worden war und den alle im Stich gelassen hatten. Hilfesuchend, um Verständnis bettelnd, schaute er seine Frau an, abgemagert und nackt. Neben ihm lag die Scherbe, die seinen Schmerz lindern sollte.

Hiob in unserer Zeit

Er soll im Folgenden stellvertretend dasitzen: für alle die anderen, die es ebenso oder ähnlich schwer haben, denen nicht zu helfen ist. In unserer Zeit fallen einem, sowohl wegen der Häufigkeit als auch wegen der Berichterstattung, in erster Linie die würdelos entkleideten, von ihrer Alltagsrobe entkleideten, in die Pflegeheimuniform gesteckten alten Leute ein, die vor allem im Zusammenhang mit dem demografischen Wandel präsentiert werden, wobei in erster Linie immer wieder Demenz und Alzheimer genannt werden. Auf diese Begriffe muss und werde ich eingehen. Die Situation der Hilflosigkeit gilt natürlich auch für die vielen anderen, die heute so alt werden, dass sie ihr Krebsleiden erleben und ihre Metastasierung, dass sie ihre Schlaganfälle erleben und ihre Residualzustände, dass sie ihre Unfälle erleben und das bisschen, was zum Leben übrig bleibt.

Wer sich ein Bild von den Hiobs unserer Tage machen will, braucht nur in die Pflegeheime zu gehen: Sobald man die meist freundlich-repräsentativen Vorräume überwunden hat und in die Flure eingedrungen ist, begegnen sie einem auf Schritt und Tritt.

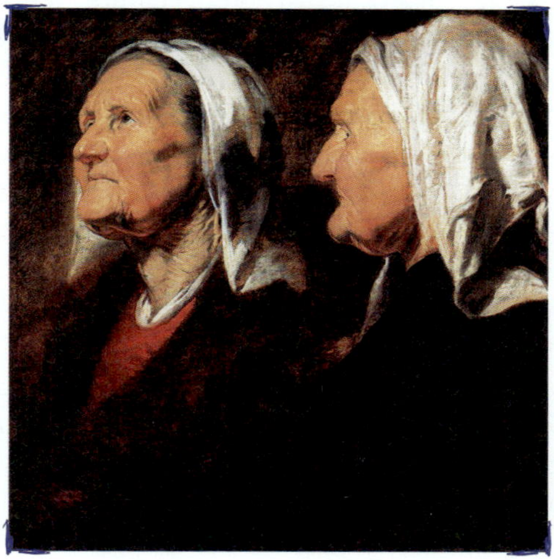

Ich vergesse nicht die beiden alten Damen (hier zeige ich ein Bild von Jacob Jordaens aus dem Museum der Schönen Künste in Nancy), die ich auf der Suche nach einem älteren Herrn ansprach, der einige Tage zuvor aufgenommen worden war:

„Wo der Herr Müller ist, das können wir Ihnen nicht sagen. Wir wissen ja selbst nicht, wo wir hingehören." Und dann setzten sie sich irgendwo im Aufenthaltsraum an einen der dekorativen Caféhaus-Tische.

Von diesem Herrn Müller (den Namen habe ich natürlich geändert) will ich Ihnen berichten. Ich lese Ihnen eine Notiz vor, die ich kurz nach seinem Tod angefertigt habe:

Mein letzter Besuch

Am fünfzehnten April rief mich die Tochter an. Der Vater sei gestorben. Es sei wohl Schwäche gewesen, zuletzt verbunden mit einer Lungenentzündung. Er habe sich ja ohnehin in den letzten Monaten nicht mehr helfen und auch nicht mitteilen können. Morgen früh, in der katholischen Kirche, sei die Messe, danach die Beerdigung. Er habe sich verbrennen lassen.

Etwa 14 Tage vorher, an einem Sonntagmorgen, war ich bei ihm gewesen. Es war eine Woche vor seinem Tod.

Wie immer öffnete sich automatisch die Eingangstür, als ich die Seniorenresidenz betrat. Die Flure waren alle breit, sauber, mit Linoleum ausgelegt und leer. Ich ging an zwei/drei Sitznischen vorbei, die ich schon kannte. Die wenigen Leute, die dort saßen, schauten unter sich oder durch mich hindurch und hatten keinen Kontakt. An einem Zimmer, einem Pflegearbeitsraum, sah ich die Tür auf- und zugehen. Eine weiße Gestalt verschwand.

Am Ende des Ganges schaute ich in einer Türlaibung auf ein altes Foto mit dem Blick auf die hohe See: Zwei Männer, um die 60 Jahre alt, blickten stolz auf das Steuerrad oder in die Kamera. Einer von beiden war Karl Müller. Noch zwei weitere Fotografien aus der Zeit der Seefahrt hingen über dem Türeingang.

Zu Hause, bei Herrn Müller zu Hause, hatte ich sie wohl im Wohnzimmer gesehen. Das war, als ich die Rede zu seinem 90. Geburtstag vorbereitete. Seine Frau berichtete mir voller Stolz die Einzelheiten und auch ihre erste Aussage, als Herr Müller zufällig zu ihrer Gruppe ins Zugabteil gekommen sei: „Der ist reserviert für mich."

Jetzt lebte sie vier Stockwerke höher im gleichen Haus. Getrennt konnten sich die Eheleute am besten ertragen. Das Zusammenleben wurde durch die krankhafte Eifersucht der Ehefrau vergiftet.

Ich werde im zweiten Teil unserer Etappe eine solche Konstellation und ein solches Schicksal noch einmal am Beispiel einer Geschichte darstellen, die 2011 in der Wochenschrift „Die Zeit" veröffentlicht wurde.

Nach einem deutlichen Klopfen und nach einem mit schwacher Stimme gesprochenen „Herein" ging ich ins Zimmer. Herr Müller lag in seinem Bett und lächelte, als er mich sah. Wir gaben uns die Hand, und er bat mich, Platz zu nehmen. Er war sehr schwach und kaum zu verstehen. Er entschuldigte sich dafür. Ich erzählte etwas von meiner Berlin-Reise und den Kindern, um ihm Zeit zu geben, zu Kräften zu kommen. Dann sah ich, dass seine Sprudelflasche leer war. Ich tauschte sie gegen eine volle Flasche aus und gab ihm zu trinken. Er leerte das Glas.

Er berichtete mir, dass es ihm nicht gut gehe, dass man ihm jetzt Morphium gegen die Schmerzen gebe. Seit der ersten Operation gehe es ihm schlechter und seit der zweiten Operation noch schlechter.

Es fiel mir ein, was er mir zu den Zuständen im Krankenhaus gesagt hatte: Der Arzt, der die missglückte Operation durchgeführt hatte, sei gar nicht auf ihn eingegangen, sondern habe an ihm vorbei mit einem Kollegen gesprochen, während die Bilder des unglücklich operierten Beines im Schaukasten gehangen hätten. Dann sei der Arzt wieder gegangen.

Herr Müller berichtete mir bei diesem letzten Besuch, dass man ihn heute Morgen im Rollstuhl zu den anderen an den Frühstückstisch geholt habe, aber zu einem Zeitpunkt, als schon alle anderen weggewesen seien. Man habe ihm auch versprochen, ihn wieder abzuholen. Aber eine Stunde lang sei keiner gekommen. Er habe sich im Rollstuhl aus dem Speiseraum zum Flur hin bewegt, bis er eine Lernschwester gefunden habe. Die habe ihn in sein Zimmer gebracht. Die Schwester, die ihn zunächst zum Frühstück gerufen und ihm versprochen habe, ihn wieder abzuholen, dann aber nicht gekommen sei, benehme sich jetzt so, als ob nichts passiert wäre.

Ich half ihm, sich etwas bequemer hinzusetzen, stellte das Oberteil hoch und legte einige Kissen hinter seinen Rücken. Ich glaube, dass wir bei diesem Besuch nichts Alkoholisches miteinander getrunken haben. Beim letzten Mal hatte ich ihm einen Brennnesselschnaps aus unserem Dorf mitgebracht. Er meinte, dass dies fast der Schlüssel zum Paradies sei. Ob ich nicht mehr davon hätte? Jedes Mal gab er mir zu verstehen, dass er nur auf den Tod warte. Es war schwer, Behältnisse zu finden, um den Likör trinken zu können. Ich war damals auf den Flur gegangen, bis ich eine Schwester fand, die uns dann zwei kleine Plastikbecher gab, die wohl für die Medikamente oder vielleicht auch einmal für die Urinprobe bestimmt waren. Die Enkeltochter erzählte mir noch bei der Beerdigung, dass der Großvater von diesem Schnaps geschwärmt habe.

Was ich ihm dieses letzte Mal mitgebracht hatte, weiß ich nicht mehr. Wahrscheinlich war es ein Pfälzer Weißwein.

Plötzlich kam die den Stationsdienst leitende Schwester. Es gebe jetzt Mittagessen. Er nehme ja doch nur Suppe zu sich, die wolle sie gleich bringen. Herr Müller wies sie auf seinen Besuch hin: „Das ist mein Gast, Prof. Werner. Der weiß, um was es geht.“

Die Schwester wirkte zunächst ziemlich unbeteiligt, sodass er sie noch einmal auf seinen Gast hinwies.

Ich fragte, ob es nichts über die Suppe hinaus gebe. Sie antwortete, das sei durchaus der Fall, aber er wolle ja sonst nichts. Herr Müller widersprach und fragte nach dem Speiseplan. Es gab Blumenkohl und einen Braten. Er bat darum, etwas zu bringen.

Kurze Zeit später kam die Schwester. Sie hatte auch für mich eine Portion dabei. Der Braten war so, wie er in Jugendherbergen, Klöstern, Schulen, öffentlichen Einrichtungen, Krankenhäusern und Pflegeheimen ist: gerade geschnitten, braun überzogen und alltäglich. Herr Müller aß nicht wenig davon. Es gelang auch, dass er zweimal ein Glas Wasser leerte. Zum Nachtisch gab es Eis, für mich eine zweite Portion. Herr Müller hatte sie für mich aufgespart.

Für die Mahlzeit hatte ich ihn umgebettet. Er saß jetzt auf dem Bett mit einer Stütze im Rücken, hatte den Tisch vor sich und konnte alles aus eigener Kraft tun. Wir schauten uns ins Gesicht.

Als die Schwester kam, räumte sie alles ab, so als ob es selbstverständlich sei. Dabei hatte der Mann, der angeblich nichts essen und trinken wollte, gegessen und getrunken – das gegessen und getrunken, was man ihm nicht mehr gebracht hätte, um ihn in Ruhe zu lassen

Ich weiß nicht, ob es bei diesem letzten oder beim vorletzten Besuch war: Die Tabletten, die gerichtet auf dem Tablett standen, waren zu Boden gefallen. Ich hob sie auf und gab sie an Herrn Müller weiter. Mir war aber nicht klar, ob eine Tablette, die ich am Boden fand, von dem heutigen Malheur oder von früher stammte. Ich ging zur Schwester, um die Frage zu klären. Die beruhigte mich aber, dass es sowieso egal sei, was er nehme.

Nach dem gemeinsamen Essen bin ich noch einige Minuten bei Herrn Müller geblieben. Er schaute mich ganz fest und freundlich an und sprach mit deutlicher Stimme. Beim Abschied meinte er: „Das ist ein Besuch, wie ich ihn mir immer gewünscht habe."

Ich bin dann nicht mehr wiedergekommen.

Bei beiden Eheleuten hatte man ganz selbstverständlich von Demenz gesprochen, zunächst bei der Ehefrau, dann – gegen

Ende – auch bei dem Ehemann. Und natürlich auch von „Alzheimer“, den die Frau habe. In dieser ersten Zeit hatte ich versucht, den Eheleuten zu helfen und den sozialen Platz zu erhalten. Das eigentliche Problem bestand darin, dass die Ehefrau nicht mehr in der Lage war, einzukaufen und zu kochen, und dass deshalb eine Hilfe ins Haus gehört hätte. Die restlichen Dinge konnte sie noch unternehmen. Der Ehemann selbst war in seinem Hause sehr glücklich, da er als alter Handwerksmeister dort noch seine Werkstatt hatte und vieles für sich und andere machen konnte. Der Versuch, eine weibliche Hilfe ins Haus zu bringen, scheiterte an der Eifersucht der Ehefrau, die das eigentliche Problem darstellte. Ganz im Unterschied zu früher hatte sie einen Eifersuchtswahn entwickelt und bei den unsinnigsten Gelegenheiten Belege gefunden, die ihre These stützten. Ein richtiges Erkennen und Benennen der Situation und eine zielgerichtete wahnlösende, neuroleptische Therapie hätten das Problem minimiert. Stattdessen gab es die Selbstverständlichkeit der Demenz mit der weiteren Selbstverständlichkeit, dass man nichts unternehmen könne.

Die Ehefrau wollte kein weibliches Wesen im Hause, mit dem ihr Mann hätte untreu werden können. Als dann der Ehemann überzeugt worden war, dass man das Problem anders angehen müsse, dass man die Frau behandeln müsse und gleichzeitig jemanden ins Haus bringen könne, der die Arbeit übernehme, als alle Voraussetzungen geschaffen waren und sogar schon das Personal engagiert war, scheiterte der Versuch an dem Widerstand der Tochter, die sich mit der Demenz, der Pflegeheimbedürftigkeit und der Räumung des Hauses eingerichtet hatte. Es ging dem armen, alten Herrn Müller, der zu früh sein Haus überschrieben hatte, wie dem reichen alten König Lear, der seinen Töchtern Regan und Goneril das Reich vermacht hatte.

Als die Ehefrau ins Heim gebracht worden war, befürchtete der sparsame Handwerksmeister, auf Sozialhilfe angewiesen zu sein, und versuchte, sich im Keller zu erhängen. Er kam, wie das so üblich und auch notwendig ist, in die Psychiatrie. Obwohl ich die Informationen, die ich hier mitgeteilt habe, auch an die dort verantwortlichen Kollegen weitergeben hatte, funktionierte die Automatik unserer „Sozialarbeit“: Der alte Herr kam zuerst zur „Rehabilitation“ und dann ins Pflegeheim. Nach einer Woche sagte er, dass er es dort nicht aushalten könne und dass er nach Hause wolle. Er merkte aber schnell, dass er keine Hilfe mehr hatte und ging ins Heim zurück. Zu dieser Zeit war sein Zimmer schon vergeben. Er bekam nun ein anderes Quartier, wo er sich nicht auskannte. In einer der ersten Nächte fand er beim Gang zur Toilette nicht das Licht. Er fiel zu Boden, brach sich die Hüfte, erhielt eine Hüftprothese und erlitt verschiedene Operationskomplikationen. In der Folgezeit kam er nicht mehr auf die Beine und auch nicht mehr von seinen Schmerzen los. Er wurde bettlägerig, entwickelte eine Lungenentzündung, aß dann kaum noch etwas, entwickelte zerebrale Durchblutungsstörungen.

Bei unseren Begegnungen sprach er immer wieder davon, dass er nur einen Wunsch habe, nämlich den, durch den Tod erlöst zu werden – ein Wunsch, der ihm eine Woche nach meinem letzten Besuch erfüllt wurde.

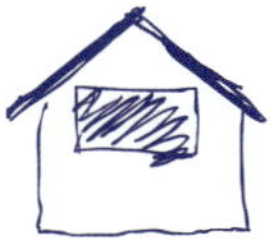

Demenz und Alzheimer und unheilbare Krankheit

Eigentlich wollte ich an dieser Stelle eine systematische neurologische und psychiatrische Übersicht über die Gehirnerkrankungen und die psychoorganischen Syndrome geben. Aber was bringt das? Was aus medizinisch-organischer Sicht zu machen ist, wird ohnehin gemacht. Es wird auch immer wieder dargestellt und gepriesen. Ich glaube, ich muss mit meinem Beitrag den Blick freimachen für das, was außerdem zu tun ist, oder aber, was zu unterlassen ist, damit das Wesentliche geschehen kann.

Alzheimer und Demenz sind zwei so selbstverständlich gewordene Begriffe. Und wie das meistens ist bei den Etikettierungen, die den allgemeinen Gebrauch erfahren, so ist nichts Fassbares dahinter. Bleiben wir zuerst einmal bei den Wörtern:

Demenz heißt nicht mehr und nicht weniger, als dass ein Mensch nicht im Vollbesitz seiner geistigen Kräfte ist. Ein solcher Sachverhalt ist an sich noch keine Krankheit. Und was Alzheimer beschrieb, war die Tatsache, dass einige Menschen bereits *vor* dem Erreichen des höheren Lebensalters geistige Abbauerscheinungen aufweisen und dass dabei spezifische Veränderungen des Gehirns zu sehen sind. Diese Veränderungen des Gehirns, die Plaques, sieht man heute auch bei den altgewordenen Menschen, die geistig abgebaut haben.

Umbildungserscheinungen sieht man an vielen Organen im Laufe des Lebens, ob das nun am Herzen ist oder an der Leber, an den Hintersträngen des Rückenmarks oder sonstwo. Wir werden nicht ohne Spuren und Narben alt, und wir sterben auch immer aus irgendeinem Grund.

Jetzt, wo es so viele alte Menschen gibt und noch mehr alte Menschen geben wird, machen wir Jagd auf eine Krankheit, die wir erfunden haben. Denn – sagen wir es noch einmal: Der eigentliche Morbus Alzheimer ist die Krankheit des Menschen, der noch *nicht* alt ist. Die Situationen des tatsächlich alten

Menschen, die sich psychopathologisch und neurohistopathologisch ähnlich darstellen, nennen wir heute aber ebenfalls „Alzheimer“, nennen wir ebenfalls Krankheit.

Dabei liegt das Krankhafte, wenn man diesen Begriff benutzen will, darin, dass etwas *vor* der Zeit geschieht (und deshalb publizierte Alzheimer seinen berühmten Fall als *prae*senile Demenz), und das, was zur üblichen Zeit geschieht, ist eben nicht krankhaft.

Aber dazu müssten wir natürlich genau den Begriff der Krankheit definieren. Die klarste Aussage ist die, dass ein Organ durch eine nachweisbare Schädlichkeit beeinflusst wurde. Das kann eine von außen kommende Noxe sein, ein Gift, ein Unfall, das kann aber auch ein Blutzuckerabfall oder eine Durchblutungskrise sein.

Man kann „krank“ oder „nicht krank“ aber auch anders sehen, ohne den Blick auf die Gewebe des Körpers, ohne den Blick auf die strukturellen oder stofflichen Normabweichungen: Man kann sagen, dass alle von Menschen erlebbaren Funktions- und Lebensweisen, die vom üblichen Leben klar abweichen, als Krankheit zu betrachten sind. Das ist natürlich sehr eine Definitionssache.

Ich glaube, dass der Krankheitsbegriff und auch die Krankheitsbehandlung sehr mit unserer Lebenseinstellung zu tun haben. Das oberste Ziel des in die Gesellschaft eingebundenen Menschen ist das Funktionieren. Unsere soziale Aufgabe ist es, dem anderen beizustehen, dass er wieder funktionieren kann. Das erreichen wir zum großen Teil durch Beratung und Behandlung. Mit Behandlung ist gemeint, dass auf die körperlichen Grundlagen der Existenz Einfluss genommen wird. Die Mitglieder der Gesellschaft haben sich geeinigt, dass Abweichungen des Körperbefindens als Krankheit bezeichnet werden und dass speziell ausgebildete Experten das Recht haben, mit ihren sogenannten therapeutischen Einwirkungen zur vorgegebenen Norm oder zur Zielnorm zu führen.

Man kann ja eigentlich gut verstehen, wenn die Tatsache, dass sich z.B. ein junger Mensch nicht zur Zielnorm hin entwickelt, sondern zu einer ganz anderen nicht üblichen Lösung, dass diese Tatsache als Krankheit betrachtet wird. Ich kann es eigentlich kaum verstehen, dass die Tatsache, dass ältere Menschen Rückbildungs- und Umbauerscheinungen und Leistungsabfall und Hilfsbedürftigkeit aufweisen, als Krankheit betrachtet wird.

Die Benutzung des *Krankheitsbegriffes* in diesem Zusammenhang erinnert mich an den Traum vom „ewigen Leben". Die unglückliche Konsequenz des Krankheitsbegriffes

- in der Adoleszenz und im jungen Erwachsenenalter der Schizophrenie, der dementia praecox,
- und im höheren Lebensalter der sogenannten Alzheimer-Demenz

ist die Prüfung auf Heilbarkeit und Unheilbarkeit.

Die Konsequenz der Unheilbarkeit ist die Resignation, ist die Entsorgung, war in großem Umfang die Ermordung der unheilbar psychisch Kranken und wird sein „der neue Genozid", wie ihn Wolfensberger genannt hat – z.B. an den Alten, die zunächst kein künstliches Hüftgelenk mehr erhalten, weil sie alt sind, und denen dann auch kein Wasser mehr zum Trinken gegeben wird, weil „sie es ja immer verweigern" oder weil sie dann „erlöst" sind.

Auch bei Demenz und Alzheimer gibt es den Mythos der Krankheit, den ich zu Anfang als einen Begriff von Thomas Szasz erwähnt habe. Ich habe mich natürlich zur Vorbereitung dieser Etappe noch einmal eingehend informiert. Es gibt wirklich nichts, was einheitlich für die Demenz stehen könnte und auch nicht für die Sonderform eines Morbus Alzheimer – so als ob diese postulierte Krankheit, vergleichbar einer Lungenentzündung, die durch den Tuberkelbazillus bedingt ist, eine spezifische und spezifisch nachweisbare Krankheit wäre. Die Diagnose des Morbus Alzheimer kann übrigens am Lebenden nicht gestellt werden, es sei denn, durch eine Hirnbiopsie mit dem Nachweis der Plaques, die allerdings nur praesenil als krankhaft gelten können. Sie ist nach wie vor eine Ausschlussdiagnose.

Der geistige Abbau, den man Demenz nennt, kann viele Ursachen haben, z.B. die Trunksucht und den Motorradunfall, die Wiederholung vieler Schlaganfälle oder einen schlecht eingestellten Diabetes mellitus, eine chronische Vergiftung mit Medikamenten oder eine chronische Schädigung durch wiederholte hirnorganische Anfälle, ein unerklärliches Schrumpfen des Gehirns, einen erhöhten Hirndruck oder einen Tumor. Man wird in jedem Fall genau untersuchen müssen, was zugrunde liegt.

Und – das scheint mir eigentlich die wichtigste Aussage zu sein – man wird immer so behandeln müssen, als ob alles Positive noch möglich wäre.

Eine der schlimmsten Nebenwirkungen des Demenz- und Alzheimer-Begriffes ist die Resignation, der vorauseilende Gehorsam der Untätigkeit.

Wie vielen Menschen könnte man helfen, wenn man ihnen ausreichend zu trinken gäbe – und wenn man unnötige Medikamente, die nur das Symptom kurieren und für Ruhe auf dem Schiff sorgen, nicht verabreichen würde.

Wie vielen Menschen könnte geholfen werden, wenn man, statt den verführerischen Begriffen von Demenz und Alzheimer zu erliegen, handeln würde, adäquat ärztlich handeln:

- durch die Behebung der körperlichen Ursache, zum Beispiel durch die Entleerung eines subduralen Hämatoms,
- durch die Behebung der seelischen Ursache, zum Beispiel durch die fachgerechte Behandlung einer im Alter so häufigen Depression.

Da sitzen sie auf den Stationen, die armen Hiobs, und müssen alles das ertragen, was der Satan nach der ihm zugestandenen Wette an ihnen verrichten darf. Hier noch einmal der Dialog: Der Satan sagt:

„Haut für Haut! und alles, was ein Mann hat, lässt er für sein Leben. Aber strecke deine Hand aus und taste sein Gebein und Fleisch an: was gilt's, er wird dir ins Angesicht absagen!" Der Herr sprach zu dem Satan: „Siehe da, er sei in deiner Hand, doch schone sein Leben!" Da ging der Satan hinaus vom Angesicht des Herrn und schlug Hiob mit bösen Geschwüren von der Fußsohle an bis auf seinen Scheitel.

So wie Hiob haben Tausende von Menschen jahrhundertelang nicht verstanden, welchen Sinn dieses Leid im Schöpfungsplan haben soll oder warum es nicht von der höchsten Instanz abgestellt wird.

Ich komme jetzt zu einer anderen Gruppe von Menschen, deren Schicksal ebenfalls im Hiob-Kapitel eindrücklich geschildert wird. Es sind die körperlich *un*heilbar Kranken.

Warum gibt Gott das Licht dem Mühseligen und das Leben den betrübten Herzen, die auf den Tod warten – und er kommt nicht, und nach ihm suchen mehr als nach Schätzen, die sich sehr freuten und fröhlich wären, wenn sie ein Grab bekämen ...

Ich war in Frieden, aber er hat mich zunichte gemacht; er hat mich beim Genick genommen und zerschmettert. Er hat mich als seine Zielscheibe aufgerichtet; seine Pfeile schwirren um mich her. Er hat meine Nieren durchbohrt und nicht verschont; er hat meine Galle auf die Erde geschüttet. Er schlägt in mich eine Bresche nach der andern; er läuft gegen mich an wie ein Kriegsmann. Ich habe einen Sack um meinen Leib gelegt und mein Haupt in den Staub gebeugt. Mein Antlitz ist gerötet vom Weinen, auf meinen Wimpern liegt Dunkelheit, obwohl kein Frevel in meiner Hand und mein Gebet rein ist ...

Meine Nächsten haben sich zurückgezogen, und meine Freunde haben mich vergessen. Meinen Hausgenossen und meinen Mägden gelte ich als Fremder; ich bin ein Unbekannter in ihren Augen. Ich rief meinen Knecht, und er antwortete mir nicht; ich musste ihn anflehen mit eigenem Munde. Mein Odem ist zuwider meiner Frau, und den Söhnen meiner Mutter ekelt's vor mir. Selbst die Kinder geben nichts auf mich; stelle ich mich gegen sie, so geben sie mir böse Worte. Alle meine Getreuen verabscheuen mich, und die ich lieb hatte, haben sich gegen mich gewandt. Mein Gebein hängt nur noch an Haut und Fleisch, und nur das nackte Leben brachte ich davon. Erbarmt euch über mich, erbarmt euch, meine Freunde; denn die Hand Gottes hat mich getroffen!

Vor einigen Jahren starb ein guter Freund, der ein großer Musiker war. Zu seinem Gedächtnis machten wir ein Konzert, und ich sollte und wollte ihn vorher noch würdigen. Zu diesem Zweck fuhr ich zu seiner Mutter, die mich in sein ehemaliges Zimmer führte. Sie sagte mir, dass alles noch so dastehe und liege, wie er es verlassen habe. Neben dem Bett lagen ein Buch von Albert Schweitzer über Johann Sebastian Bach und außerdem die Bibel. Ich schlug die Seite auf, wo ein Lesezeichen eingelegt war. Dort fiel mein Blick auf die Sätze aus dem 38. Psalm:

Ich bin matt geworden und ganz zerschlagen; ich schreie vor Unruhe meines Herzens. Herr, du kennst alle meine Begehren, und mein Seufzen ist dir nicht verborgen.

Mein Herz erbebt, meine Kraft hat mich verlassen, und das Licht meiner Augen ist auch dahin.

Meine Lieben und Freunde scheuen zurück vor meiner Plage, und meine Nächsten halten sich fern ...

„Kranke besuchen", das ist eines der Werke der Barmherzigkeit, die nicht nur im Matthäus-Evangelium aufgeführt sind, sondern auch in Hiobs Rechtfertigungsrede erscheinen.

Die Werke der Barmherzigkeit

Im Trierer Dom befindet sich eine besonders schöne und auch berühmte Kanzel, die drei Jahrzehnte, bevor das Hiob-Bild gemalt wurde, durch Hans Ruprecht Hoffmann gestaltet wurde. Sie stellt neben den unglücklichen Gestalten, den lebenden und den toten, die Werke der Barmherzigkeit dar.

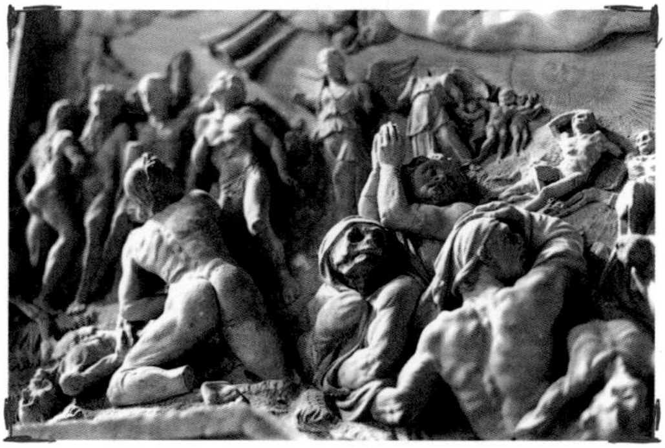

Die Werke der Barmherzigkeit spielen sowohl im Judentum als auch im Christentum eine große Rolle. Als gemeinsames Ziel haben sie die Erfüllung der Nächstenliebe. Sie finden sich im Alten und im Neuen Testament und gipfeln in der Aussage Christi:

Was ihr getan habt einem unter diesen meinen geringsten Brüdern, das habt ihr mir getan.

An anderer Stelle findet sich die besonders brauchbare Anweisung, wie diese Gebote umgesetzt werden können:

Du sollst deinen Nächsten lieben wie dich selbst, so werdet ihr das Gebot Christi erfüllen.

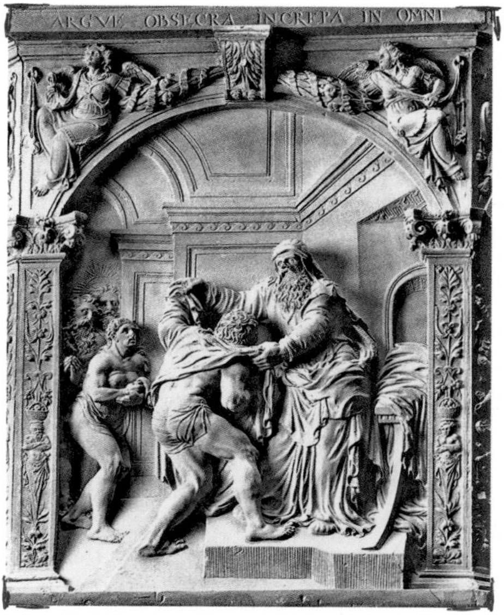
ARGVE OBSECRA INCREPA IN OMNI

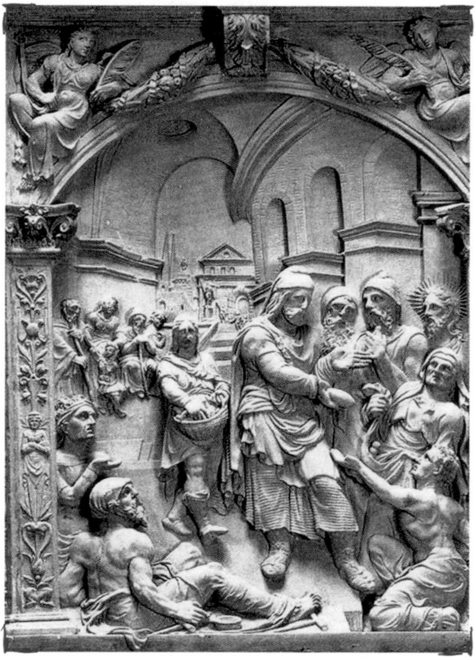

Eine Ergänzung scheint mir aber wichtig. Es geht um eine Verhaltens- und Handlungsweise, die im Matthäus-Evangelium kurz nach den Werken der Barmherzigkeit aufgeführt wird, die aber dort und auch an anderer Stelle nicht in direktem Zusammenhang mit diesen Werken genannt wird. Das von mir jetzt anzusprechende Handeln scheint mir aber einen wesentlichen Motor und eine wesentliche Antriebskraft für die Realisierung der barmherzigen Werke darzustellen. Es geht um die Verwirklichung der *un*nützen, nicht funktionsbezogenen Liebe, die ich das *bethanische* Werk der Barmherzigkeit nennen will.

Da nun Jesus war zu Bethanien im Hause Simons, des Aussätzigen, trat zu ihm eine Frau, die hatte ein Glas mit köstlichem Wasser und goss es auf sein Haupt, als er zu Tische saß. Da das seine Jünger sahen, wurden sie unwillig und sprachen: Wozu diese Vergeudung? Dieses Wasser hätte mögen teuer verkauft und den Armen gegeben werden. Da das Jesus merkte, sprach er zu ihnen: „Was bekümmert ihr die Frau? Sie hat ein gutes Werk an mir getan. Arme habt ihr alle Zeit bei euch; mich aber habt ihr nicht alle Zeit."

Ich habe vorhin zitiert, was im Zusammenhang mit den *klassischen* Werken der Barmherzigkeit ausgesagt wird. Es gilt auch für das bethanische Werk der unnützen Liebe:

Was ihr getan habt einem unter diesen meinen geringsten Brüdern, das habt ihr mir getan.

Unnütze, nicht funktionsbezogene Liebe ist Gottesdienst. Oder Menschendienst. Wie Sie wollen.

Jetzt aber zu den Werken der Barmherzigkeit. Bei Matthäus sind es sechs, in der Spätantike kam die Totenbestattung als siebtes Werk dazu.

Hier sind sie, die großen sechs Werke, die wir erbracht haben sollen, sobald wir vor dem Weltgericht erscheinen:

Da wird dann der König sagen zu denen zu seiner Rechten: Kommt her, ihr Gesegneten meines Vaters, ererbet das Reich, das euch bereitet ist von Anbeginn der Welt!

Denn ich bin hungrig gewesen und ihr habt mich gespeist.
Ich bin durstig gewesen und ihr habt mich getränkt.
Ich bin ein Fremdling gewesen und ihr habt mich beherbergt.
Ich bin nackt gewesen und ihr habt mich bekleidet.
Ich bin krank gewesen und ihr habt mich besucht.
Ich bin gefangen gewesen und ihr seid zu mir gekommen.

Die Werke der Barmherzigkeit – und die bethanische Krönung –, das sind die Möglichkeiten, die wir haben, wenn nichts mehr zu machen ist, wenn die Medizin und auch die Theologie mit ihrem Latein am Ende sind. Wie töricht sind doch die Reden des Elifas, des Bildad, des Zofar und des Elihu. Hiob gibt ihnen mehrfach die passende Antwort:

„Wie kräftig sind doch redliche Worte! Aber euer Tadeln, was beweist das? Gedenkt ihr, Worte zu rügen? Aber die Rede eines Verzweifelten verhallt im Wind …

Ja, ihr seid die Leute, mit euch wird die Weisheit sterben! Ich hab' ebenso Verstand wie ihr und bin nicht geringer als ihr; wer wüsste das nicht. Ich muss von meinem Nächsten verlacht sein …

Aber ihr seid Lügentüncher, seid alle unnütze Ärzte. Wollte Gott, dass ihr geschwiegen hättet, so wäret ihr weise geblieben …

Ich habe das schon oft gehört. Ihr seid allzumal leidige Tröster! Wollen die leeren Worte kein Ende haben? …

Wie lange plagt ihr doch meine Seele und peinigt mich mit Worten! Ihr habt mich nun zehnmal verhöhnt und schämt euch nicht, mir so zuzusetzen …

Hört doch meiner Rede zu und lasst mir das eure Tröstung sein! Ertragt mich, dass ich rede, und danach spottet über mich."

Am Schluss gibt Hiob den Schwätzern und Besserwissern keine Antwort mehr und wendet sich nur noch an den Höchsten, um Gerechtigkeit einzufordern:

„O hätte ich einen, der mich anhört – hier meine Unterschrift! Der Allmächtige antworte mir! – oder die Schrift, die mein Verkläger geschrieben! Wahrlich, dann wollte ich sie auf meine Schulter nehmen und wie eine Krone tragen. Ich wollte alle meine Schritte ihm ansagen und wie ein Fürst ihm nahen."

Hiob muss feststellen, dass die Helfer, die sich aufgemacht haben, um ihn zu unterstützen, am Ende angekommen sind. Er erlebt es auch, dass er ohne erkennbaren Grund, ohne die Möglichkeit, sein Schicksal dem eigenen Tun zuordnen zu können, leiden muss. Und er kämpft um eine Antwort des ihm gleichgültig scheinenden Gottes, um dieses Schicksal ertragen zu können.

Ich habe viele Bücher zum Hiob-Thema gelesen, nicht nur den Roman Josef Roths oder den Annäherungsversuch C.G. Jungs.

Ich will auf all diese Bücher nicht expressis verbis eingehen, sondern allenfalls unbewusst, sofern oder soweit sie einen Eindruck bei mir hinterlassen haben. Nur eine Information will ich weitergeben, die mir sehr zu denken gab. Der Name „Hiob", das Wort Hiob, hat folgende Bedeutung: „Wo ist der Vater?"

Wo bist Du, Vater? Immer wieder: Wo bist Du, Vater?

Die Frage nach der „Theodizee", wie sie Leibniz genannt hat, die Frage nach Gott, dem theós, und nach seiner Gerechtigkeit, der diké, hat uns Menschen über Jahrtausende beschäftigt und zu vielen Äußerungen Anlass gegeben: theologischer, philosophischer und literarischer Art. Eine der berühmtesten Graphic-Novels, „Ein Vertrag mit Gott" von Will Eisner, behandelt das Hiob-Thema. Sie zeigt den vom Schicksal getroffenen, aufbegehrenden Mann und konfrontiert uns mit seiner Anklage:

„Wenn Gott verlangt, daß sich der Mensch an seine
Verpflichtungen hält ...,
muss dann nicht Gott das gleiche tun??"

Wie kann es sein, dass Gott, der Vater, der allmächtig ist, das Unrecht zulässt: das Unglück einer die Lebensfreude zerstörenden schweren seelischen Erkrankung, das Unglück einer fortschreitenden Lähmung bis zum Atemstillstand bei hellem Wachsein, das Aufgefressenwerden durch die eigenen Körperzellen bei einem Krebsleiden, das frühe Sterben des geliebten Kindes, den Holocaust an seinem auserwählten Volk?

Hiob und die Hiobs unserer Zeit erhalten vom Vater keine Antwort (wenn man einmal von dem Schlusskapitel des biblischen Hiob absieht, wo Gott in einem Theaterdonner auftritt, sich rühmt und ein Füllhorn von Wohltaten ausschüttet).

Die unglücklich vom Schicksal Getroffenen suchen immer wieder nach Erklärungen und finden sie nicht. Auch ich habe keinen Sinn gefunden, mit dem ich die von mir betreuten Menschen hätte trösten können. Mein Trösten bestand im Dabeisein, und ich weiß, dass das gut getan hat.

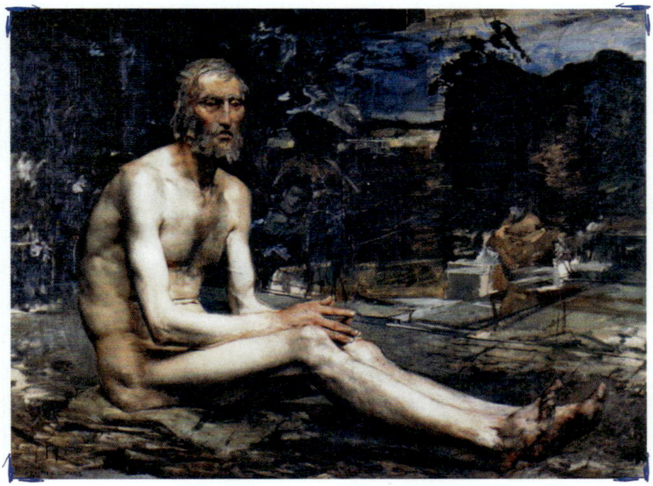

Die Hiobs unserer Zeit müssen so sprechen wie der Hiob der Bibel:

„Meine Haut ist schwarz geworden und löst sich ab von mir, und meine Gebeine sind verdorrt vor Hitzefieber. Mein Harfenspiel ist zur Klage geworden und mein Flötenspiel zum Trauerlied."

Es macht natürlich keine Freude, dieses Lied zu hören. Man findet immer wieder einen Grund, warum man nicht gerade jetzt den fälligen Krankenbesuch machen soll. Wieder mit den Worten Hiobs:

„Meine Brüder trügen wie ein Bach, wie das Bett der Bäche, die versickern, die erst trübe sind vom Eis, darin der Schnee sich birgt, doch zur Zeit, wenn die Hitze kommt, versiegen sie; wenn es heiß wird, vergehen sie von ihrer Stätte. Ihr Weg windet sich dahin und verläuft. Sie gehen hin ins Nichts und verschwinden ... So seid ihr jetzt für mich geworden ..."

Der Krankenbesuch spielt eine zentrale Rolle in Hiobs Leben. Das zuvor gezeigte Gemälde stammt von Bastien-Lepage und ist diesem Thema gewidmet. Und wenn ich Hiob sage, meine ich nicht den Hiob der Bibel, sondern alle, die ein schweres Schicksal zu tragen haben, das unerklärlich oder vielleicht auch einmal erklärbar über sie hereingebrochen ist. Zunächst ist es mit den Besuchen ähnlich wie mit den Geschenken, die man dem Bettler gibt. In Bertolt Brechts „Dreigroschenoper" heißt es so:

Es gibt einige wenige Dinge, die den Menschen erschüttern, einige wenige, aber das Schlimme ist, daß sie, mehrmals angewendet, schon nicht mehr wirken. Denn der Mensch hat die furchtbare Fähigkeit, sich gleichsam nach eigenem Belieben gefühllos zu machen. So kommt es zum Beispiel, daß ein Mann, der einen anderen Mann mit einem Armstumpf an der Straßenecke stehen sieht, ihm wohl in seinem ersten Schrecken das erste Mal zehn Pennies zu geben bereit ist, aber das zweite Mal nur mehr fünf Pennies, und sieht er ihn das dritte Mal, übergibt er ihn kaltblütig der Polizei.

So ist es allgemein mit unserem Verhalten gegenüber den Hilfsbedürftigen: Zuerst rühren sie unser Herz, lösen sie unser karikatives Handeln aus, unsere Versprechen, dies oder jenes zu veranlassen, wiederzukommen, dann – über kurz oder lang – denken wir an eine Intervention, dann sehen wir die Indikation zur Behandlung, danach zur Heimunterbringung und vielleicht zu geschlossenen Einrichtungen, und gar nicht so spät rufen wir zwar nicht nach der Polizei, aber nach Psychiatrie und Psychopharmaka.

Zurück zu den Besuchen: Ich weiß, wie es mit den Krankenbesuchen ist. Sie sind ungemein wichtig, und je länger der Kranke fort ist, umso seltener finden sie statt.

Als ich 1978 nach Merzig kam, erlebte ich eine mir bisher unbekannte Welt von Verstoßenen und Wartenden. Eine junge Frau stürzte sich am Osterfest von der Eisenbahnbrücke, da der angesagte Besuch nicht gekommen war. Und die Zahl der Besucher für die tausend Menschen, die in Merzig untergebracht waren, hatte sich so reduziert, dass sie zu einer festen Stunde, einmal in der Woche, jeweils donnerstags von 18 bis 19 Uhr, zu bewältigen war. Aus den Augen, aus dem Sinn.

Als ich damals den Gesundheitsausschuss der Regierungspartei in Merzig empfing und über das Thema des Besuches, des Kontaktes zu den Angehörigen sprach – im Zusammenhang mit der Notwendigkeit einer Dezentralisierung und einer Gemeindenähe –, wurde ich von dem gesundheitspolitischen Sprecher unterbrochen. Wie blauäugig ich doch sei! Man wisse, wie wenige Angehörige und wie selten die Angehörigen kämen. Auf diesem Hintergrund lohne es sich nicht in der Psychiatriepolitik, auf die Integration in das soziale Ausgangsmilieu zu setzen.

So gut und so notwendig die Besuche sind, so sehr tun sie auch weh. Ich will mit dem Formalen anfangen. Sie müssen ja einmal zu Ende gehen:

Und das ist dann schon ein peinliches Gedruckse und Schweigen, ein Schönreden oder Pseudobegründen, wenn der Aufbruch erfolgen soll. In die Aufrichtigkeit einer wieder aufgenommenen Beziehung schleicht sich zum Schluss dann doch noch die Unaufrichtigkeit ein.

Und selbst wenn das nicht so sein sollte, gerade dann, wenn alles harmonisch und wahrhaftig war, tut es weh, wenn der andere geht. Das gilt in gleicher Weise für die Besuche, die die Kranken zu Hause machen dürfen, entweder um Angenehmes zu erleben, die Bindungen nicht verdorren zu lassen, oder auch um allmählich wieder zurückzukehren. Es ist sehr schmerzhaft, dann das Gute zu verlassen und zu einer Stätte zurückzukehren, die einem nicht unbekannt ist, die man nur zu genau kennt.

In dieser misslichen Situation hilft nur die Aufrichtigkeit. Die Unterbrechungen des Krankenlebens durch den Besuch sind am ehesten zu ertragen, wenn sie in ihrer Dauer und in ihrem Ablauf genau definiert sind. Für einen Krankenbesuch habe ich einmal während einer Autofahrt das geistliche Wort zum Tagesbeginn gehört: „Ein Krankenbesuch soll immer kurz sein." Diese himmlische Botschaft hat sich mir über Jahrzehnte bestätigt.

Jetzt aber zu den Themen, die beim Krankenbesuch behandelt werden: Über die Krankheit zu sprechen, ist zwar logisch, aber nur bedingt sinnvoll, da sie ohnehin fast das gesamte Leben des Kranken einnimmt. Oft geht es darum, ihm zusätzliche Lebensinhalte zu vermitteln, auch andere Perspektiven zu eröffnen. Zum anderen gilt natürlich die Regel, dass das besprochen werden soll, was dem Kranken am ehesten gut tut. Und dann muss man halt doch auf Hiob hören:

„Hört doch meiner Rede zu und lasst mir das eure Tröstung sein! Ertragt mich, dass ich rede, danach spottet über mich!"

„Darum will auch ich meinem Munde nicht wehren. Ich will reden in der Angst meines Herzens und will klagen in der Betrübnis meiner Seele."

Es gibt eine einfache Regel: Der Patient hat Vorfahrt.

Ich habe mehrfach gehört, dass Mitarbeiter es mit mir als dem neuen Chef schwer hatten, weil ich diese Regel öffentlich benannt habe. Aber sie hat sich so gut wie immer bewährt.

Und auch hier, beim Besuch des Kranken, bewährt sich die Regel. Es kann ja sein, dass er meint, besser zu wissen, was ihm gut tun könnte. Aber wenn wir ehrlich sind, müssen wir zugeben, dass auch wir das nur meinen. Wir wissen es nicht.

Das Aussprechen der quälenden Inhalte kann genauso positiv wirken wie die normalisierende Auseinandersetzung mit Alltagsthemen. Ich bin sogar der Auffassung, dass dem Menschen im Allgemeinen das besser tut, was er von sich aus zur Erleichterung seiner Seele oder seines Körpers macht als das, was andere, die ihn ja gar nicht so gut kennen, für ihn denken und veranlassen.

Also: Der Patient hat Vorfahrt. Er darf reden in der Angst seiner Seele. Lassen wir ihn doch reden und ihm das seine Tröstung sein!

Jetzt kann man natürlich im psychiatrisch-psychologischen Zusammenhang fragen, wie laienhaft oder wie sinnvoll das ist. Was soll es bringen, wenn ein Mensch, der den Tag, die Stunde und den Ort nicht kennt, immer wieder vor sich hinredet, sich wiederholt oder auch sich widerspricht? Ich weiß es nicht. Aber ich weiß auch nicht, was es bringt, wenn ein Mensch den Tag, den Ort und die Stunde kennt und präzise etwas ausspricht und damit zu einem Ende kommt.

Ich habe von den vielen Hiobs in den Altersheimen gesprochen.

Viele dieser Hiobs kennen genau ihre Situation, viele hängen schläfrig oder bewusstseinsgetrübt in ihren gerontologischen Pflegestühlen, viele laufen durch den Flur und wissen nicht, zu wem und wohin.

Die Ausgangsbasis, um ein befindensspezifisches Gespräch zu führen, ist also unterschiedlich. Es geht nicht nur um die Helligkeit des bewussten Erlebensfeldes und um die korrekte Orientierung, es geht nicht nur um die Situationsadäquatheit der Bewusstseinsinhalte und um den Realitätscharakter der Argumente, nicht nur um den Sinn oder Zufall der Altgedächtnisinhalte und dessen, was gerade noch behalten oder vergessen wurde. Es geht auch um immer wieder neue Erlebensfelder, die dem Gesunden oft so verschlossen sind wie die normale Welt dem Kranken. In dieser Situation tut es gut und ist es gescheit, bescheiden zu sein. Lassen wir den anderen reden in seiner Angst und ihm das seinen Trost sein!

Zu diesem Zweck braucht man gar nicht unaufrichtig zu werden. Man kann ja einzelne Gesprächsinhalte wiederholen, um zu zeigen, dass man auf gleicher Wellenlänge ist. Man kann durchaus eigene Ansichten mitteilen und auch eigene Erlebnisse beisteuern, um den anderen aus seiner Isolation des Denkens und Erlebens zu holen.

Vor allem kann man zusätzlich zum Reden auch handeln. Man kann dem Kranken etwas zum Trinken anbieten, was ja oft eine lebensverlängernde Maßnahme darstellt. Die Überlebensdauer in den Pflegeheimen könnte erheblich durch einen solchen Einsatz freiwilliger Helfer gesteigert werden. Man kann den Menschen, den man besucht, auch nach anderen Bedürfnissen fragen, die man für ihn erfüllen kann, wenn man zum Beispiel etwas einkauft oder eine Nachricht überbringt.

Man kann die eigene Anwesenheit beim Kranken prinzipiell so aufbauen, dass sie interaktiv verläuft. Hiermit komme ich zu einem ganz wichtigen Punkt nicht nur innerhalb einer versorgenden Einrichtung, sondern auch zu Hause. Viele Menschen haben den Kontakt zu dem Kranken so organisiert, dass sie möglichst wenig mit ihm zu tun und zu reden haben. So kommen die Mitarbeiter der Sozialstation, um die Großmutter zu baden, zu kleiden, ihr die Haare zu machen und somit viel Kontakt zu haben. Die Angehörigen, die selbstverständlich in dieser

Zeit auch etwas zu tun hatten und nicht wegen ihrer Untätigkeit hier diskriminiert werden sollen, erscheinen oft erst danach, wenn diese Verrichtungen am Hilfsbedürftigen, die den besten Kontakt ermöglichen, vollzogen sind, so dass sie zum Beispiel mit dem alten Mann, der die Sprache verloren hat, kaum etwas unternehmen können, außer ihm die Hand zu drücken und ihn zu streicheln.

Hier zeigt sich, das kann ich aus eigener Pflegeerfahrung sagen, ein kardinaler Organisationsfehler, indem das Hilfspersonal sehr oft zu regelmäßigen und vergleichsweise leicht zu verrichtenden Dienstleistungen herangezogen wird (die einem selbst als Familienmitglied viel Kontakt und Freude bereiten würden), wohingegen die pflegenden und helfenden Angehörigen bei den schwierigen Situationen auf sich allein gestellt sind – wenn zum Beispiel plötzlich die Inkontinenz durchbricht oder schwerwiegende Verhaltensstörungen erscheinen.

Von diesem Beim-Kranken-Sein jetzt aber zurück zum übergeordneten Thema des Krankenbesuchs als einem Werk der Barmherzigkeit.

Sehr oft werden diese barmherzigen Werke nur erfüllt, damit sie gemacht sind, ohne dass man sich Gedanken macht, wie sie am besten dosiert wären. Zum Beispiel kommt es nicht selten vor, dass verschiedene Besucher, die sich vorher absprechen könnten, gemeinsam erscheinen, obwohl dadurch keiner etwas vom anderen hat und der Besuchte noch zusätzlich überfordert wird. Sehr oft werden Speisen und Genussmittel auf Teufel komm raus mitgebracht, ohne dass man sich der Verantwortung bewusst wäre, die damit verbunden ist. Ich erinnere mich genau an einen 40-jährigen Freund, der nach dem Verschluss der basalen Hirnarterie ein pathologisches Essverhalten entwickelte und dem die Mutter immer wieder die Speisen brachte, die ihm schadeten.

Es gäbe noch sehr vieles, was im Zusammenhang mit dem Krankenbesuch zu sagen wäre. Wolf Wolfensberger hat in seinem Buch über den neuen Genozid an den Alten eine Gebrauchsanweisung gegeben, wie man anlässlich eines Krankenbesuchs auch die Kontrollfunktion ausüben kann, die für die versorgenden Einrichtungen unerlässlich ist. Durch wache Teilnahme kann man tatsächlich vieles verhindern, was den Pflegebedürftigen noch weiter schädigen würde, ob es das Essen ist, das Trinken, die Medikamenteneinnahme, die Art der Krankengymnastik oder der Beschäftigungstherapie. Ich will aber auf diese Punkte nicht eingehen, sondern eine ganz andere Frage stellen:

Wie kann man das erreichen, dass Menschen nicht mehr am fremden Ort besucht werden müssen? Klaus Dörner hat die komplexe Frage mit dem einfachen Imperativ beantwortet:

„Leben und Sterben, wo ich hingehöre!"

Der soziale Platz

Wir kommen damit zum Thema des sozialen Platzes. Es ist der Ort gemeint, an dem man sich zu Hause fühlt, in den man hinein geboren ist oder den man sich bewusst ausgesucht hat. Dieser soziale Platz, dieser Ort, ist so selbstverständlich wie der Körper, die Haut, worin man steckt. Der soziale Platz ist so selbstverständlich wie die Tatsache, ein Mensch zu sein. Nehmen Sie der Christus-Figur im Hafen von Rio de Janeiro den Sockelberg, dann ist sie nur noch ein großes Kunstprodukt. Nehmen Sie der Zirkusakrobatin ihr Trapez, dann ist sie nur noch eine Repräsentantin einer sozialen Randgruppe. Nehmen Sie dem Reh seinen Wald, dann ist es nur noch im Zoo.

Sozialer Platz gehört zum individuellen Lebewesen dazu und ist so etwas wie die Menschenwürde. Wenn man ihn wegnimmt, hat man etwas spezifisch Notwendiges entfernt.

Es geht aber nicht nur um den individuellen Ausdruck oder um die einmalige Menschenwürde. Es geht ganz hart und praktisch um die überlebensstiftenden Ressourcen des sozialen Platzes.

Ganz verkürzt kann man sagen: Am sozialen Platz kann man besser und länger leben. Ich will das zu begründen versuchen, und zwar in verschiedenen Situationen. Ich will ausgehen vom Schicksal des Handwerksmeisters Müller, das ich Ihnen vorgetragen habe, und sein Schicksal noch einmal verdeutlichen durch einen Bericht, den Nadine Ahr über ihren Großvater und ihre Großmutter in der Wochenschrift „Die Zeit" veröffentlicht hat. Bevor ich zu Fragen der Versorgung, der Koordination, der Behandlung komme, will ich noch einmal sensibel machen für die Lebensumstände, die heute so häufig sind und die viele Menschen zur Resignation bringen.

Es folgen jetzt Auszüge aus dem Text von Nadine Ahr:

„Hilfe, Hilfe, der bringt mich um! Der schlägt mich tot!" Ihre Schreie hallen durch die Wohnung, hinaus in den Hausflur, bis in die Küchen der Nachbarn. Es ist August 2010, Ria ist 86 Jahre alt. „Warum hilft mir keiner?" Meine Großmutter windet sich in ihrem Sessel, ihr Körper bebt vor Angst. Sie schreit in der Hoffnung, dass einer der Nachbarn sie hört und sie beschützt vor den Schlägen und Tritten, die nur sie kommen sieht.

Neben Ria steht Edwin, einen Schuhanzieher in der Hand. Er ist aus seinen Slippern gerutscht. „Ria, Mädchen, ich bin es." Edwins Worte sind sanft. „Ich, dein Edwin, nicht Friedel."

63 Jahre sind vergangen, seit Ria Friedel heiratete. Ein Mann, der sie schlug, wann immer er getrunken hatte. Doch das ist längst vorbei. Friedel starb vor 39 Jahren. Und Ria lebt mit Edwin in dieser Wohnung in Hannover.

Noch einmal versucht Edwin, Ria zu beruhigen, streicht ihr über das dünne, weiße Haar, das auf ihrem Kopf liegt wie Flusen. Dann gibt er auf und geht aus dem Zimmer. Es ist hoffnungslos. Sie ist irgendwo in der Vergangenheit, da, wo er sie nicht erreichen kann. In ein paar Stunden wird sie es vergessen haben. Wie immer.

Vor 2 Jahren fing es an. Zuerst sah Ria Tiere in der Wohnung, dann standen nachts fremde Männer an ihrem Bett. Wie ein Schatten legte sich die Furcht erst über Rias Leben, dann über Edwins. „Das träumst du nur“, sagte ihr Edwin morgens beim Frühstück, wenn sie ihm von den Ängsten der Nacht erzählte. „Und wenn hier einer reinkommt, haue ich ihn um!“

Ria hat dann manchmal gelächelt. Edwin, ihr starker Mann, ihr Beschützer mit Händen, groß wie Schaufeln. Und Edwin hat weiter seinen Kaffee geschlürft und seine Zeitung gelesen. Sie ist nur zerstreut, sagte er sich, das kommt von ihren Medikamenten gegen Arthrose und Parkinson. Wird schon wieder.

Edwin wollte nicht sehen, was nicht zu übersehen war. Ria veränderte sich. Sie schaffte es nicht mehr, ihre Ängste aus der Ehe mit Friedel zu verdrängen, die sie all die Jahre tief in sich verschlossen gehalten hatte. Ria wurde dement.

Ein Besuch bei meinen Großeltern, an einem Tag, an dem es schon schlecht um beide stand. Ich sitze mit Oma Ria am Tisch und schenke Kaffee ein. Opa Edwin ist beim Bäcker Kuchen holen. Als er ging, war ihm die stille Freude anzumerken, mal vor die Tür zu kommen. In den vergangenen Monaten ist Ria immer gebrechlicher geworden, die Halluzinationen haben zugenommen. Für Edwin ist die Wohnung zu einem Gefängnis geworden. Fünf Kilo hat er abgenommen in sechs Monaten. Nur morgens und abends, wenn der Pflegedienst kommt, um Ria zu waschen, geht er für ein paar Minuten nach draußen.

Ich plaudere mit meiner Großmutter über das Wetter. Belanglose Dinge, die sie nicht überfordern. Auf einmal verändert sich ihr Gesicht. Ihr Blick wird starr, ihre Mundwinkel ziehen sich nach unten.

„Ich habe Angst vor ihm“, flüstert sie.

„Vor wem? Vor Opa?“

„Das ist ein ganz schlimmer Mann.“

Ich will widersprechen, sagen, dass Opa doch ihre große Liebe ist, immer war, dass er nie die Hand gegen sie erheben würde. Dann fällt mein Blick zur Tür, dort steht Edwin, den Kuchen in der Hand. Er presst die Lippen zusammen, zieht die Schultern hoch. Hilflos, verkrampft. Was soll man tun, was soll man fühlen, wenn die Frau, die man liebt, sich vor einem fürchtet?

Anfangs war er irritiert. Dann verletzt. Jetzt ist da Angst. Und ein Berg von Fragen. Fragen, auf die Edwin keine Antworten hat: Was ist, wenn es noch schlimmer wird? Wenn sie mich nicht mehr erkennt? Wenn sie nicht mehr die ist, die sie war? Und sie in mir nicht mehr den sieht, der ich bin?

Ria kann Edwin nur noch selten sagen, wie viel er ihr bedeutet. Zu gewaltig ist die verdrängte Vergangenheit zurückgekehrt, zu real sind ihre Halluzinationen. Immer wenn Ria schreit und flucht, wenn die Verletzungen für ihn zu groß werden, wenn er die Gegenwart nicht mehr erträgt, flüchtet er sich in die Vergangenheit. Erinnert sich an Silvesterabende, an denen Ria das grüne samtene Dirndl trug, das er ihr geschenkt hatte. Daran, wie sie beide um Mitternacht, wenn alle anderen auf der Straße ihre Raketen in die Luft schossen, im Wohnzimmer Schneewalzer tanzten. Es sind die schönen Erinnerungen, die ihn die schlechten Momente, ihr Fremdsein, aushalten lassen.

„Ging es ihr im Heim nicht besser?"

„Ich kann sie nicht verlassen", sagt er.

Ein paar Stunden später. Meine Großmutter schläft, mein Großvater sitzt mit hängenden Schultern in der Küche. Als ich klein war, haben wir oft hier gesessen: Oma am Herd, Opa auf seinem Platz neben der Tür zur Speisekammer. Es war immer wohlig warm hier, denke ich, ein Ort voller Zuneigung. Die Wärme zweier Menschen, die sich lieben.

Ich hole Gläser aus dem Schrank, schenke Wein ein. Wir schweigen ein paar Minuten, fast habe ich Angst, in der Stille seien meine Gedanken zu hören: Darf ich es denken? Darf ich es sagen? Darf ich mich einmischen? Muss ich sogar? Ich atme tief ein, bevor ich diese Worte spreche: „Das geht so nicht mehr. Sie muss in ein Heim."

Edwin nippt an seinem Weißwein, Müller-Thurgau, seit 30 Jahren dieselbe Sorte.

„Ich kann sie nicht verlassen", sagt er und schüttelt den Kopf.

„Aber Opa ..."

„Nein."

Seine Stimme klingt barsch, sein Blick ist entschlossen. Er will keine Lücke lassen für Widerspruch.

„Ich habe es ihr versprochen", sagt er, trinkt, lacht. Es klingt unecht.

„Bis zum bittersüßen Ende."

Die Geschichte geht noch viel weiter. Wir lassen die nächsten Passagen aus und nehmen ihrem Ende zu unsere Begleitung wieder auf:

Als ihm klar wird, dass es keinen Ausweg mehr gibt, trinkt er sich Mut an. Zwei Gläser Wein oder waren es drei? Edwin wankt, als er aus seinem Fernsehsessel aufsteht und durch die Wohnstube in den Flur geht. Ein paar Minuten verharrt er unschlüssig vor der kleinen Kommode, auf der das Telefon steht. Tue ich das Richtige, fragt er sich und blickt zum Schlafzimmer am Ende des Flures. Hinter der Tür schläft sie. Die Frau, mit der er die schönsten Jahre seines Lebens verbracht hat. Seine Ria. Sein Mädchen. Seit 39 Jahren lebt er mit ihr zusammen in dieser Wohnung in Hannover. Edwin weiß, wenn er jetzt das Telefon in die Hand nimmt, wird sich ihrer beider Leben für immer verändern. Er greift zum Hörer.

Es ist halb neun am Abend, als mein Handy klingelt. Ich sitze gerade in der S-Bahn in Berlin, auf dem Weg nach Hause.

„Nadine, hier ist Opa“, sagt er.

Er ruft nie so spät an. Es muss etwas passiert sein.

„Ich schaff das nicht mehr“, sagt er.

„Also: mit Ria, mit deiner Oma.“

Im Waggon spielt ein Straßenmusikant Gitarre, daneben lärmt eine Gruppe Touristen. Dazwischen, ganz leise, die Stimme des Großvaters. Sie zittert.

„Wir finden ein Heim“, sage ich. „Es ist besser so.“

Doch er hat schon aufgelegt. Ich, seine Enkelin, soll nicht hören, wie seine Stimme bricht. Soll ihn mit seinen 89 Jahren nicht weinend erleben. Einen Moment lang habe er noch in der Dunkelheit gestanden, wird er mir später erzählen. Dann geht er ins Schlafzimmer, schließt die Ziehharmonikatür, zieht Hemd und Hose aus und seinen hellblauen Schlafanzug an. Er legt sich neben Ria, atmet den Duft ein aus ihrer Seife und seinem Aftershave. Ein Gemisch aus ihm und ihr.

Er wird sie verlieren. Zum zweiten Mal in seinem Leben. Beim ersten Mal hatte er Friedel den Vortritt lassen müssen, dann war Ria wieder zu ihm gekommen. Jetzt würde er sie endgültig verlieren.

Mit über 80 Jahren werden meine Großeltern sich trennen. Zwei Menschen, die ich nur als Einheit kenne. Sie gaben mir all das, wonach ich mich als Scheidungskind sehnte. Eine heile Welt, die es – da war ich mir sicher – immer geben würde. Jetzt zerbricht sie. An der Demenz meiner Oma.

Was hätte man anders machen können? Man hätte natürlich vieles anders machen können. Und ich weiß nicht, was im Einzelnen richtig ist. Prinzipiell empfiehlt es sich, die Hilfsmöglichkeiten so zu sehen wie in der Allgemeinpsychiatrie, sofern man diese nicht als ein Abwickeln von Diagnostik, Diagnose und Therapie begreift. In der Psychiatrie – oder allgemein gesprochen: in der Hilfe bei seelischen Notlagen – ist es immer richtig, die vier Felder im Auge zu haben, die seinerzeit auch die Experten der Bundesregierung in einem mehrere Hundert Seiten dicken Bericht vorgeschlagen haben. Es geht immer um das Wohnen, die lebensnotwendige Beschäftigung, die Freizeitgestaltung und die Behandlung. Also: Es geht nicht nur um die Behandlung, sondern immer um sehr viel mehr.

Diese wichtige Erkenntnis der Relativierung therapeutischen Vorgehens wird oft ins Gegenteil verkehrt, indem man meint, mit sozialen Betreuungsformen, Kreativität und Ähnlichem den Menschen helfen zu können, und die lebensrettende Medizin vergisst. Die Möglichkeit der Behandlung wird auch dann ignoriert, sobald man von der Unheilbarkeit und Unbeeinflussbarkeit überzeugt ist und prinzipiell nur auf die anderen Faktoren setzt. Das ist sehr oft der Fall, wenn man einen Morbus Alzheimer oder eine Demenz annimmt.

Wenn man in Situationen, bei denen der Zustand unseres Körpers eine Rolle spielt, helfen will, muss man immer auch die Erkenntnisse berücksichtigen, die die Fachleute für den Körper entwickelt haben. Es ist eine inhumane Handlungsweise, diese Erkenntnisse zu ignorieren und zu verteufeln.

Nehmen wir den Fall der Ehefrau von Karl Müller und auch den Fall der Oma Ria, dann ist es durchaus möglich, dass diese beiden Personen durch eine differenzierte psychiatrische Diagnostik und Therapie ihren sozialen Platz behalten hätten, indem man ihnen z.B. Risperidon gegeben hätte, eine neuroleptische Medizin, die gerade von alten Menschen gut vertragen wird. Zum andern sind die Symptome, die bei Oma Ria aufgeführt werden, typische Nebenwirkungssymptome der Parkinson-Behandlung. Es ist durchaus möglich, dass Oma Ria innerlich ruhig geblieben wäre, wenn man sich dazu bekannt hätte, ein stärkeres Zittern in Kauf zu nehmen.

Durch solche Interventionen wäre es nicht unwahrscheinlich

gewesen, dass der Heimaufenthalt vermieden worden wäre. Man muss sich wirklich auch die Frage stellen, worin die Logik einer Heimunterbringung bei solchen Situationen besteht. Aber leider ist dieser Schluss, das Heim stelle die einzig verbliebene Lösung dar, eine Selbstverständlichkeit, eine ganz törichte Selbstverständlichkeit. Durch den Umzug aus der Schillerstraße ins Heim werden der Wahn und die Halluzinationen nicht weniger. Im Gegenteil: Die stabilisierenden Faktoren der bisherigen üblichen Abläufe und der äußeren Orientierung fallen weg, so dass der Mensch noch mehr seinem pathologischen Innenleben ausgesetzt ist. Außerdem kommt er in ein insuffizient ausgestattetes Betreuungssystem.

Die Schwestern, die sehr viel geringer an der Zahl sind als in den Krankenhäusern, haben alle Hände voll zu tun, um zu waschen, bei der Notdurft zu helfen, zu betten, die Leute im Rollstuhl zu schieben, das Essen aufzutragen usw., und können nur mit Mühe und Not in Ruhe die Medikamente richten. Sie sind auch den Anordnungen vieler Ärzte ausgesetzt, die kaum eine Koordination ihres Verordnungsverhaltens aufweisen. Die Situation in Heimen ist vom Setting und von der Risikowahrscheinlichkeit viel schlechter als zu Hause. Ganz abgesehen von den häufigen Stürzen, die in der nicht vertrauten Situation und infolge der oft unkritisch vorgenommenen Sedierung auftreten.

Noch einmal: Die Plus-Symptomatik von Wahn und Halluzinationen wird durch den Umzug von einem Ort zum anderen nicht weniger. Die Wahrscheinlichkeit, optimale medikamentöse Behandlungsbedingungen vorzufinden, wird geringer. Man kann dieses Risiko natürlich etwas vermindern, wenn man den Patienten vorher ins Krankenhaus schickt, wo er medikamentös gut eingestellt wird. Das heißt aber nicht, dass das, was montags bei der Entlassung verordnet wurde, donnerstags noch richtig ist. Bei der Heimunterbringung, mit den isolierten Lebensbedingungen und der geringen Personalstärke, ist es nicht wahrscheinlich, dass die Verlaufsschwankungen richtig wahrgenommen und therapeutisch aufgefangen werden.

Aber das alles sind nur Randbemerkungen zu der selbstverständlichen Annahme, ein psychisch gestörter Mensch gehöre ins Heim. Primär geht es mir in diesem Abschnitt der aktuellen Etappe darum, auf die therapeutischen Möglichkeiten hinzuweisen, die zu einer Stabilisierung und zu einer Sicherung des sozialen Platzes führen können.

Das zweite Feld, das ich nennen will, betrifft das Wohnen. Auch diese Frage habe ich schon kurz in der Kasuistik meines Freundes Karl Müller besprochen. Wenn es gelungen wäre, den Eifersuchtswahn der Frau Müller einzudämmen und so die Voraussetzung zu schaffen, eine Haushaltshilfe in die Wohnung zu nehmen, die für das Essenkochen und die Sauberkeit zuständig gewesen wäre, dann hätten beide lange Zeit an ihrem Platz bleiben können. Frau Müller wäre zunächst nicht ins Heim gekommen und Karl Müller hätte nicht versucht, sich im Keller zu erhängen.

Das dritte und vierte Feld betreffen die Arbeit, ganz allgemein die Sorge für die Ermöglichung unserer biologischen Existenz, und die Gestaltung des persönlichen Lebens. Wohnung, Arbeit und persönliches Leben sind im höheren Alter schlecht auseinanderzuhalten und können deshalb auch nur schlecht separat dargestellt werden. Der Verbleib zu Hause hätte Frau Müller ermöglicht, noch dies oder jenes in den vertrauten Räumen zu tun, vielleicht auch im Garten. Und für Herrn Müller wäre es herrlich gewesen, weiter in seiner Werkstatt arbeiten zu können. Stattdessen gab es Kreativkurse und Gedächtnistraining.

Freizeit und Familie stellen ein schwieriges Thema dar, da sich die Freizeiterwartung der älteren Menschen vorwiegend auf die Familienmitglieder erstreckt und diese wiederum eine andere Freizeit haben möchten. Fontane schreibt in einem seiner Briefe:

> Die Alten sterben weg, und für die junge Welt ist man eine Ruine, zu der bei gutem Wetter eine Partie gemacht wird.

Diese Erwartungen an die Familie, zum Beispiel des passiven Besuchtwerdens, werden natürlich umso geringer, je mehr die alten Leute selbstverantwortlich zu tun haben, z. B. durch das selbstständige Einkaufen, das Essenkochen, die Versorgung des Gartens, auch durch die aktive Einladung an ihre Kinder und Kindeskinder.

Diese Möglichkeiten, die ich soeben genannt habe, brechen in den Versorgungseinrichtungen zusammen. Im Grunde leben die Menschen von Mahlzeit zu Mahlzeit, unterbrochen durch „Mensch-ärgere-dich-nicht-Spiele" und Arztbesuche. Von Kurt Schwitters stammt der Satz, der einem kreativen, ausgefüllten, prallen Leben gilt:

Wir spielen, bis der Tod uns abholt.

Hier ist der Satz viel bitterer:

„Wir warten, bis der Tod uns abholt."

Unsere Haut ist schwarz geworden und löst sich ab, und unsere Gebeine sind verdorrt vor hitzigem Fieber. Unser Harfenspiel ist zur Klage geworden und unser Flötenspiel zum Trauerlied.

Ein wichtiges Werk der Barmherzigkeit habe ich noch nicht angesprochen, wahrscheinlich weil ich mich schäme – so wie es auch vielen meiner Leser gehen wird. Es geht um das Werk der Beherbergung. Warum nehmen wir die Menschen, die ohne zwingenden Grund in solch insuffiziente Versorgungseinrichtungen gebracht werden – vor unseren Augen und gegen unsere Überzeugung –, warum nehmen wir sie nicht bei uns selber auf? Wo wir doch wissen, dass wir viel Leid verhindern könnten.

Das ist eine sehr peinliche Frage, die man in jedem Einzelfall differenziert beantworten muss.

Und am Ende wird man sich so gut wie immer eingestehen müssen, dass man aus Egoismus das Werk der Barmherzigkeit nicht erbringt, und auch aus dem Bewusstsein, dass man nur dieses eine Leben hat, in dem man noch andere Schwerpunkte setzen will.

Die Tatsache des Nicht-Beherbergens ist mir so peinlich wie die Tatsache, Wahlleistungs- und Privatpatienten behandelt zu haben. Jedes Mal habe ich versucht, für mich zu begründen, warum ich gegenüber meiner Familie und der Realisierung meines Lebensentwurfs dazu verpflichtet war. Ich habe auch immer wieder Ausreden gefunden, auf welchen Umwegen die Bevorzugung einzelner Patienten doch noch den anderen zugutekäme. Aber ich weiß, dass ich in diesen Fragen etwas schuldig geblieben bin.

Warum ich das hier in diesem Buch erwähne? Um bedauert zu werden oder vielleicht sogar um wegen meiner Aufrichtigkeit bewundert zu werden? Ich glaube nicht, dass das der Fall ist. Ich glaube, das hier offen besprechen und berichten zu müssen, um auch anderen klarzumachen, welchen beschränkten Spielraum wir haben und wie oft wir dem Gebot nach Barmherzigkeit nicht gerecht werden oder nicht gerecht werden können.

Ich leite damit schon über zur nächsten Etappe unserer gemeinsamen Reise, die ins Reich der Schattenpsychiatrie führt, zu den Orten, die wir lieber nicht zur Kenntnis nehmen wollen, zu den Menschen, an denen wir lieber vorbeisehen, den zerlumpten Gestalten auf der Parkbank, den aufreizenden Huren, die vor den Türen ihrer Häuser stehen, den aufdringlichen Bettlern, die uns beschämend verfolgen, den jungen Hoffnungsträgern der Familie, die ein Leben lang eingesperrt sein müssen – deren Orte, die forensischen Stationen, und deren Taten immer wieder unsere Geborgenheit erschüttern. Der Begleiter zu diesen Erkundungsgängen im Schattenreich unserer Gesellschaft wird Bernard-Marie Koltès sein, der in unsrer Nachbarschaft, in Metz, geborene und in Paris jung verstorbene Dichter.

Jetzt aber komme ich, ganz am Schluss, zu meiner Vision und Hoffnung, zu dem von mir entwickelten Begriff des „Mehrgenerationendorfes“. Die Idee und die Realisierung des Mehrgenerationendorfes stammen aber nicht von mir. Sie hat eine lange Vorgeschichte. Sie geht auf jahrhundertelange Erfahrung zurück und hat ihre schönste Bestätigung in den letzten Jahrzehnten im Kaiserstuhl erfahren. Das Mehrgenerationendorf unterscheidet sich bewusst von den Mehrgenerationenhäusern, die überall angepriesen werden. Das sind einmal Einrichtungen, in denen sich sozial tüchtige Menschen, die den Durchblick haben, zusammenfinden können. Oder es sind Einrichtungen, die von der Stadt oder dem Staat vorgehalten werden, um verschiedene Generationen gleichzeitig zu betreuen. Es sind jedes Mal Leistungszentren mit einer begrenzten Kapazität. Das heißt, dass immer eine gewisse Zahl von Hilfsbedürftigen draußen bleiben muss. Und die Erfahrung lehrt, dass es immer die Armen und Schwachen waren, die draußen bleiben mussten. Und die Erfahrung lehrt weiterhin, dass diese Armen und Schwachen dann entweder vor Ort zugrunde gingen oder aber in zentrale Einrichtungen kamen, in denen das Schicksal seinen Lauf nahm.

Was wir brauchen, sind Lösungen, die für *alle* Menschen erreichbar sind und die niemanden ausschließen.

Die Mehrgenerationenhäuser sind zwar leistungsstark, haben aber nicht die Möglichkeit, allen zu helfen. Sie haben außerdem den Nachteil, dass man sich auf die Zentrale und die Spezialisierung im Zentrum verlässt, so dass die Handlungsmöglichkeiten vor Ort nicht entwickelt oder vernachlässigt werden.

Das Mehrgenerationen*dorf* hingegen geht von einer prinzipiellen Überzeugung aus, die durch die Erfahrung von Jahrhunderten belegt ist: Alle Probleme sind in der Familie zu lösen, sofern alle Ressourcen vorhanden sind. Die früheren Großfamilien hatten fast alle Ressourcen. Sie hatten Plätze, wo ein alter Mensch sein Leben beschließen konnte. Sie hatten vor allem nicht die Leistungszentren, die man sogleich aufsuchen konnte, so dass man sich nicht um die individuelle Lösung bemühen musste.

In Eichstätten im Kaiserstuhl klappt es schon fast seit 20 Jahren, dass so gut wie keiner mehr in ein externes Pflegeheim kommt und dass man leben und sterben kann, wo man hingehört. Das dort entwickelte Versorgungssystem hat drei Säulen: Einmal die gegenseitige Hilfe, wie man sie von den Ketteler- und Kolping-Vereinen kennt, dann das bezahlte Ehrenamt, indem sich jemand verpflichtet, so und so viele Stunden in der Woche den Rasen zu mähen, beim Discounter einzukaufen, Beförderung zum Arzt zu unternehmen, die Großmutter oder das Baby am Abend zu betreuen. Und schließlich gibt es noch die professionellen Hilfen wie bisher, zum Beispiel die Sozialstation. Das System funktioniert sehr gut und ist natürlich auch zertifiziert. Es ist sogar von den Konkurrenten, nämlich den Wohlfahrtsverbänden wie Caritas und Arbeiterwohlfahrt, anerkannt.

Das prinzipielle Gebot, die Probleme selbst zu lösen, hat dazu geführt, selbstständige Versorgungsformen in der Familie und in der Gemeinde zu realisieren. Das prinzipielle Gebot hat automatisch zur Entwicklung einer Kompetenz innerhalb der Dorfbevölkerung geführt. Für einige wenige Menschen, die zu Hause nicht bleiben konnten, hat man auch eine Wohngemeinschaft und einen entsprechenden Garten innerhalb des Dorfes gestaltet.

Wir haben im Saarland, in enger Zusammenarbeit mit dem Hauptverantwortlichen von Eichstätten, dem verdienten Bürgermeister Kiechle, eine ähnliche Entwicklung angestoßen und sind mit dem Mehrgenerationendorf meines Heimatortes ein Leuchtturmprojekt der Bundesregierung geworden. Wir sind aber noch ganz im Anfang, und es gibt im Moment nur die Vision und die Strukturen, aber noch nicht den Prozess der funktionierenden Dorfgemeinschaft. Wir hoffen aber sehr, dass er jetzt, nachdem die Voraussetzungen an verschiedenen Stellen geschaffen sind, in Gang kommt.

Man muss wissen, was man will

Bei all den Fragen, die ich jetzt besprochen oder angesprochen habe, muss man wissen, was man will. Die Abläufe können noch so kompliziert sein, sie hängen immer von ganz einfachen Grundaussagen ab. Das gilt für die Privatperson genauso wie für den Politiker.

Will ich den Primat der funktionierenden Menschengemeinschaft? Dann wird man maximal behandeln, damit die Funktionierenden weiter funktionieren können. Und ich muss auch eines Tages die nicht mehr Funktionierenden aus dem Verkehr ziehen, damit die Funktionierenden weiter funktionieren können.

Oder will ich den Primat des individuellen sozialen Platzes? Dann werde ich die Funktionierenden genauso maximal unterstützen, aber von ihrer mittlerweile gewonnenen zusätzlichen Freizeit etwas für die nicht mehr Funktionierenden abzweigen. Das ist so, wie wenn man in seine Lebensversicherung einzahlt. Es kommt einem später einmal zugute. Im Unterschied zum Entrichten der Versicherungsbeiträge erhöht in den meisten Fällen dieser Beitrag schon vor dem Eintritt des Versicherungsfalls die Lebensqualität.

Dabei sein ist alles. Dabei sein und teilnehmen dürfen, integriert sein, eingebunden sein. Dabei sein und begleiten, aufpassen, dass dem Hilfsbedürftigen nichts zustößt.

Wir können nicht darauf warten, dass ein Gott aus dem Wettersturm zu den Hiobs unserer Zeit sprechen wird und dass er ihnen jeweils vierzehntausend Schafe schenken wird und sechstausend Kamele und eintausend Joch Rinder und eintausend Eselinnen.

Es reicht schon aus, wenn der Sturm in unseren Herzen und Gehirnen einsetzt.

Fünfte Etappe

Quai West

Mit Bernard-Marie Koltès ans Reich der Schattenpsychiatrie

Liebe Mitreisende,

unser Weg geht weiter.

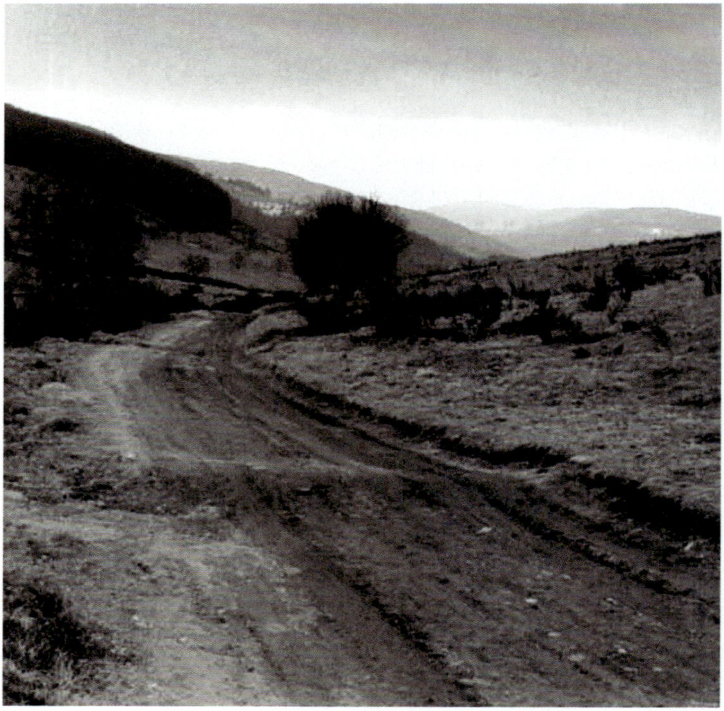

Auf dem Bild, das Sie schon kennen, führt der Weg von den Vogesenhöhen ins Tal. Bei unserer heutigen Reise geht der Weg noch tiefer, er führt uns ins Land der Schattenpsychiatrie oder genauer: an seine Grenzen.

Die Menschen im Schatten

Bei der Vorbereitung des Etappenzieles wurde mir klar, wie unscharf alles sein wird, was ich Ihnen zu diesem Land mitteile. Ich habe nie darin gelebt. Ich habe nicht dort geschlafen, ich bin nicht dort aufgewacht. Ich habe dort nicht gefroren, man ist nie an mir vorbeigegangen, so als ob ich Luft oder ein Störenfried wäre. Im Jahr 2011 hat die Universität Trier eine große Dokumentation zum Schicksal der in diesem Reiche lebenden Menschen gemacht und ein lesenswertes Buch mit dem übergeordneten Begriff „Armut" herausgegeben. In ihm werden mit wissenschaftlicher Genauigkeit die Versuche beschrieben, als Reporter oder Wissenschaftler in dieses Reich hinabzusteigen, auch mit den Methoden, die die Arbeit von Günter Wallraff berühmt gemacht haben. Immer wieder ergab sich die Erkenntnis, dass man die Zustände nicht authentisch vermitteln kann, wenn man nicht dazugehört.

Aber um diese exakte Beschreibung geht es mir gar nicht. Es geht mir – wie bei allen anderen Reisen – um Sie selbst, meine lieben Mitreisenden, um Ihre Aufmerksamkeit, Ihre Wahrnehmung, Ihre neuen Ansichten und Einsichten, Ihre Entscheidungen und Handlungen.

Den Begriff der „Schattenpsychiatrie" habe ich übrigens von Arnd Schwendy übernommen, einem verdienten früheren Sozialdezernenten der Stadt Köln, der damit das Feld beschrieb, dem seine besondere Fürsorge galt.

Ich benutze den Begriff für sehr viele Menschen, die seelische Probleme haben und an denen wir achtlos vorbeigehen, die wir, weil sie im Dunkeln leben, nicht sehen und auch nicht sehen wollen. Die im Dunkeln sieht man nicht.

Ich benutze den Begriff für Menschen, die im Schatten der etablierten Gesellschaft leben, aber auch im Schatten der Psychiatrie, welche sich – obwohl diese Menschen psychiatrisch extrem hilfsbedürftig sind – spontan kaum um sie bemüht und die sie eigentlich erst dann zur Kenntnis nimmt, wenn es nicht mehr anders geht.

Es ist eigentlich kaum zu verstehen, wie wir, als denkende und mitfühlende Menschen, zu einem so selbstverständlichen Verhalten kommen. Irgendeine höhere Macht scheint uns die Legitimation zu geben, vorbeizugehen und die Hilfsbedürftigen nicht zur Kenntnis zu nehmen. Wenn das unsere Familienmitglieder oder Nachbarn wären, die noch am Tag vorher mit uns zusammengelebt hätten, würden wir sie, wenn wir sie in dieser Situation anträfen, mit Sicherheit nicht ignorieren, sondern wir würden innehalten, fragen, zu Hilfe eilen.

So aber machen wir, auch ich, einen weiten Bogen um die gegebene Situation, die sich stellenden Fragen, die Notwendigkeit der Hilfe, die unangenehmen Begleiterscheinungen.

Ich spreche von den Menschen, bei denen wir das Bedürfnis haben, uns die Hände zu waschen, sofern wir sie begrüßen mussten.

Für den Psychiater ist es eigenartig, dass diese Menschen von sich aus, aus eigenem Antrieb, so gut wie nicht zur Behandlung kommen, auch von ihrer sozialen Umgebung so gut wie nie zur Behandlung gebracht werden. Wir sehen diese Menschen eigentlich nur, wenn sie stören, so dass dann die Hilfs- und Unterbringungssysteme aktiviert werden.

Es ist ein sehr vielschichtiges, komplexes Feld, an dessen Grenzen ich mit Ihnen reisen will. Es werden sich viele Fragen ergeben und keine allgemein verbindlichen Antworten. Aber am wichtigsten sind die Antworten, die Sie für sich selber finden.

Getreu meinem Vorsatz, die Themen der condition humaine am Beispiel der Kunst zu beleuchten und zu besprechen, gehe ich wieder von einem Künstler und seinen Werken aus, dieses Mal von dem Metzer Dramatiker Bernard-Marie Koltès und seinen Werken, wobei mir drei davon besonders geeignet scheinen:

„Die Nacht kurz vor den Wäldern“,
„Quai West“,
„Roberto Zucco“.

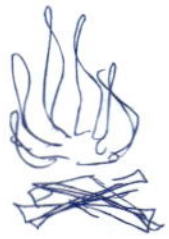

Bernard-Marie Koltès hat vorwiegend die Menschen auf die Bühne gebracht, die als Außenseiter oder Abschaum gelten. Die Desperados oder Parias. Zu seinem Theaterstück „Quai West“, das der fünften Etappe den Namen gegeben hat, meinte er bei der Vorbereitung, dass er ein Stück schreiben wolle, in dem sich zwei Welten begegnen, die sich sonst nicht zur Kenntnis nehmen – und wenn das geschähe, dann würde der eine mit der gestohlenen Brieftasche verschwinden, während der andere sich voller Ekel noch die Hände wasche.

Die aktuelle Etappe geht also zum 5. Mal von Kunstwerken meiner Großregion aus, und sie geht in unsere nächste Ferne, zu den Menschen aus Fleisch und Blut, die um uns herum leben, und natürlich zu uns selbst.

Ich habe mich immer wieder gefragt, warum ich mir dieses Thema verordnet habe, diese Überforderung, von einem Land zu sprechen, das ich nicht kenne – wie Karl May vom wilden Kurdistan, also nicht sehr wissenschaftlich. Ich habe mich gefragt, ob es sich vielleicht auch um einen Voyeurismus handelt, einen Feigenblatt-Voyeurismus hinter vorgehaltener wissenschaftlicher Hand, so wie Kinder und Erwachsene Sachen und menschliche Szenen sehen wollen, die ihnen zu sehen nicht erlaubt sind. Aber es ist uns ja nicht verboten, das menschliche Elend zu sehen. Ich habe mich gefragt, ob ich all die zurückgehaltene Aufmerksamkeit und Liebe auf den Punkt bringen will, ob ich mit einem Mal all das gutmachen will, was ich das Jahr über versäume.

Ich weiß es nicht. Ich weiß nur, dass es mir ungeheuerlich

scheint, wie Tausende von Menschen die Hilfe nicht aufsuchen, die bei bürgerlichen Verhältnissen ganz selbstverständlich genutzt würde.

Ich weiß nur, dass wir zwei Programme der Menschlichkeit haben und dass wir bei den Bewohnern des Schattenreiches das Wegseh-Programm einschalten – wie bei einem Unfall, wo bereits genügend Menschen zur Versorgung da sind. Aber bei den Situationen und den Menschen, über die ich heute spreche, sind jeweils in aller Regel nicht genügend Helfer und Hilfe vor Ort.

Um wen handelt es sich?

Die Huren, die auf der Treppe sitzen oder vor den Türen stehen, die Bettler, die vor uns knien und schamhaft nach oben schauen, die fremdländischen Mütter mit ihren Kindern im Arm, die uns zugleich ärgern und die Scham entfachen, die vergammelten, ungepflegten, verwahrlosten Männer an der Brücke, die eine Bierflasche in der Hand haben, die Frau, die sich in den Hauseingang oder an die Hauswand gelegt hat zum Schlafen ... Es sind so viele.

Die Huren, die wir sehen, wurden sehr oft um Familie, Kindheit und Jugend betrogen und stammen aus den Heimen. Die Bettlerinnen und Bettler, an denen wir schnell vorbeigehen, sind fast alle erst dann auf den Straßen gelandet, als sie keine Arbeit, keine Hilfe, keine Aufenthaltsgenehmigung, keine Alternative, vielleicht auch keine Finanzierung mehr für das überlebensstiftende Süchtigsein gefunden hatten. Sie gehören so gut wie nie einer Bettlerbande an, die von einer Zentrale abkassiert wird. Sie verdienen unser Erbarmen, denn darüber hinaus haben sie ja nichts.

In einem Sprichwörterlexikon habe ich den Satz gefunden:

Erbarmen lässt nicht verarmen.

Aber am liebsten würden wir wohl alle so reagieren wie der alte Wesener in Lenzens Drama „Die Soldaten". Sie erinnern sich an diesen Dichter Jakob Michael Reinhold Lenz, dem wir die dritte Etappe unserer Kunstreise gewidmet hatten. Sein Stück „Die Soldaten" machte zur Goethe-Zeit Furore. Und auch heute noch ist es ein starkes Stück.

Am Ende des Dramas geht der alte Wesener, ein früher erfolgreicher Händler in Galanteriewaren, abends durch den Nebel den Fluss entlang.

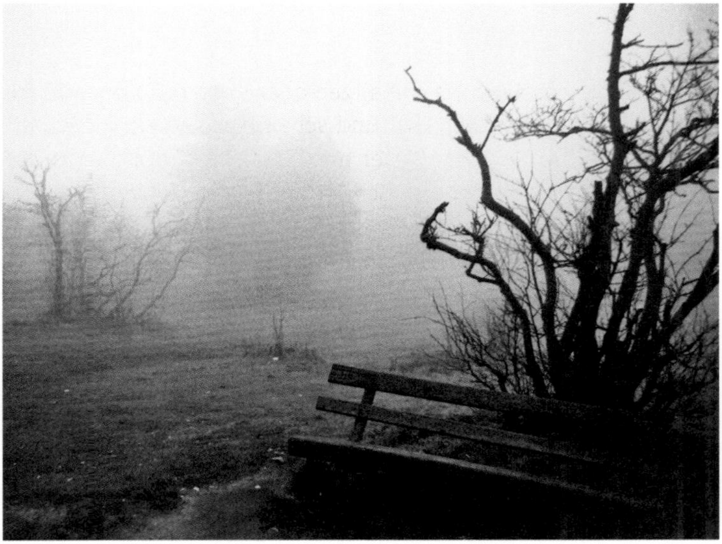

Man kann kaum die Hand vor den Augen sehen. Alles ist unscharf und undeutlich. Da zupft ihn, wie Lenz schreibt, eine verhüllte Weibsperson am Rock.

Wesener: Lass sie mich – ich bin kein Liebhaber von solchen Sachen.

Die Weibsperson (mit halb unvernehmlicher Stimme): Um Gottes willen, ein klein Almosen, gnädiger Herr!

Wesener: Ins Arbeitshaus mit euch. Es sind hier der lüderlichen Bälge die Menge, wenn man allen Almosen geben sollte, hätte man viel zu thun.

Weibsperson: Gnädiger Herr, ich bin drey Tage gewesen, ohne einen Bissen Brod in Mund zu stecken, haben Sie doch die Gnade, und führen mich in ein Wirtshaus, wo ich einen Schluck Wein thun kann.

Wesener: Ihr lüderliche Seele! Schämt ihr euch nicht, einem honetten Mann das zuzumuthen? Geht, lauft euern Soldaten nach.

Die Weibsperson, wie Lenz sie nennt, geht fort, ohne zu antworten.

Wesener hält inne: Mich deucht, sie seufzte so tief. Das Herz wird mir so schwer. (Zieht den Beutel hervor.) Wer weiß, wo meine Tochter itzt Almosen heischt.

Dazu ist zu sagen, dass die Tochter von einem Soldaten ins Unglück gebracht wurde und das Elternhaus verließ.

Wesener läuft ihr nach, und reicht ihr zitternd ein Stück Geld: Da hat sie einen Gulden – aber bessere sie sich.

Weibsperson (fängt an zu weinen): O Gott! (Sie nimmt das Geld und fällt halb ohnmächtig nieder.) Was kann mir das helfen?

Wesener (kehrt sich ab und wischt sich die Augen. Zu ihr ganz außer sich): Wo ist sie her?

Weibsperson: Das darf ich nicht sagen – aber ich bin eines honetten Mannes Tochter.

Wesener: War ihr Vater ein Galanteriehändler?

Weibsperson (schweigt stille)

Wesener: Ihr Vater war ein honetter Mann? – Steh sie auf, ich will sie in mein Haus führen. (Sucht ihr aufzuhelfen.)

Wesener: Wohnt ihr Vater nicht etwan in Lille – (beym letzten Wort fällt sie ihm um den Hals)

Wesener (schreyt laut): Ach meine Tochter!

Marie (so heißt die Weibsperson): Mein Vater!

Lenz schreibt weiter:

Beyde wälzen sich halb todt auf der Erde. Eine Menge Leute versammeln sich um sie, und tragen sie fort.

Wir können aus dieser Szene sehr gut folgern, wie sich die Wahrnehmung ändert, wenn das, was geschieht und geschehen ist, zur eigenen Sache gemacht wird. Die junge Frau, die vorher noch ins Arbeitshaus geschickt wurde, die man zur weiteren Hurerei aufforderte, wird zur liebevoll wahrgenommenen Person – der Mann, der den geschenkten Gulden noch durch moralische Vorschriften entwertet hatte, wird zu einem liebevoll wahrnehmenden Menschen, sobald er die Geschichte kennt und sich zu eigen macht.

Georg Büchner hat dem Dichter dieses Theaterstücks Jakob Michael Reinhold Lenz mit seiner Erzählung „Lenz“ ein unvergängliches, unvergessliches Denkmal gesetzt. Wir hatten uns in der dritten Etappe ausführlich damit befasst.

Den Dichter Georg Büchner rührte nicht nur die soziale Not infolge der politischen Umstände, die ihn zu einem bedeutenden Aktivisten und steckbrieflich gesuchten Mann machten, ihn rührte auch die persönliche Not des individuellen Schicksals, wie z. B. im Falle des Dichters Lenz oder im Falle des Mörders *Woyzeck*, der seine Frau erstach.

Ohne Zweifel gehört das Theaterstück „Woyzeck“ oder gehören die Fragmente, die man immer wieder zu einem Theaterstück vereint, zu den bedeutendsten Texten der dramatischen Literatur. Der vor Kurzem verstorbene Saarbrücker Germanist Schmitt-Henkel meinte vor vielen Jahren, dass es sich bei Büchners Theaterstück nicht um ein Werk des 19. oder 20. Jahrhunderts, sondern um ein Werk des 21. Jahrhunderts handele.

Woyzeck und seine Brüder habe ich immer wieder kennengelernt, als ich Chef der Merziger Forensik war, immerhin 20 Jahre lang. Und ich weiß, dass Woyzeck und seine Brüder, bevor sie ins Gefängnis oder in die Forensik kamen, im Reich der Schattenpsychiatrie lebten, und ich weiß aus vielen Nachfragen, dass sie anschließend *wieder* dorthin oder *erstmals* ins Reich der Schattenpsychiatrie abtauchten. Deshalb soll Woyzeck heute kurz gewürdigt werden, bevor danach das Werk „Roberto Zucco“ von Bernard-Marie Koltès zur Sprache kommt. Im Programmheft der Uraufführung, die durch Peter Stein an der Berliner Schaubühne erfolgte, wurden die beiden Werke ausdrücklich zueinander in Bezug gebracht

Wir sind mit Woyzeck und Roberto Zucco übrigens in einem Themenfeld, das besonders häufig mit der Psychiatrie verbunden wird und das wohl auch die meisten Schlagzeilen macht. Wenn ebenso vieles positiv im Sinne der Psychiatrie geschrieben würde, wie es – negativ – bei den Schilderungen der Täter, der Taten und Untaten geschieht, dann wären die Versorgungsbedingungen sowohl in der Psychiatrie als auch in der Forensik deutlich besser. Vor vielen Jahren veranstaltete ich eine Tagung mit Vertretern der Presse, um auf die verbesserungswürdigen Zustände der psychiatrischen Krankenversorgung hinzuweisen. Die meisten gaben mir recht, meinten aber, dass nur die jeweils aktuell gefährlich wirkenden Vorfälle und Fakten bei der breiten Leserschaft Interesse fänden. Und einer der Journalisten, der später übrigens in einer großen Stadt Vorsitzender der NPD wurde, meldete sich zu Wort: „Sie müssen wissen, wenn eine Katastrophe wie Ramstein ist, dann sind wir Feuer und Flamme.“

Ein anderer, der heute noch die Kriminal- und Forensikberichterstattung macht, meinte, dass man immer in erster Linie die jeweils aktuellen, die Öffentlichkeit interessierenden Themen behandeln müsse. Wenn etwas Ruhe einkehre, werde er sich der anderen Fragen annehmen, wie man zu einer besseren psychiatrischen Versorgung und zu mehr Verständnis kommen könne. Er ist in 20 Jahren kein einziges Mal diesem Versprechen nachgekommen.

Ich schildere Ihnen zunächst Woyzecks Lebensgeschichte, bevor ich aus Büchners Text zitiere:

Johann Christian Woyzeck, geboren am 3. Januar 1780 in Leipzig als Sohn eines Perückenmachers, wurde in der zeitgenössischen Öffentlichkeit, in Jurisprudenz und Gerichtsmedizin berühmt durch seinen „Fall".

Nach mehreren fehlgeschlagenen Versuchen, eine Handwerkerlehre erfolgreich zu beenden, und nach Jahren vergeblicher Arbeitssuche ließ sich Woyzeck in den unruhigen Zeiten der nachrevolutionären Kriegswirren zunächst von holländischen, dann von schwedischen und mecklenburgischen Truppen anwerben. Er desertierte dann wiederum zu den Schweden – offenbar weil er, nach dem Gutachten des Hofrats Clarus, zu einem Mädchen in Stralsund, das ein Kind von ihm hatte, zurückkehren wollte. Schließlich kam Woyzeck, als verabschiedeter preußischer Soldat, im Winter 1818 nach Leipzig zurück und traf dort mit der Witwe Woost, der Stieftochter seiner Vermieterin, zusammen. Johanna Christiane Woost wurde Woyzecks Geliebte. Es kam jedoch bald zu heftigen Eifersuchtsszenen, als sie sich weigerte, den Umgang mit anderen Männern, insbesondere mit Leipziger Stadtsoldaten, aufzugeben. Woyzeck wurde, nach verschiedenen kleineren Diebstählen, wegen Misshandlung der Frau Woost zu Beginn des Jahres 1821 zu acht Tagen Arrest verurteilt. Er sank sozial ab und fand nicht einmal mehr Hilfsarbeiten, übernachtete im Freien, lebte von der Bettelei. Am 2. Juni 1821 erstach Woyzeck seine Geliebte.

In einem der Kommentare steht:

„Die Tat selbst ergab sich aus dieser Konstellation von Arbeitslosigkeit, Hunger, Erniedrigung aller Art, Hass und Eifersucht."

Woyzeck wurde verhaftet und zum Tod durch das Schwert verurteilt. Am Tage seiner Hinrichtung hinterließ er einige Zeilen:

„In den Gefilden seliger Geister, wo ein unzertrennlich Band uns fester knüpfet, und der Allerbarmer, liebevoll unser wartet, sehen wir uns wieder.

In den letzten Stunden meines irdischen Daseins, Leipzig, den 27. August 1824

Johann Christian Woyzeck"

Das also waren die letzten Worte des Obdachlosen, des Bettlers, des Mörders Johann Christian Woyzeck.

Ich gebe jetzt aus dem Theaterstück einen Dialog wieder, der zwischen Woyzeck und seinem Hauptmann erfolgt. Dabei will ich bemerken, dass mir persönlich die Kunst viel mehr Einblicke gibt als jeder wissenschaftliche Text. Ich habe bei der Vorbereitung der aktuellen Etappe viele wissenschaftliche Bücher gelesen, z.B. psychologischer oder soziologischer Natur. Und ich habe mehrere Kunstwerke gelesen und gesehen. Es war eine überwältigende Erkenntnis, wie viel, was mich betrifft, an Atmosphäre und Wissen durch ein gelungenes Kunstwerk vermittelt wird und wie selten ich das bei den wissenschaftlichen Texten sagen kann.

So habe ich z.B. auch die im Suhrkamp-Verlag erschienene 10-jährige Reihe „Deutsche Zustände" von Wilhelm Heitmeier gelesen, die sehr genau und von Jahr zu Jahr fortlaufend das Schicksal der Menschen im Schattenreich untersucht. Er definiert ihr Schicksal mit dem Syndrom der Menschenfeindlichkeit, das sie betroffen hat, und er weist dieses Syndrom bei sehr vielen Randgruppen auf: bei Asylbewerbern, bei Obdachlosen, bei Behinderten, bei Langzeitarbeitslosen, bei Sinti und Roma usw. Die erwähnte Reihe ist außergewöhnlich eindrucksvoll und verantwortungsbewusst geschrieben.

Ich habe aber, was mich betrifft, für Herz und Verstand noch viel mehr erfahren bei der Lektüre von Philippe Claudel, der in seinem schmalen Bändchen „Das Geräusch der Schlüssel“ die Erlebnisse beschreibt, die er als Lehrer in einem französischen Gefängnis hatte. Ich glaube also, dass ich Ihnen durch Vermittlung von Kunst mindestens so viel an Information und Emotion weitergeben kann wie durch wissenschaftliche Erkenntnisse, die notwendigerweise vereinzelt und jeweils außerhalb des Gesamtzusammenhanges gewonnen wurden, die auch von den Untersuchungsbedingungen, den Untersuchern und den Untersuchten sehr abhängen, so dass der Wahrhaftigkeitsgehalt der wissenschaftlichen Aussagen genauso fraglich ist wie der Wahrhaftigkeitsgehalt des Kunstwerks.

Jetzt also eine kurze Szene aus „Woyzeck“. Es ist die Szene, in der Woyzeck den Hauptmann rasiert.

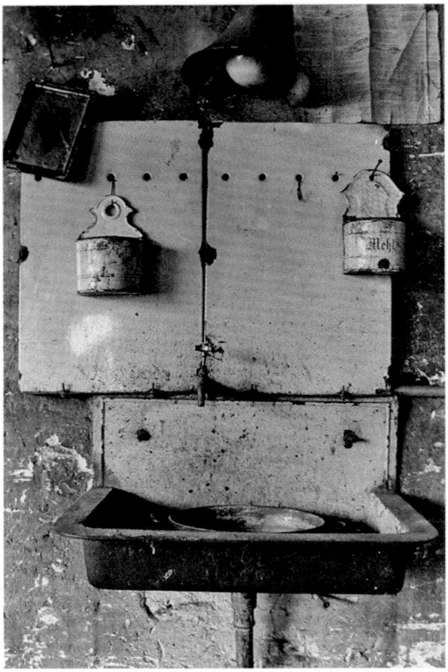

Ich zeige Ihnen – wie auch sonst im Verlauf dieser Reise – ein Bild, das nicht zwingend oder unmittelbar in den Zusammenhang gehört. Ich halte es nämlich für einen Fehler, einen didaktischen oder pädagogischen Fehler, zu bestimmten Themen oder Situationsvorstellungen das spezifisch zugehörige Bild mitzuliefern, das bereits alles auf den Punkt bringt und damit die Assoziationen und die Tätigkeit der Phantasie unterläuft.

Ich zeige deshalb, wenn überhaupt, lieber Bilder, die zum Widerspruch reizen, die Assoziationen anregen oder die innere Bewegung, die Emotion, anstoßen.

Ich teile Ihnen das deshalb so genau mit, weil ich Ihnen bei dieser Kunstreise durch das Land der Psychiatrie immer wieder wesentliche Elemente meiner therapeutischen Haltung und Tätigkeit vermitteln will. Auch bei meinen Patienten habe ich nie etwas davon gehalten, mit Kunstgriffen eine Wirkung zu erzielen und damit als der Heiler oder der Wissende dazustehen. Mir ist und war es immer wichtig, mitzuteilen, was ich mache und warum ich es mache. Die damit ver-

bundene Aufrichtigkeit und Transparenz schwächen nach meiner Erfahrung die Wirksamkeit nicht ab. Zum Beispiel hätte ich im Falle der Gesprächstherapie unter anderem gesagt: „Ich werde jetzt eine besondere Redeweise anwenden: Sie dürfen sich dadurch nicht verspottet oder nachgemacht vorkommen. Ich werde so kurz wie möglich, so schnell wie möglich und so treffend wie möglich das wiederholen, was meinem Eindruck nach an Gefühlen in Ihnen vorgeht. Mit großer Wahrscheinlichkeit werden Sie durch diese Spiegelung dazu veranlasst, Stellung zu nehmen, zum Beispiel zu bejahen oder entschieden zu widersprechen oder einzelne Abstriche zu machen oder Schwerpunkte zu setzen. So kommen Sie zu einem inneren Dialog mit sich selbst und zu Erkenntnissen, die nur von Ihnen selbst stammen. Und die halten am längsten."

In der Szene, deren Text ich jetzt wiedergebe, wird also der Hauptmann von Woyzeck rasiert. Dazu brauchte und braucht man ja ein Waschbecken. Deshalb also sehen Sie ein Bild, aber noch mehr wohl wegen der Stimmung, die es vermittelt. Das Bild stammt wie alle Fotografien dieser Reise, wenn sie nicht von mir selbst aufgenommen wurden, von meinem Freund, dem Fotografen Werner Goebel.

HAUPTMANN: Woyzeck, Er sieht immer so verhetzt aus. Ein guter Mensch tut das nicht, ein guter Mensch, der sein gutes Gewissen hat. – Red Er doch was Woyzeck. Was ist heut für Wetter?

WOYZECK: Schlimm, Herr Hauptmann, schlimm; Wind.

HAUPTMANN: Ich spür's schon, 's ist so was Geschwindes draußen; so ein Wind macht mir den Effekt wie eine Maus. (Pfiffig.) Ich glaub wir haben so was aus Süd-Nord.

WOYZECK: Ja wohl, Herr Hauptmann.

HAUPTMANN: Ha! Ha! Ha! Süd-Nord! Ha! Ha! Ha! O Er ist dumm, ganz abscheulich dumm. (Gerührt.) Woyzeck, Er ist ein guter Mensch, ein guter Mensch – aber (mit Würde) Woyzeck, Er hat keine Moral! Moral, das ist wenn man moralisch ist, versteht Er. Es ist ein gutes

Wort. Er hat ein Kind, ohne den Segen der Kirche, wie unser hochehrwürdiger Herr Garnisonsprediger sagt, ohne den Segen der Kirche, es ist nicht von mir.

WOYZECK: Herr Hauptmann, der liebe Gott wird den armen Wurm nicht drum ansehn, ob das Amen drüber gesagt ist, eh er gemacht wurde. Der Herr sprach: Lasset die Kindlein zu mir kommen.

HAUPTMANN: Was sagt Er da! Was ist das für 'ne kuriose Antwort? Er macht mich ganz konfus mit seiner Antwort. Wenn ich sag: Er, so mein ich Ihn, Ihn.

WOYZECK: Wir arme Leut. Sehn Sie, Herr Hauptmann, Geld, Geld. Wer kein Geld hat. Da setz einmal einer seinsgleichen auf die Moral in die Welt. Man hat auch sein Fleisch und Blut. Unseins ist doch einmal unselig in der und der andern Welt, ich glaub wenn wir in Himmel kämen, so müssten wir donnern helfen.

HAUPTMANN: Woyzeck, Er hat keine Tugend, Er ist kein tugendhafter Mensch. Fleisch und Blut? Wenn ich am Fenster lieg, wenn es geregnet hat, und den weißen Strümpfen so nachsehe, wie sie über die Gassen springen, – verdammt Woyzeck, – da kommt mir die Liebe! Ich hab auch Fleisch und Blut. Aber Woyzeck, die Tugend, die Tugend! Wie sollte ich dann die Zeit herumbringen? Ich sag mir immer, du bist ein tugendhafter Mensch, (gerührt) ein guter Mensch, ein guter Mensch.

WOYZECK: Ja Herr Hauptmann, die Tugend! ich hab's noch nicht so aus. Sehn Sie, wir gemeinen Leut, das hat keine Tugend, es kommt einem nur so die Natur, aber wenn ich ein Herr wär und hätt ein Hut und eine Uhr und eine Anglaise, und könnt vornehm reden, ich wollt schon tugendhaft sein. Es muß was Schönes sein um die Tugend, Herr Hauptmann. Aber ich bin ein armer Kerl.

HAUPTMANN: Gut Woyzeck. Du bist ein guter Mensch, ein guter Mensch. Aber du denkst zuviel, das zehrt, du siehst immer so verhetzt aus. Der Diskurs hat mich ganz angegriffen. Geh jetzt und renn nicht so; langsam, hübsch langsam die Straße hinunter.

„Die Würde des Menschen ist unantastbar“

Es gibt sehr viele Definitionen und Begründungen der Würde aus theologischer, rechtlicher, philosophischer Sicht. Ich will eine eigene Einengung vornehmen und versuchen, die Würde mit einem Wortspiel einzufangen. Sicher kommt der Begriff „Würde“ von dem Würdigen, dem Wertschätzen, aber ich leite ihn einmal ab vom „Werden“.

Demnach ist die Würde etwas *Eventuelles,* sie ist *ein „Würde“*, eine Herausforderung, ein Glücksfall, ein Scheitern. Und die Würde ist in meinem Wortverstand etwas *Passives,* so wie es heißt: Ich werde gesehen, ich werde geliebt, ich werde beachtet, ich werde geschickt, ich werde vermisst. Die Würde des Menschen bezieht – wie eine Batterie, die man auflädt – ihre Kraft aus dem Anschluss an andere. Die Würde des Menschen ist in dieser Definition ein passives Ergebnis.

Wir sprechen immer wieder von „Entwürdigung“. Im Grunde ist es aber so, dass die dazu notwendige Grundausstattung mit Würde nicht ohne Weiteres mit auf die Welt gegeben wird – ohne die Liebe der uns umgebenden Menschen kommen wir nackt und ohne Panzer ans Licht der Welt.

Die Menschen, die so wie der Hauptmann sprechen, lassen den andern Menschen einsam und nackt zurück. Fehlende Würdigung und fehlender Respekt zeichnen auch das Schicksal all der anderen aus, die im Reich der Schattenpsychiatrie leben. Man kann auch von fortwährender Demütigung sprechen. Wie sehr die Begriffe sich doch wandeln können: Wenn jemand aus freien Stücken einem höheren Menschen oder höheren Wesen vorbehaltlos dient, dann handelt es sich um eine gelobte und geliebte Demut. Wenn ein Mensch ohne sein eigenes Zutun, ohne seine eigene Entscheidung, in diesen Zustand versetzt wird, dann liegt eine Misshandlung vor. Die Demütigung liegt im Absprechen oder in der nicht zu erkennenden Würdigung – und damit in der Auslösung der Scham, die zum Grausamsten gehört, was Menschen sich antun können.

Während meiner Tätigkeit in der Homburger Universitätsklinik hatte ich immer wieder Personen zu begutachten, die von den Nationalsozialisten in den Konzentrationslagern festgehalten und gequält wurden. Zu den schlimmsten Erlebnissen, die mir die untersuchten Frauen erzählten, gehörte die Tatsache, nackt vor dem Untersuchungskommando zu stehen und sich schämen zu müssen.

In Antoine de Saint-Exupérys „kleinem Prinzen“ trinkt der Säufer, damit er sich nicht schämen muss. Und die Menschen im Reich der Schattenpsychiatrie trinken und trinken, und je mehr sie trinken, umso mehr verkommen sie. Und zwischendrin schämen sie sich – wie es der Säufer gegenüber dem kleinen Prinzen zugibt, und sie trinken wieder, damit sie sich nicht schämen müssen. In einer aktuellen Untersuchung von Fichter trinkt jeder Zweite der Obdachlosen im Sinne eines schweren Alkoholismus.

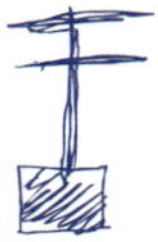

Bernard-Marie Koltès

Bernard-Marie Koltès hat alle diese Leute auf die Bühne geholt.

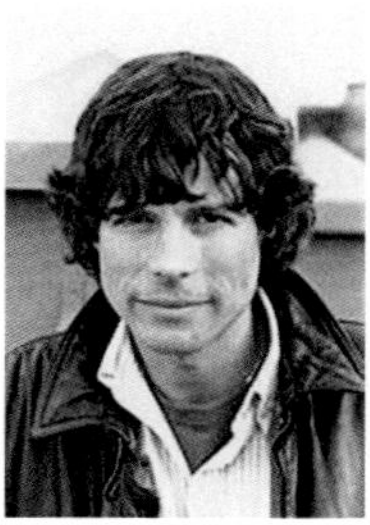

Ein Mann mit einem Gesicht wie ein Engel und – in seiner Dichtkunst – mit einer Abbildungstechnik wie bei einer Kamera. Während wir uns sonst in den Dramen mit den Personen identifizieren, mitleiden, bleibt uns dies bei Koltès weitgehend versagt. Die Menschen werden so auf die Bühne gestellt, wie sie sich in uns abbilden. Im Grunde erleben wir sie und uns wie Fernseh-Konsumenten, die ja auch täglich kühl alles Elend über sich ergehen lassen müssen, wenn sie den Apparat einschalten. Es ist ein Voyeurismus ohne Mitgefühl, natürlich von Ausnahmen abgesehen.

Bernard-Marie Koltès, der Sohn eines in Afrika für die französischen Kolonialrechte kämpfenden Offiziers, der in der Provinz aufwuchs, der in Metz durch die Araberviertel zu seiner Schule geführt wurde, damit ihm ja nichts passieren sollte, ein schöner Junge, der als Kind einen Schönheitswettbewerb gewann. Ein darauf versessener Mann, uns die Menschen zu zeigen, die keiner haben will. Er wurde 1948 in Metz geboren. Er starb 1989 in Paris. Er starb an Aids; ich erwähne die Krankheit deshalb, weil die sexuellen Begriffe in seinen Werken immer wieder einen großen Platz einnehmen. Sein letztes und wohl am meisten gespieltes Drama, „Roberto Zucco", hat er nicht mehr erlebt. Er hat die Uraufführung dem deutschen Regisseur Peter Stein und dem deutschen Theater an der Schaubühne anvertraut. Von diesem Stück werden wir im Folgenden noch sprechen müssen.

So gehetzt die Sprache des Autors Koltès ist, oftmals ohne Punkt und Komma, so reißt sie einen mit, so treibt sie einen fort, und so spürt man immer wieder die Sehnsucht, zu einem anderen dazuzugehören, mit ihm zu verschmelzen. Oftmals gelingt dies ihm in seinen Texten mit Understatement, mit vorsichtigem Sich-Nähern. In einem der für mich stärksten Texte reißt uns die Sehnsucht mit in die Nähe des anderen.

Ich werde daraus eine längere Passage wiedergeben. Der Monolog, der als Theaterstück gedacht ist und auch gerade so intensiv mitreißt, trägt den Titel „Die Nacht kurz vor den Wäldern“.

Dazu möchte ich bemerken, dass Koltès immer wieder außergewöhnliche Titel für seine Werke gefunden hat, die als solche schon einzeilige Kunstwerke sind – so wie das Gedicht von Apollinaire, das der vorhin zitierte Philippe Claudel in seinen Gefängniserinnerungen erwähnt. Claudel berichtet voller Rührung, wie ein Häftling von einem kleinen Gedicht nicht loskommen konnte, dem einzeiligen Gedicht von Apollinaire:

Und die einzige Saite der Nonnengeige.

Er wiederholte das Gedicht immer wieder, um ihm nahezukommen. Dabei fügte er hinzu:

„Ich verstehe nicht, aber manchmal ist es schön, nicht zu verstehen.“

Ich komme zurück zu Bernard-Marie Koltès und dem Stück, das ihm auf dem Festival von Avignon den Durchbruch brachte, zu dem Monolog „Die Nacht kurz vor den Wäldern“.

Dieser Text endet so:

Da auf einmal hab ich die Schnauze voll, diesmal reichts, ich halte mich nicht mehr zurück, ich habe die Schnauze voll von all diesen Leuten, von jedem einzelnen mit seiner kleinen Geschichte in seiner kleinen Ecke, von jedermanns Visage, ich habe die Schnauze voll von allen und ich habe Lust zu prügeln, die Frau, die sich da oben ans

Geländer klammert, habe ich Lust zu verprügeln, und den Araber, der sich ganz allein sein Zeug vorsingt, den habe ich Lust zu verprügeln, den Bettler in meinem Rücken, ganz hinten im Schacht, die alte Verrückte gegenüber, ich habe die Schnauze voll von ihren Visagen und von diesem ganzen Chaos, und auch von dem Mädchen im Nachthemd am anderen Ende des Bahnsteigs, das noch immer heult, und ich haue gleich zu, ich habe Lust draufzuschlagen, Typ, auf die alten Weiber, die Araber, die Bettelmusikanten, die gekachelten Wände, die Züge, die Kontrolleure, die Polizisten, draufzuschlagen auf die Fahrkartenautomaten, die Plakate, die Lichter, diesen Scheißgeruch, diesen Scheißkrach, ich denke an die Liter Bier, die ich schon getrunken habe und die ich noch getrunken hätte, bis keins mehr reinpasst in meinen Bauch, ich bin dagesessen mit dieser Lust zuzuschlagen, bis alles aufhört, bis alles stillsteht, und da auf einmal steht wirklich alles still: die Metro fährt nicht mehr, der Araber verstummt, die Frau da oben hört auf zu atmen, und das Mädchen im Nachthemd hört man nicht mehr schniefen, alles hört mit einem Mal auf, bis auf die Musik ganz hinten und die alte Verrückte, die den Mund aufgemacht hat und die mit einer unmöglichen Stimme zu singen anfängt, der Bettler da drüben spielt das, ohne dass man ihn sieht, und sie singt dazu, sie geben einander Antwort und singen zusammen, als wäre es einstudiert (eine unmögliche Musik, etwas aus einer Oper oder so'n Quatsch), aber so laut, so gemeinsam, dass alles wirklich aufgehört hat, und die Stimme der Alten in gelb füllt alles aus, ich sage mir: o.k., ich stehe auf, ich spurte durch die Schächte, ich springe die Treppen hoch, ich verlasse den Untergrund, und draußen renne ich, ich träume noch von Bier, ich renne, von Bier, von Bier, ich sage mir: was für ein Saustall, die Opernarien, die Frauen, die kalte Erde, das Mädchen im Nachthemd, die Nutten und die Friedhöfe, und ich renne, ich spüre mich nicht mehr, ich suche etwas, das wie Gras ist in diesem Chaos, die Tauben fliegen über den Wald, und die Soldaten schießen sie ab, die Bettler halten die Hand auf, die aufgemotzten Rocker gehen auf Rattenjagd, ich renne, ich renne, ich renne, ich träume von dem geheimen Gesang der Araber untereinander, unter Kameraden, ich finde dich und ich halte dich am Arm, ich habe soviel Lust auf ein Zimmer, ich bin ganz durchnässt, Mama Mama Mama, sag nichts, rühr dich nicht, ich schaue dich an, ich liebe dich, Kamerad, Kamerad, ich habe jemanden gesucht, der wie ein Engel wäre in diesem Saustall, und du bist da, ich liebe dich, und ansonsten, Bier, Bier, und ich weiß immer noch nicht, wie ich es sagen könnte, was für ein Chaos, was für ein Saustall, Kamerad, und dann immer der Regen, der Regen, der Regen, der Regen.

So weit also Bernard-Marie Koltès und sein Rennen durch das Reich der Schattenpsychiatrie, sein Rennen im Regen.

Menschenfeindlichkeit

Wen hat er alles genannt? Es sind z.B. die Bettler, die Verrückten, die Fremden. Es sind die Leute, mit denen nicht nur der junge, durch die Metro von Paris hetzende, Bernard-Marie Koltès nichts zu tun haben möchte. Es sind die Leute, die auch für die bürgerliche Gesellschaft eine Provokation oder – genauer – eine zu missachtende, zu vermeidende Gruppe darstellen, so wie es in „Quai West" heißt:

Raufbolde, Penner, Gestörte, Proleten, menschlicher Abschaum; ich habe von diesen ungewaschenen Irren so die Nase voll, lieber lebe ich mit Ratten und Hunden, Herrgott, all diese Leute widern mich an. In Zukunft lebe ich zwischen vier Betontüren, ich lasse mich verbarrikadieren, sobald ich nach Hause komme, ich lasse mir das Essen durch einen Tunnel schieben, damit ich den Geruch dieses Menschenpacks nicht mehr riechen muss; ich will mich von Kopf bis Fuß in Beton eingießen lassen, mit nur noch einem Loch für Mund und Nase, Maurice, ich will nach Hause.

Der Bielefelder Soziologe Heitmeier hat den Begriff der *gruppenbezogenen Menschenfeindlichkeit* geprägt. Und er hat zehn Jahre lang systematisch untersucht, wie sich dieses Syndrom in Deutschland entwickelt.

Um es zusammenzufassen: Es ist in den letzten zehn Jahren nicht besser geworden, vor allem nicht in den höheren Schichten. Das Besondere an diesem Syndrom ist die Tatsache, dass die Menschenfeindlichkeit, sobald sie eine Gruppe betrifft, mit hoher Wahrscheinlichkeit auch die anderen unerwünschten Existenzen betrifft. Das Gemeinsame in der Haltung der sich Schützenden, der Abwertenden ist die Auffassung, dass die verachteten anderen nicht gleichwertig seien und dass ihre Unversehrtheit kein absolutes Gut darstelle. Im Grunde bedeutet das Syndrom der gruppenbezogenen Menschenfeindlichkeit, dass die Begriffe der Französischen Revolution „égalité, liberté, fraternité“ nicht gelten.

Es kann statistisch sauber nachgewiesen werden, dass das Syndrom der gruppenbezogenen Menschenfeindlichkeit einen gemeinsamen Kern hat, der in gleicher oder ähnlicher Weise zu folgenden Haltungen führt – vor allem bei den Etablierten, die um ihre Vorrechte fürchten:

- Fremdenfeindlichkeit
- Rassismus
- Islamfeindlichkeit
- Antisemitismus
- Abwertung von Behinderten
- Abwertung von Obdachlosen
- Abwertung von Sinti und Roma
- Abwertung von Asylbewerbern
- Abwertung von Langzeitarbeitslosen
- Sexismus
- Homophobie

Heitmeier entnimmt den Syndrombegriff der Medizin, benutzt ihn aber anders, als er dort üblich ist. In der Medizin umschreibt ein Syndrom die Summe der für eine Krankheit oder für einen Leidenszustand typischen Symptome. In unserem Fall wären also bei einem „Syndrom der Menschenfeindlichkeit“ die einzelnen Denk- oder Verhaltensmerkmale zu erwarten, die die menschenfeindliche Haltung ausmachen. Heitmeier meint aber mit seinem Syndrom-Begriff die Gesamtheit der Bevölkerungsgruppen, die von der menschenfeindlichen Haltung betroffen werden.

In dieser Situation will ich eine *eigene* Definition des Syndroms der Menschenfeindlichkeit versuchen, ausgehend von den allgemeinen Lebenserfahrungen und von den in der Literatur wiedergegebenen Befunden. Um Verwirrung zu vermeiden, will ich mein übergeordnetes „Syndrom der Menschenfeindlichkeit" als *„Einstellungsregister der Menschenfeindlichkeit"* benennen.

Einige wesentliche Elemente haben wir in den wiedergegebenen Kunstwerken bereits gehört.

- Ein wichtiges Symptom der Menschenfeindlichkeit ist die *Respektlosigkeit,* die Herablassung, die Demütigung, die Haltung, die z. B. auch der Hauptmann Woyzeck gegenüber zeigt und auch der alte Wesener gegenüber der Dirne.
- Ein zweites Symptom des Syndroms ist die *Typisierung,* so wie sie Wesener vornimmt, wenn er von den liederlichen Bälgen spricht, oder wie wir es tun, wenn wir von den Pennern und Assis sprechen.
- Ein drittes wesentliches Symptom scheint mir die *zugesprochene Alternativlosigkeit* zu sein, die Tatsache, dass man den nicht gleichwertig eingestuften Menschen die Alternative abspricht. Alternativlos sein heißt, keine Hoffnung haben. Der alte Wesener fordert die ihn anbettelnde Frau auf, weiterzuhuren: „Geht, lauft Euren Soldaten nach."
- Ein viertes Symptom ist die *Berührungsangst,* so wie sie Monique in „Quai West" beschreibt: „Ich lasse mir das Essen durch einen Tunnel schieben, damit ich den Geruch dieses Menschenpacks nicht mehr riechen muss; ich will mich von Kopf bis Fuß in Beton eingießen lassen, mit nur noch einem Loch für Mund und Nase."
- Und ein fünftes Symptom ist das *Bedrohungsgefühl.* Unsere Unterbringungsgesetze, die uns irgendwann veranlassen, diesen Menschen beizustehen, haben immer die Bedrohung der öffentlichen Sicherheit und Ordnung zum Inhalt.
- Und dann will ich noch ein sechstes Symptom nennen, das sicher auch eine große Rolle spielt. Es geht um das *Gefühl der bedrohten Ressourcen.* Es geht darum, dass diese „Ballast-

existenzen“, wie es in der nationalsozialistischen Sprache hieß, uns angeblich die Butter vom Brot nehmen oder auch die Arbeitsplätze.

Das sind sechs Symptome des von mir umrissenen Einstellungsregisters der Menschenfeindlichkeit. Sicher gibt es noch viele andere spezifische Kennzeichnungen, und mir ist es nur recht, wenn jedem meiner Leser noch etwas Zusätzliches einfällt, das ihn hellsichtig und hellhörig macht.

Die so beschriebenen Menschen stellen Außenseiter dar. Sie erregen manchmal auch unser Interesse, mehr aber unser Ärgernis. Solange sie zu bestimmten Bevölkerungsgruppen gehören, wie z. B. Sinti oder Türken, haben sie eine Kohärenz. Sobald sie aber nur durch das Herausfallen aus diesem etablierten System charakterisiert sind, stehen sie allein. Es gibt wenig Kontakte unter Obdachlosen. Es gibt wenig Kontakte unter Menschen, die die seelische Gesundheit verloren haben und versuchen, irgendwie zu überleben. In ihrem Außenseitertum sind sie einsam und öffentlich zugleich.

Sie helfen sich, sofern sie können, auf verschiedene Weise, oft zu unserer Verwunderung und Erheiterung, manchmal auch zu unserer Abscheu.

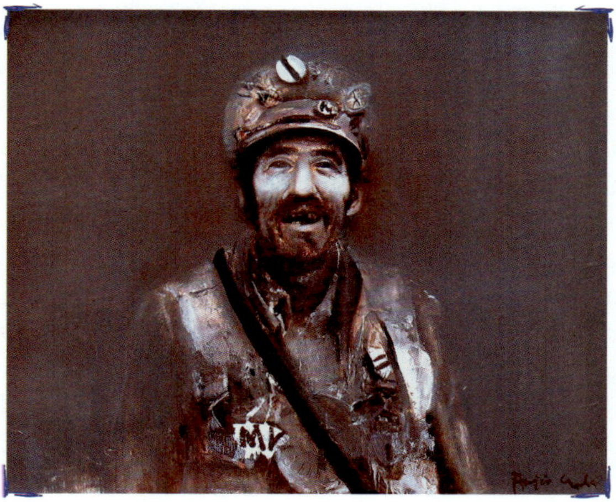

Ich zeige jetzt das Bild, das mir ein Freund zur Verfügung gestellt hat. Wir sehen einen Mann, der sich – ohne erfahrene Ehre und Würdigung – selbst mit den Ehrenzeichen dieser Welt überhäuft hat und auf den Rest der Welt zuläuft.

Und jetzt zitiere ich noch einmal den Text von Koltès, diesmal in einer anderen Übersetzung:

Jetzt aber bin ich, jetzt bin ich bedient, das ist es jetzt also, ich nehme mich jetzt nicht mehr zusammen, ich bin bedient, ja, das bin ich, von diesem ganzen Gesocks, von jedem Typ mit seiner Mini-Geschichte in seinem kleinen Loch, von ihren Allerweltsfressen, ich bin bedient, und ich habe Bock draufzuschlagen, auf die gute Frau, die sich da oben ans Geländer klammert, ich habe Bock, auf sie draufzuschlagen, und der Araber, der sich einen absingt, ich habe Bock, auf ihn draufzuschlagen, der Bettler in meinem Rücken, ganz hinten im Gang, die verrückte Alte mir gegenüber, ich habe genug von ihren Fressen und dem ganzen dreckigen Drumherum, von der Göre im Nachthemd am andern Ende der Station, die immer noch heult, und ich, ich werde jetzt zuschlagen, Kumpel, auf die Alten, die Araber, die Bettler, die verkachelten Wände, die Waggons, die Kontrolleure, die Bullen, ich werde die Ticketautomaten zerdeppern, die Anzeigetafeln, die Leuchtreklame, diesen Drecksgestank, diesen Muskelsgestank, diesen Deckslärm, ich denke an die Liter Bier, die ich schon gesoffen habe und die ich noch gesoffen hätte, bis mein Magen sie rausgekotzt hätte, ich bin sitzengeblieben mit diesem Bock draufzuschlagen, Kumpel, bis das alles zu Ende ist, bis das alles aufhört und dann, mit einem Mal, hört das wirklich alles auf und das ist gut so: die U-Bahn fährt nicht mehr vorbei, der Araber ist ruhig, die gute Frau da oben hört auf zu atmen, und die Göre im Nachthemd, man hört sie nicht mehr schnaufen, alles hört mit einem Mal auf, außer der Musik im Hintergrund, und die verrückte Alte mit dem aufgesperrten Mund fängt zu singen an mit einer unmöglichen Stimme, der Bettler spielt sowas, sie geben sich Antwort und machen das gemeinsam, so als ob es verabredet wäre (eine unmögliche Musik, so etwas aus der Oper oder so ein Scheiß), aber so stark, so gemeinsam, dass alles tatsächlich aufhört, und die Stimme der Alten in Gelb nimmt den ganzen Raum ein, ich, ich sage mir: ok, ich stehe auf, ich trabe durch die Gänge, ich springe die Treppen hoch, ich verlasse die U-Bahn, und draußen renne ich, ich träume noch von Bier, ich renne, von Bier, von Bier, ich sage mir: was für ein Puff, die Opernarien, die Frauen, die kalte Erde, die Göre im Nachthemd, die Nutten und die Friedhöfe, und ich renne und ich fühle mich nicht mehr, ich suche etwas, das wie Gras ist mitten in diesem Dreckshaufen, die Tauben fliegen auf über dem Wald und die Soldaten schießen nach ihnen, die Bettler halten die Hand auf, die versifften Assis machen Jagd auf Ratten, ich renne, ich renne, ich renne, ich träume vom Singsang der Araber untereinander, unter Kameraden, ich finde dich und ich halte dich am Arm, ich habe so einen Bock nach einem Zimmer und ich bin ganz durchnässt, Mama Mama Mama, sag nichts, rühr dich nicht, ich schaue dich an, ich liebe dich, Kamerad, Kamerad, ich, ich habe jemanden gesucht, der wie ein Engel ist mitten in diesem Puff, und du bist da, ich liebe dich, und im übrigen Bier, und ich weiß immer noch nicht, wie ich es sagen soll, was für ein Dreckshaufen, was für ein Puff, Kamerad, und dann immer der Regen, der Regen, der Regen.

„Il pleure dans mon coeur comme il pleut sur la ville."

Il pleure dans mon coeur comme il pleut sur la ville. In meinem Herzen weint es, so wie es auf die Stadt regnet. Was ist das für eine Sehnsucht, die mein Herz durchbohrt?

Der Dichter dieser Zeilen, Paul Verlaine, stammt wie Bernard-Marie Koltès aus Metz. Wie er war er der Sohn eines Offiziers, ein neuer Villon, Bohémien und Vagabund, eine harmonische Einheit aus Kindlichkeit und Laster. So schreibt Hanns W. Eppelsheimer und danach: Er sammelt aus Verkommenheit und Aufschwung, aus Kneipe und Gefängnis, Absinthrausch und ekstatischem Gebet das genialste Gedichtwerk der französischen Literatur.

Verlaine wurde etwa 100 Jahre vor Koltès in Metz geboren, also in unserer Nachbarschaft. Wie ein anderer Biograph schreibt (Klemperer), war er der Typus des romantischen Menschen, der auf keine Weise ins bürgerliche Leben passt, der, willenskrank seinen Nerven- und Leidenschaften überliefert, zwischen Ausschweifung, Reue und neuer Ausschweifung pendelt, bis zum traurigen Ende. Nicht nur durch seine Gedichte wurde er berühmt, sondern auch durch seine Beziehung zu Arthur Rimbaud, dem großen Dichter, mit dem er zusammen durch die Welt vagabundierte. Der stammte ebenfalls aus unserer Nachbarschaft, aus Charleville-Mézières. Die letzte Etappe dieses Buches wird von den Wegen dieser beiden Männer, den äußeren und inneren Wegen, ausgehen.

Zuvor werden wir nach Épinal, zu Rembrandts Meisterwerk „Mater dolorosa“, reisen, um über Trauer, Schmerz und Depression zu sprechen.

Es weint in meinem Herzen: Ein großes Gedicht der Traurigkeit. Am Schluss heißt es in Verlaines Gedicht:

Am schlimmsten ist's: nicht wissen,
weshalb man sich so quält.
Den Hass, die Liebe missen –
Dies hat mein Herz zerrissen!

Die „Erbsünde“ und die Täter

Bei der Gruppe von Menschen, über die ich jetzt sprechen will, hat die große Traurigkeit sehr oft ihre fassbaren Ursachen. Ich meine damit die Menschen, die von Anfang an im Leben betrogen wurden. Ich habe sie hundertfach kennengelernt, vor allem in der Forensik. Und wenn ich im Gefängnis gearbeitet hätte, dann hätte ich sie dort kennengelernt. Und wenn ich mich an den sozialen Brennpunkten aufgehalten hätte, dann hätte ich sie dort kennengelernt – oder auch dort, wo nichts mehr brennt, wo nur noch Leere, Kälte und Einsamkeit sind, zurückgezogen und eingeschlossen in einem verwahrlosten Zimmer oder wie Strandgut draußen, wie Treibgut auf der Straße.

Als ich den Begriff vor vielen Jahrzehnten hörte, habe ich mich oft gefragt, was das sein soll, die „Erbsünde". Und als ich dann in die Psychiatrie kam, vor allem in die Kinder- und Jugendpsychiatrie, habe ich geglaubt zu wissen, um was es sich handelt. Es ist der verdammte Nachteil, der einem ins Leben mitgegeben wird. Das kann so vieles sein: Die Schädigung in der unerwünschten Schwangerschaft durch Alkohol und Zigaretten, der lieblos abgewickelte Geburtsvorgang und die sich anschließende notdürftige Hilfe – ganz anders als z. B. bei meinen eigenen Kindern, die sich alle Mühe machten, wie und wo sie das Kind am besten zur Welt bringen könnten.

Der verdammende, der verdammte Nachteil: Die fehlenden Mittel zum Wärmen und Nähren, später auch zum Spielen, die Väter, die, wenn sie nach Hause kommen, sich betrinken, die Mütter, die nicht wissen, wie sie ihre Aufgaben bewältigen sollen und schließlich die Waffen strecken, der Streit, die anderen Liebhaber, das Verlassenwerden. Man kann das zerbrochene Heim, das „broken home", nicht schlimm genug phantasieren und beschreiben. Wer in diese Hölle hineingeboren wird, erfährt seine Verletzungen und lernt auch, wie er sich schützt, abkapselt oder wegläuft, immer wieder wegläuft. Und er kommt dann oft nicht in die beste Gesellschaft. Es geht so schnell von dem Syndrom der Verwahrlosung, d. h. vom Lügen, Stehlen und Weglaufen, zum kriminellen Delikt.

Leider hat die Psychiatrie für die davon betroffenen Menschen einen allseits hochwillkommenen Begriff gesellschaftsfähig gemacht, einen Begriff, der wie eine Diagnose gehandelt wird, einen Begriff, auf den sich alle stürzen, so als ob es um eine therapeutisch zugängliche spezifische Krankheit gehe – und mit dem alle betrogen werden oder sich betrügen: die Ärzte, die Psychologen, die Juristen und letztendlich auch die damit dazu ernannten „Patienten": die es lernen sollen und sich in der Tat expressis verbis damit entschuldigen, trösten können, dass sie eine „Krankheit“ haben, nämlich eine *„Persönlichkeitsstörung“*.

Eine Narbe ist keine Krankheit. Auch eine Summe von Narben ist keine eigenständige Krankheit, selbst wenn sie eine wesentliche Behinderung bedingt. Diese Summe von Narben stellt einen offensichtlichen Befund dar, bei dem mitdenkende und mitfühlende Menschen auf den Gedanken kommen müssten, dass hier ein Mitmensch besonders vieles und besonders Schweres durchgemacht hat.

An dieser Stelle, lieber Leser, wollte ich ein Bild zeigen, eine Zeichnung, die mich sehr bewegt hat. Sie zeigt ein Kind, das voller Scham und Angst in der Ecke steht. Ich habe mich entschlossen, das Bild doch nicht zu zeigen, da es den Menschen, der es gemalt hat und von dessen Lebengeschichte ich etwas berichten werde, identifizierbar machen könnte. Ich zeige es nicht, obwohl der Maler damit einverstanden wäre. Ich habe so oft – immer wieder – erlebt, dass Menschen dankbar und glücklich waren, wenn man ihr Leid wahrnahm und würdigte, dass sie es geradezu wollten, dass man öffentlich darüber spreche und dass sie dann in letzter Minute ihre Einwilligung zurückzogen oder – nach erfolgter Veröffentlichung – betroffen und enttäuscht waren: Die Scham ist so groß, auch wenn man nichts dafür kann – die Scham, aus dem Elend zu stammen, vergewaltigt zu sein, die Scham, arm zu sein oder ein Opfer zu sein.

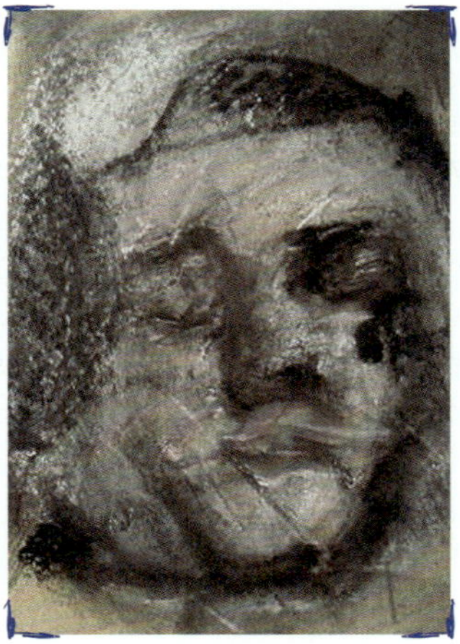

Stattdessen zeige ich Ihnen ein anderes Bild, das die mit mir befreundete Malerin Marlene Thiesen gemalt hat und zu dem der saarländische Dichter Johannes Kühn beim ersten Betrachten, ohne weitere Information und Vorbereitung, folgende Zeilen geschrieben hat:

Ich wüsste nicht, was ich dem Kind erzählen soll,
um es zu heilen,
um es zu trösten,
um Güte wiederum in ihm zu wecken.

Es hat den Mund geschlossen.

Als atme es aus Haß durch große Nasenlöcher,
so stehn sie offen.

Wer hat die Schläge,
die ihm das Haupt zerschunden haben, ausgeführt?

Als suche es die schrecklichen
Mit Sorgfalt zu vergessen,
schloß es die Augen.

Der junge Mann, dessen Bild der Traurigkeit ich auf diesen Seiten *nicht* zeige, hatte im Alter von 20 Jahren schon zehn Haftstrafen verbüßt, und mindestens so oft war er auch im Gefängnis vergewaltigt worden.

Il pleure dans mon coeur. Wenn es im Herzen weint, sollte man wissen, woher die Traurigkeit kommt. Aber sehr oft schalten die Menschen, die so Schlimmes erfahren haben, diese sie fast zum Selbstmitleid zwingenden Gefühle ab. Sie entfernen sie aus ihrer Erinnerung oder sie verwandeln sie in böse Gefühle, die aus ihnen, den ohnmächtigen Opfern, machtvolle Täter machen. Dieser junge Mann meinte, dass er ein Werwolf sei, dass er Blut trinken müsse. Er meinte, ein anderer zu sein, einer, der das Schicksal des Gequältwerdens nicht erlitten habe. Und manchmal, wenn es gar nicht zum Aushalten war, musste das eigene Blut fließen durch immer wiederholte Selbstverletzungen. Wie oft habe ich gehört, dass diese Handlung, diese Aktivität, eine Erleichterung bringe – etwa so, wie wenn man unter einem Benzodiazepin kurze Zeit wegtauchen darf.

Es gibt sie, eine Gruppe von Menschen, die die Wärme nicht spüren dürfen. Bernard-Marie Koltès deutet sie in seinem Stück „Kampf des Negers und der Hunde“ an.

Der Neger Alboury sagt zu dem Weißen:

Vor sehr langer Zeit sagte ich zu meinem Bruder: „Ich spüre, dass mir kalt ist.“ Er sagte zu mir: „Das kommt daher, weil zwischen dir und der Sonne eine kleine Wolke steht.“ Ich sagte zu ihm: „Ist es möglich, dass ich wegen dieser kleinen Wolke friere, wo doch alle anderen Leute um mich schwitzen und die Sonne sie verbrennt?“ Mein Bruder hat zu mir gesagt: „Auch ich friere.“ Also haben wir einander gewärmt. Da habe ich zu meinem Bruder gesagt: „Wann wird diese Wolke verschwinden, dass die Sonne auch uns wieder wärmt?“ Er sagte: „Sie wird nicht verschwinden, es ist eine kleine Wolke, die uns überall hin folgt, immer steht sie zwischen der Sonne und uns.“ Und ich fühlte, wie sie uns überall hin folgte und wie wir, mein Bruder und ich, froren und uns gegenseitig wärmten inmitten der Leute, die nackt im Warmen lachten. Da haben mein Bruder und ich uns unter dieser kleinen Wolke, die uns die Wärme wegnahm, aneinander gewöhnt, dadurch, dass wir uns gegenseitig wärmten.

Aber diese Solidarität der um die Sonne Betrogenen kommt nur selten vor und hält auch nur kurze Zeit an. Es gibt keinen Spartakus-Bund der Benachteiligten, der auf lange Sicht wirksam wäre. Es gibt sie nicht, die von Koltès geforderte Gewerkschaft der in den Arsch Getretenen. Es gibt immer nur kurze Momente des Sich-Wärmens, des Sich-Helfens, der Auflehnung, der Meuterei auf der Gefängnisstation oder in der forensischen Klinik. Die Einsamkeit holt alle wieder sehr bald ein. Und nicht nur die Einsamkeit, sondern auch die Reaktionen und Sanktionen des Systems, gegen das man sich verfehlt hat. Kaum hat man es gewagt, Revolution zu machen, wird man wieder auf den alten Platz zurückgebracht. Es ist so wie bei jenen Würfelspielen, wo man wieder von Neuem anfangen muss, wenn man Pech gehabt hat. Und die Menschen, von denen ich spreche, sind zum Pech verflucht.

Das hört sich vielleicht alles so dramatisch und pathetisch an. Aber ich kann nicht anders. Das ist die Wahrheit, die ich in 40 Jahren Psychiatrie und 20 Jahren Forensik immer wieder erfahren habe. Es ist so trostlos, immer wieder von Neuem anfangen zu müssen, immer wieder hilflos zu sein.

Als ich den Maler des nicht gezeigten Bildes fragte, welches Bild eines anderen Malers ihn besonders beeindrucke, forderte er mich auf, mit ihm auf seine Station zu kommen. Er zeigte mir ein Bild, das über seinem Bett hing, ein Bild von Fragonard. Dort sah man eine bunt und schön gewandete Frau, die heiter und fröhlich in den blauen Himmel hineinschaukelte.

Wer macht sich Gedanken, was die Sehnsüchte und Wünsche der Menschen sind, die über Jahre festgehalten werden, um sie zu bessern oder zu sichern, wie es im Maßregelvollzug heißt, oder um sie zu bestrafen, wenn es um die Justizvollzugsanstalt geht. Dabei sind alle Menschen nicht nur in ihren körperlichen

Organen gleich ausgestattet. Unabhängig von ihren Delikten und Absonderlichkeiten gilt für alle das Gleiche: Psychisch Kranke sind ganz normale Menschen, Straffällige sind ganz normale Menschen. Sie haben nicht nur den Hunger und den Durst gemeinsam, das Schwitzen und die Ausscheidungen, sondern auch den Wunsch nach einem anderen, der ihnen zuhört. Sie haben die Sehnsucht, eine Alternative zu haben, nicht nur zu dem zu werden, was im Therapieplan oder im Maßregelvollzugsplan steht. Sie haben das Bedürfnis und sie haben auch das Recht auf eine Hoffnung.

Von einer wichtigen Dimension haben wir schon gesprochen, nämlich von der Würde. Die Respektlosigkeit, die den Menschen, die unter Obhut sind, widerfährt, ist beschämend. Das macht sich nicht nur in der Anrede bemerkbar, die den „Herrn" oder die „Frau" weglässt, um so von „dem Müller" oder „der Jakobi" zu sprechen, das zeigt sich auch bei der Rede in der dritten Person. Das zeigt sich bei dem Wartenlassen und der Herablassung, womit eine Zigarette oder ein Kondom ausgegeben werden. Die Respektlosigkeit gegenüber Menschen ist eine Schande unter Menschen.

Und jeder, der mit diesen Ausgelieferten zu tun hat, sollte sich klarmachen, dass sie alle eine Geschichte haben.

In seinem sehr lesenswerten Bericht über die Zeit seiner Unterrichtstätigkeit im Gefängnis – mit dem Titel „Das Geräusch der Schlüssel" – zeigt Philippe Claudel, dass die Wahrnehmung und Begegnung in diesem Schattenreich auch anders möglich ist.

Am Ende eines seiner Arbeitstage notiert er sich:

Ich erinnere mich an jene beiden Aufseher, die einen von der Gerichtsverhandlung zurückkehrenden Häftling empfingen, der sich, fix und fertig durch den Urteilsspruch von 18 Jahren Gefängnis, wie ein Automat bewegte. Sie standen ihm zur Seite und sprachen in einer Sanftheit mit ihm, die vielleicht jener Sanftheit einer Mutter gleichkommt, die mit ihrem weinenden Sohn spricht. Die beiden Wärter flüsterten einfache Worte, Worte des Trostes. Sie duzten den Häftling, und ihr Duzen war in diesem Fall der größte Beweis ihrer Güte.

Claudel beschreibt ein schönes Beispiel der Solidarität:

Vor einigen Jahren, als es Sauerkraut zum Essen gab, stand jedem Häftling ein sehr leichtes und billiges Bier zu, ein Valstar. In einer mit mehreren Häftlingen belegten Zelle organisierte man eine Art Rotation: An jedem Sauerkrauttag wurden alle Biere einem Einzigen zugeteilt; dadurch, dass er alle trank, konnte er fast den Rausch erreichen.

Aber zwischen diesen beiden Episoden – die ich jetzt auch zu dem Zweck zitiert habe, um eine leichte Unterbrechung und ein Durchatmen zu erreichen – lässt Claudel an der Düsternis keinen Zweifel. Sein Büchlein beginnt so:

Das erste Mal, als ich das Gefängnis verließ, konnte ich mich auf dem Bürgersteig nicht sofort bewegen. Ich bin einige Minuten reglos dort stehen geblieben. Ich sagte mir, ich könnte, wenn ich wollte, nach links gehen oder auch nach rechts oder gar geradeaus, ohne dass jemand etwas daran auszusetzen hätte. Ich sagte mir auch, dass ich, wenn ich wollte, in irgendeiner Kneipe ein Bier, einen Ricard oder auch einen Capuccino trinken könnte oder dass ich auch nach Hause zurückkehren und mich duschen könnte, einmal, zweimal, dreimal, so oft, wie es mir gefiele. Ich hatte in diesem Augenblick begriffen, dass ich bis dahin im Genuss einer Freiheit gelebt hatte, von der ich nicht wusste, wieweit sie reichte, was ihre gewöhnlichsten Anwendungen waren, ja nicht einmal, welchen genauen und alltäglichen Umfang sie hatte.

Und am Ende seiner Tätigkeit zog er, ein freier Mann, die Bilanz:

Heute, heute, da ich nicht mehr ins Gefängnis gehe, heute, da ich kaum noch an ihm vorbeikomme, als ob ich es vielleicht unbewusst meiden würde, habe ich den Eindruck, dass es in mir einen Teil des Gefängnisses gibt. Ich spüre tief in meinem Inneren den Raum des Gefängnisses, sein Grau, sein Vorhandensein, seine Feuchtigkeit, seine schreckliche Hitze, seine Perspektive. Ich habe mich vor kurzem gefragt, ob ich mich in Zukunft immer noch so, in meinem Innern, daran erinnern werde.

Und ganz zum Schluss resümiert er:

Jetzt, glaube ich, habe ich alles gesagt. Alles gesagt, was ich wusste, was ich behalten habe. Das mag ein Zeugnis sein oder, genauer, ein falsches Zeugnis, denn es fehlt mir etwas Wesentliches, um über das Gefängnis zu sprechen, nämlich, darin eine Nacht verbracht zu haben. Ich weiß im Grunde nicht, ob man über das Gefängnis sprechen kann, wenn man nie darin geschlafen hat. Alle Stunden, die ich in diesen Mauern verbracht habe, bilden zusammen viele Tage, ja, sogar Monate, aber nie eine Nacht, nicht eine einzige. Und dann, was die Falschheit meines Zeugnisses noch vergrößert, ist, dass ich das Gefängnis nur von einer einzigen Seite her gekannt habe.

Das wohl zur Zeit berühmteste Theaterstück von Bernard-Marie Koltès spielt im Gefängnis. Es heißt „Roberto Zucco“ und handelt von einem Mann, einem gutaussehenden, gewinnenden, gescheiten Mann, der nacheinander Vater und Mutter umbringt und alle, denen er begegnet, gleich, ob sie ihm etwas zuleide getan haben oder nicht. Bernard-Marie Koltès hatte sich in den Anblick dieses Mannes verliebt, als er die Plakate sah, mit denen er aufgrund seiner Morde gesucht wurde, und er hat ihn mit diesem Theaterstück – und auch mit seinen Äußerungen zu diesem Stück – zu einer Lichtgestalt gemacht, in einer ganz unvernünftigen Verherrlichung der durch nichts zu begründenden Gewalt.

Am Ende des Stückes entweicht Zucco wieder einmal aus dem Gefängnis. Um die Mittagszeit steht er auf dem Dachfirst des Gebäudes.

Eine Stimme ruft: Zucco, Zucco, sag uns, wie schaffst du es, dass du nie eine Stunde im Gefängnis bleibst?

Eine weitere Stimme ruft erneut: Wie schaffst du das?

Eine weitere Stimme fragt: Auf welchem Weg bist du abgehauen? Verrat uns den Dreh.

Und Zucco antwortet: Nach oben. Man darf nicht versuchen, durch die Mauern zu kommen, denn hinter den Mauern sind andere Mauern, ist immer noch Gefängnis. Man muss über die Dächer fliehen, zur Sonne. Zwischen Sonne und Erde werden sie nie eine Mauer ziehen.

Wieder fragt eine Stimme: Und die Aufseher?

Zucco antwortet: Die Aufseher gibt es nicht. Man braucht sie einfach nur zu übersehen. Außerdem packe ich fünf mit einer Hand und zerquetsche sie.

Eine Stimme fragt: Woher hast du deine Kraft, Zucco, woher hast du deine Kraft?

Zucco antwortet: Wenn ich loslege, schaue ich nicht nach rechts oder links, ich sehe keine Hindernisse und weil ich sie nicht angeschaut habe, brechen sie ganz von selbst vor mir zusammen. Ich bin einsam und stark, ich bin ein Nashorn.

Eine Stimme wendet ein: Aber dein Vater und deine Mutter, Zucco. Die eigenen Eltern darf man nicht anrühren.

Zucco antwortet: Dass man seine Eltern umbringt, ist normal.

Eine Stimme meldet sich: Aber ein Kind, Zucco; man tötet kein Kind. Man tötet seine Feinde, man tötet Leute, die sich wehren können. Aber kein Kind.

Zucco entgegnet: Ich habe keine Feinde, und ich greife nicht an. Ich zerquetsche die anderen Tiere nicht aus Bosheit, sondern weil ich sie nicht gesehen habe, und weil ich auf sie getreten bin.

Eine Stimme fragt: Hast du Geld? Hast du irgendwo Geld auf die Seite geschafft?

Zucco meint: Ich habe kein Geld, nirgendwo. Ich brauche kein Geld.

Dann melden sich drei Stimmen: Du bist ein Held, Zucco.

Er ist Goliath.
Er ist Samson.

Die schauderhafte Geschichte wird ohne eine Gefühlsregung erzählt, so als ob wir den Fernseher angeschaltet hätten und nicht in Beziehung treten könnten. Natürlich hat auch Zucco seine Geschichte, selbst wenn er bis zum 18. Lebensjahr ein braver und unauffälliger Junge war, der zu den schönsten Hoffnungen berechtigte.

Koltès zeigt uns aber nichts davon, sondern nur die Glorifizierung der Gewalt und dessen, was uns möglich ist.

Das Drama endet mit einer Beschreibung der Umgebung, in der der entwichene Roberto Zucco auf dem Dachfirst des Gefängnisses steht:

Die Sonne steigt höher und wird blendend hell wie der Glanz einer Atombombe. Man sieht nichts mehr.

Dann hört man eine Stimme, die schreit: Er fällt.

Mit diesem Sturz in die Tiefe will ich die eine Seite der Schattenpsychiatrie, die ich anzudeuten versucht habe, beenden, die Welt der sogenannten Verbrecher, des Verbrechens, der Gefängnisse und der forensischen Stationen. Ganz überwiegend handelt es sich dort – wenn wir jetzt einmal von dem Beispiel des Roberto Zucco absehen, das wirklich in seiner scheinbaren Unbegründetheit außergewöhnlich ist – um Menschen, die mit der „Erbsünde“, wie ich sie anfangs genannt habe, in die Welt geworfen wurden, die unter schauderhaften Verhältnissen ihren Weg ins Leben antreten mussten.

„Mein irregeleitetes, desto inniger geliebtes Kind“

Zum Abschluss dieser Etappe reise ich mit Ihnen zu den Menschen, die ein weitgehend normales Leben hatten und die dann über Wege, die zu begründen und zu beschreiben sind, an den Rand der Gesellschaft und in ihren Schatten kamen. Ich spreche von Menschen, die in ihrer Sehnsucht, in ihrem Rausch, in ihrem Suchtdruck, gerannt und gerannt sind, durch die Welt gerannt sind, bis sie nicht mehr weiterkonnten.

Am Anfang dieses letzten Teiles soll ein Gedicht von Walter Hasenclever stehen, das wir auch am Grabe eines Patienten gesprochen haben, der nach Jahrzehnten der Sucht, der körperlichen und geistigen Zerstörung, beerdigt wurde.

Das Gedicht heißt „Die Todesanzeige“ und lautet so:

Als ich erwachte heut morgen aus dumpf bekümmertem Traum,
Schwebte ein leiser Engel im Dunkel durch meinen Raum.
Ich las einer Mutter Wort, wo die Todesberichte sind:
„Mein irregeleitetes, desto inniger geliebtes Kind.“
Da neigte zu meinem Bette sich viele Trauer hin:
Ich weiß, dass ich auch verirrt, das Kind einer Mutter bin.

Da sah ich den Scheitel des Andern, der hilflos ins Elend sank.
Ich sah ihn verliebt, betrunken, von schrecklichem Aussatz krank.
Ist er nicht auch gestanden in Nacht und Vorstadt allein,
Hat aus heißen Augen geweint in den Fluß hinein?

Ist oft durch Gassen geschlichen, wo Rotes und Grünes glüht,
Fröhlich am Abend gezogen, gestorben am Morgen müd.
Mußte in Häusern essen mit Menschen, feindlich und fremd,
Schlafen in kalten Gemächern, frierend, ohne Hemd –

Die Mutter hat ihm geholfen mit Wäsche und etwas Geld;
Alles ist gut geworden. Sie hat ihn geliebt auf der Welt.

Mein Bruder unter den Sternen! Ich hab deine Armut erkannt.
Begnadet hast du dich zu mir in dieser Stunde gewandt.
Nun strömt dein lächelnder Atem nicht mehr in Gold und Polar,
Nicht mehr im Sturm der Gewitter entzündet sich kindlich dein Haar;
Sieh – in der Todesstunde deiner Mutter ewiges Wort;
Es trägt auf silbernen Flügeln dich aus der Vergessenheit fort.
Eh' ich nun öffne die Läden nach schwerer, trauriger Nacht:
Mein Bruder unter den Sternen! Wie hast du mich glücklich gemacht.

Ricardo, wie ich den über Jahrzehnte auch von mir begleiteten Mann nennen will – den Mann, an dessen offenem Grab dieses Gedicht gesprochen wurde, bevor zum letzten Mal die Trompete für ihn erklang –, Ricardo, der aus guten, bürgerlichen Verhältnissen stammte, entwickelte sich anfangs wie die anderen auch, bis er als pubertierender Junge in den Sog der Süchte gelangte, vielleicht auch durch sein Musizieren, das er gerne mit anderen zusammen ausübte. Er war Trompeter. Schnell zog es ihn immer mehr in die Gasthäuser, wo sie miteinander Musik machten und miteinander Drogen nahmen. Am Anfang seines neuen, ins Unglück führenden, Lebenslaufs versuchte ihn ein anderer junger Mann, der ihn gerade bei einer Silvesterfeier kennengelernt hatte, beizeiten zu retten. Er rief noch in der Silvesternacht in der Klinik an: Er sei selbst süchtig gewesen und habe die Sucht überwunden. Jetzt sehe er einen anderen, seinen neuen Freund Ricardo, der dem gleichen Schicksal entgegengehe. Der sei voller Drogen, betrunken, randaliere, sei aggressiv, wolle sich das Leben nehmen. Er bitte um seine sofortige Aufnahme. Damals war der junge Mann, war Ricardo, 19 Jahre alt.

Er kam in der gleichen Nacht und ging dann wieder. Aber später, bis zu seinem Tod, kam er wohl 30 Mal in die Behandlung des Landeskrankenhauses, meistens von der Polizei gebracht.

Er war auch in verschiedenen Fachkliniken und Entziehungsanstalten. Er war immer wieder guten Willens, und immer wieder konnte er nicht standhalten. Zeitweise glaubte er wohl auch, dass man ihm Unrecht tue, dass er Grund habe, sich zuzudröhnen. Das Dorf war gegen ihn, die Schwägerin rief die Polizei, sobald er über die Grenzen des Dorfes kam. Sie konnte immer wieder wohlbegründet ausführen, dass er die Großmutter bedrohe, um von ihr Geld zu erhalten. Am Ende durfte er sich zu Hause nicht mehr sehen lassen. Aber die Gemeinde war ihm gegenüber, da er keinen Wohnsitz hatte, verpflichtet, eine Unterkunft bereitzustellen. Sie bot sie ihm dann in einem alten verwahrlosten Stall, und er blieb auch dort nicht lange.

Zuletzt kam er wieder aus Saarbrücken in die Klinik. Die Angaben des Heimes, das ihn am 01.07.2002 als Obdachlosen aufgenommen hatte, sagten über die „Aufenthaltsverhältnisse im letzten halben Jahr vor Heimaufnahme" Folgendes aus:

21.06.2002 bis 01.07.2002: O.F.W. Saarbrücken (Bürgerpark, Bahnhof, Saaranlagen)

16.05.2002 bis 21.06.2002: Therapiezentrum in XY

Mai 2001 bis zum 16.05. 2002: Landeskrankenhaus Merzig.

Und davor war er noch mehrfach hin und her geschoben worden: Betreuer, Gerichte, Krankenkassen, das Landesamt für Soziales hatten über ihn verfügt. Kurze Zeit hatte die Großmutter ihm wieder Unterschlupf in ihrem Keller gegeben, bis die Schwägerin ihn meldete, bis die Polizei ihn abholte und ein vorletztes Mal zu uns brachte.

Am Ende des Jahres 2002 war er tot.

Mit einiger Rührung habe ich den Abschlußbericht gelesen, der damals in der von mir geführten Klinik erstellt wurde. Dieser Bericht hat mich nachträglich darin bestärkt, dass ich nicht auf den standardisierten Arztbriefen bestanden hatte, die zu mehr als der Hälfte computerproduzierte Befunde wiedergaben, in denen termini technici, Schubladen-Denken und Etikettierungen zu finden waren. Ich mache jetzt einen kurzen Exkurs zu den sogenannten ärztlichen Dokumenten, unter anderem den Arztbriefen.

Ich habe das selbst vor einem Jahr gemerkt, als ich an einer schweren lebensbedrohlichen Neuroborreliose erkrankt war: wie unsinnig unsere Briefe sind. Um meinen Zustand zu beschreiben, der durch monatelange Schlafstörungen, nur durch Opiate beherrschbare Schmerzen und durch Todesangst gekennzeichnet war, fand ich in der Spalte, die für die „Diagnose" vorgesehen ist, folgende Angaben: Unklare Schmerzen, Sulfonamid-Allergie.

Man hatte also die der Vollständigkeit halber gemachte Angabe, dass vor 50 Jahren auf eine Tabletteneinnahme hin eine kleine, räumlich begrenzte allergische Reaktion der Haut aufgetreten war, in die Zusammenfassung und Würdigung meiner schweren aktuellen Erkrankung aufgenommen – und alles, was wichtig war, nicht aufgeführt, vielleicht auch nicht zur Kenntnis genommen.

Jetzt erinnere ich mich auch noch an einen von mir als Oberarzt zurückgewiesenen Arztbrief eines immer schnellen, auf Erledigung bedachten Mitarbeiters, der mit folgenden Worten den Bericht über den stationären Aufenthalt einer wahnkranken Frau abschloss: Wir behandelten mit Psychopharmaka und Dauerkatheter.

Ich erwähne diese Marginalien, um auszuführen, wie fehleranfällig und pseudoinformatorisch unser Dokumentationssystem sein kann – und welche ärztlichen Haltungen hinter der Berichterstattung und auch hinter der durchgeführten Behandlung stehen können.

Als ich mich mit dem Krankenblatt des erstgenannten Patienten (des Mannes, dessen Bild ich nicht gezeigt habe) auf die Waage stellte, waren es, mein Körpergewicht subtrahiert und die festen Aktendeckel der Leitzordner inbegriffen, 15 kg.

Bei unserem letztgenannten Patienten (bei Ricardo) waren es immerhin noch 7 kg.

Wenn ich dann zwischen den Zeilen versuchte, in den als so schwer befundenen Krankenblättern etwas von den Patienten zu erfahren, fand ich nur weniges, was sie persönlich betraf. Aber was mich noch mehr erschüttert hat, war die Tatsache, dass ich sehr viel Fachjargon über den einzelnen Menschen fand, sowohl was seine spezifische Verfassung ausmachte als auch das erstrebenswerte sogenannte Therapieziel, sehr vieles, das nicht speziell auf diesen Menschen zutraf, und sehr vieles, das ihm in der Zeit nach der Entlassung wohl nicht weiterhelfen konnte.

Sicher ist es wichtig, wenn man gemeinsam gültige Begriffe benutzt, mit denen man sich verständigen kann, und sicher ist es wichtig, wenn man allgemein gültige Lebensregeln hat, die einem dazu verhelfen zurechtzukommen. Aber auf die Dauer bringt nichts etwas, das nicht spezifisch zu diesem Menschen gehört, das nicht spezifisch als sein Eigenes erkannt, bedacht und verwirklicht wird. Die schweren Verläufe, die zum Scheitern und ins Schattenreich führen, haben sicher auch damit zu tun. Aber um das Gegenteil des regel- oder schablonenhaften Vorgehens auszuhalten, um wirklich personenspezifisch zu führen und zu begleiten, braucht man viel Erfahrung, Kraft, Selbstvertrauen, Fachwissen und vor allem Vertrauen in den anderen.

Jetzt aber zu dem ärztlichen Ricardo-Dokument, das mich so gerührt hat.

Der Kollege, ein sehr gescheiter Mann, hatte es mit dem Begriff „Epitaphium" überschrieben. Es war sein ärztlicher Abschlussbericht

„Epitaphium", das heißt so viel wie etwa „Gedenktafel", „Denkmal über dem Grab". Und der Text seiner Gedenkschrift, seines Arztbriefes, lautete so:

De mortibus nihil, nisi bene?

Nein, wir behalten unseren lieben Maestro Ricardo – wie wir ihn oft nannten, weil er sich dabei sehr geschmeichelt fühlte – in schöner, sanfter und rührender Erinnerung. Er war eine zarte Persönlichkeitsstruktur, er war ein Intellektueller, gelernt und intelligent, er sprach schön Englisch und war vor allem ein Musiker. Er spielte Trompete, er war aber hauptsächlich ein hervorragender Sachkenner der Jazz- und Popmusik. Er hätte eine brillante Karriere als Musikkritiker eingeschlagen, er war aber, so wie er sich selbst bezeichnete, ein Typ, der naiv an Hippie-Ideale glaubte und sich mit den Prominenten dieser Bewegung identifizierte, womit er natürlich seinen Drogenkonsum für sich auch zu rechtfertigen versuchte. Es kam der soziale Abstieg, die zahlreichen Behandlungen, er wurde eine Art Persona non grata in seinem Heimatort, wo seine Großmutter noch lebt; bei jedem Versuch, sie zu besuchen, hatte seine Schwägerin Polizeiaktionen veranlasst etc. Das letzte Mal konnten wir nur noch eine sehr prekäre Notunterkunft im Heimatdorf, etwas entfernt von seiner Wohnung, für ihn finden, er nahm aber all das mit Humor hin, er führte auch dieses aktuelle Bühnenbild, was die Schicksalsregisseure für ihn bestimmten, auf sein Künstlerleben zurück, er war trotz allem frei und vielleicht glücklicher dabei als früher in verschiedenen Einrichtungen. In der Weihnachtszeit ist einer der Bee-Gees gestorben, an dem Tag erschien er stark betrunken und trauerte seinem Idol nach. Er spürte, dass sein Leben keinen Sinn mehr hatte und keine Hoffnung. Er begab sich zum letzten Mal auf eine Rauschtour. Er ist zu uns gekommen, um zu sterben, es ist auch richtig so, er war vielleicht zuletzt nur von uns geschätzt, geliebt, als wertvoller Mensch respektiert. Wer hat in einer kalten, egoistischen Welt noch Mitleid für ein Dostojewskischicksal? Er hatte sich zum letzten Mal in seinem Leben noch auf unserer Station gefreut, als wir ihm noch eine Stereoanlage mit einigen seiner liebsten Musikstücke an sein Totenbett brachten, um sein Leiden zu lindern.

Wir beugen uns voller Respekt vor Dir, Maestro Ricardo, requiescas in pace …

Ich weiß, dass ich mit meinen Annäherungen an das von mir sogenannte Schattenreich nicht vollständig sein kann. Es gäbe auch viele andere Zugangswege. Ich habe diese Wege – bei der Ausarbeitung des Etappenverlaufs – einen nach dem anderen für mich aufgebaut und wieder verworfen, so dass ich schließlich zu diesem einfachen Einteilungsprinzip gekommen bin:

- von Menschen zu sprechen, die es von Anfang an schwer hatten
- oder die im Laufe der Zeit in Schwierigkeiten oder auf Abwege geraten sind.

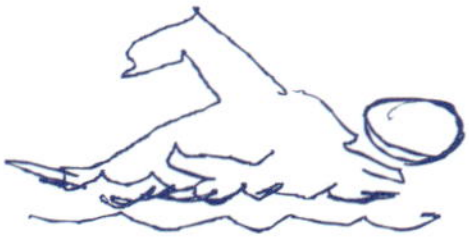

„So lebte er hin"

Bei dieser Schilderung darf aber eine Gruppe nicht fehlen, die sicher sehr häufig eine Rolle spielt, die aber in unserer Zeit sehr häufig verdeckt wird von anderen, leichter zu erfassenden Verhaltensweisen, z. B. dem Drogenkonsum.

Verdeckt wird oft auch deshalb, weil die in Schwierigkeit geratenen Menschen in ihrer Not schlussendlich ebenfalls auf Drogen zurückgreifen, womit sie ihren Zustand auszuhalten versuchen, sei es nun durch Alkohol, durch Valium oder durch Heroin. Und dann resultieren die Folgeerscheinungen auf psychischem Gebiet, die man zuerst vor Augen hat, z. B. wenn ein Entzugsdelir auftritt oder aber wenn der allmähliche Abbau der geistigen Funktionen zu beklagen ist wie beim Korsakow-Syndrom. Oder es melden sich die Folgeerscheinungen auf körperlichem Gebiet, wenn die Leberstörungen erscheinen oder der unsichere ataktische Gang. Oder es melden sich die Folgeerscheinungen auf sozialem Gebiet, wenn die Leistungsgrenze abnimmt und die Ehe zerbricht. Oder aber es kommt zu den sehr oft zu beobachtenden dissozialen kriminellen Verhaltensweisen, kriminell gegenüber den anderen durch Überfälle, Diebstahl und Betrug, kriminell auch gegenüber sich selbst durch die Prostitution, die zum Gelde führt.

In einer aktuellen Studie nimmt man an, dass mehr als 70 % der Obdachlosen psychisch krank sind – und das gilt auch für die anderen Variationen des Schattenreiches. Zu diesen psychischen Krankheiten gehören sehr oft die geistigen Störungen, die meistens in früher Jugend, an der Schwelle zum Erwachsenwerden, auftreten, die wir bis heute nicht biologisch erklären können und die wir Schizophrenie nennen.

Die Wissenschaft hat zwar große Fortschritte gemacht und es uns ermöglicht, mit Medikamenten die schlimmsten Ausuferungen des gestörten Seelenlebens einzudämmen. Aber sehr oft bleibt doch ein Wahn zurück, der von der Welt trennt und den man alleine aushalten muss. Sehr oft auch zerfällt die schöne Welt, in der man vorher gelebt hat.

Manfred Bleuler, bei dem ich meine ersten psychiatrischen Vorlesungen hörte, pflegte zu sagen, dass der *Verlust der Grazie* das Spezifische an der schizophrenen Störung sei. Tatsächlich geht diese persönliche Ausstrahlung oft verloren, die anzieht und ansteckt. Ob das jetzt durch die Auswirkungen der Krankheit bedingt ist oder durch die Erfahrungen des Verlaufs – dass man nämlich nicht autonom ist, sondern vom Schicksal heimgesucht wird – oder ob es die Erfahrung ist, dass andere einen Bogen um einen machen, nicht richtig zuhören oder einen gar an die Kandare nehmen wollen:

Es ist festzustellen und auch zu verstehen, dass Menschen sich ängstlich zurückhalten und kaum wagen, die Augen und den Mund aufzumachen. Nicht wenige gehen in eine Art Totstellreflex, beschäftigen sich im Wesentlichen nicht mit den andern oder nur mit sich selber, nehmen jedenfalls kaum Anteil. So wie sie auf sich zurückgeworfen sind, so werden sie selbstbezogen und werden sie *„autistisch“* genannt. Bleuler hat in einer seiner Veröffentlichungen, die ich leider nicht mehr finden kann, geschrieben, dass dies ein Appell sei: „Nehmt mich doch bitte, bitte so, wie ich bin.“

Auch ist es häufig bei diesen Menschen, die viele Stürme des Gestörtseins oder der Krankheit durchgemacht haben, dass sie sich nicht mehr so konzentrieren können, dass ihre Gedanken gleiten, dass die Kraft und der Schwung, die Energie abnehmen und leider auch die Freude daran, etwas fertigzubringen. Sie leben dann so, wie es Büchner für Lenz beschrieben hat: „So lebte er hin."

Von diesen Menschen leben sicher sehr viele im Schattenreich. Wir gehen an ihnen vorbei. Wir vermeiden den Kontakt, wir vermeiden die Hilfe. Wir nehmen sie nur zur Kenntnis, wenn sie stören oder wenn sie zu uns gebracht werden. Sie selbst machen sich kaum auf den Weg, um von ihrem Recht Gebrauch zu machen, als gleichwertiger Mensch anerkannt, gewürdigt und unterstützt zu werden.

Und jetzt das letzte, ein sehr kurzes, Kapitel:

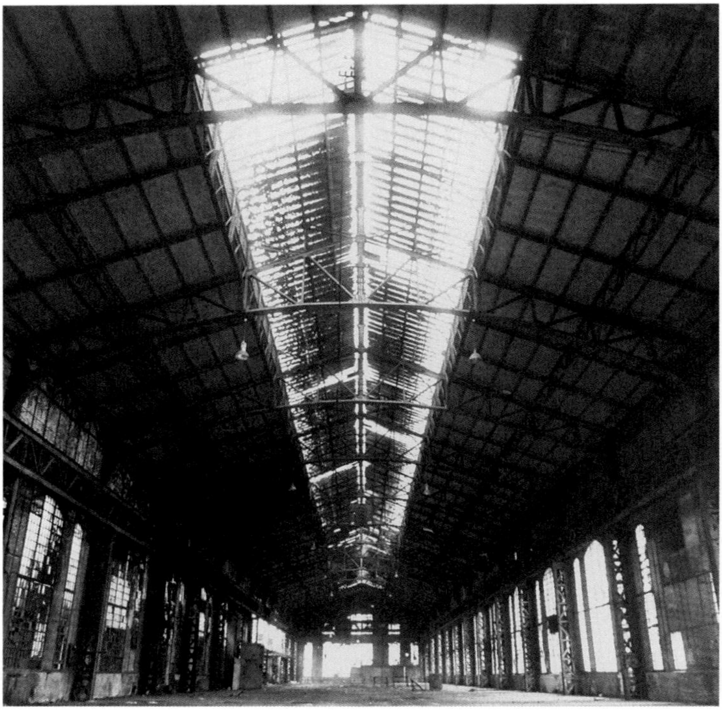

„Da hilft nur beten."

Ich weiß nicht, wie wir das ändern sollen. Eine innere Wende, eine Umkehr unserer Einstellungen ist nötig. Als zu Zeiten der Studentenunruhen in Hamburg eine Kirche besetzt wurde und der Staat nicht wusste, wie er sich helfen sollte, meinte der damalige Bundespräsident Gustav Heinemann: „Da hilft nur beten."

Zum Abschluss, lieber Leser, rufe ich Sie in die Welt eines Gedichtes. Paul Verlaine hat es geschrieben, und Richard Dehmel – ein Dichter, der zeitweise in unserer saarländischen Industriestadt Neunkirchen arbeitete – hat es übersetzt.

Es ist das Lied Kaspar Hausers, der stellvertretend für die Verlorenen und Einsamen steht.

Ich kam so fromm, ein Waisenkind,
das nichts als seine stillen Augen hat,
zu den Leuten der großen Stadt;
sie fanden mich zu blöd gesinnt.

Mit zwanzig Jahren ward ich klug
und fand die Frauen schön und gut;
sie nennen das die Liebesglut.
Ich war den Frauen nicht schön genug.

Ohne Vaterland und Königshaus,
und wohl auch kein sehr tapfrer Held,
wollt ich den Tod im Ehrenfeld;
der Hauptmann schickte mich nach Haus.

Kam ich zu früh, kam ich zu spät
in diese Welt? Was soll ich hier!
Ach Gott, ihr lieben Leute ihr,
sprecht für den Kasper ein Gebet!

Priez pour le pauvre Gaspard!

Sechste Etappe

Mater dolorosa

Mit Rembrandts Meisterwerk zu Trauer, Depression und Schmerz

Liebe Mitreisende,

seien Sie herzlich willkommen zur sechsten Etappe. Wir machen heute eine Moselfahrt. Sie führt flussaufwärts nach Épinal, in die Hauptstadt des Département Vosges. Wir fahren heute zu Rembrandts „Mater dolorosa".

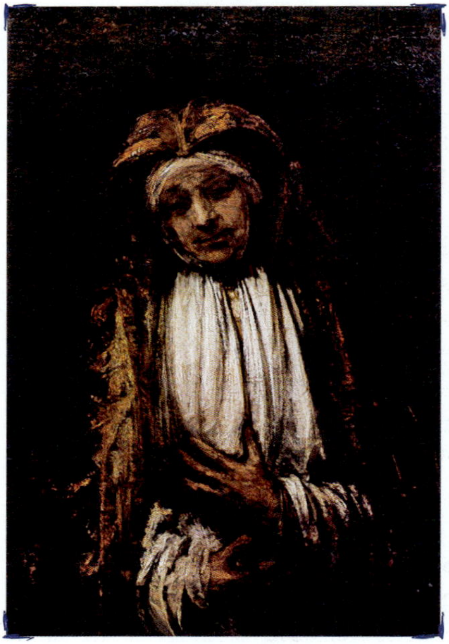

Wir machen eine Moselfahrt, die dem Schmerz und der Trauer gewidmet ist, dem Kummer.

Wir machen gleichsam eine Moselfahrt aus Liebeskummer, wie die vor 80 Jahren erschienene berühmte Novelle von Rudolf G. Binding und wie der vor 60 Jahren gedrehte Film heißen.

Liebeskummer: Es geht um den Schmerz, den man empfindet, wenn das Geliebte verletzt wird, verschwindet.

Schmerzen in unserer Zeit, Schmerzen seit eh und je

Ich beginne diese sechste Etappe mit Absicht so scheinbar unverfänglich und, wenn auch melancholisch, stimmungsvoll einladend, um den Boden zu bereiten, auf dem sich das Leiden umso deutlicher konturieren kann, aber auch um – im Folgenden – bei der Benutzung und Besprechung von vertrauten Begriffen und Namen zu zeigen, wie nahe beinander unsere Denk- und Verhaltensweisen wohnen, die rühmlichen und die unrühmlichen, die liebenswerten und die mörderischen. Der Autor, der die Novelle „Moselfahrt aus Liebeskummer" geschrieben hat, Rudolf G. Binding, war zu seiner Zeit – in den 30er-Jahren – hochberühmt.

Auch meine Eltern haben seine Bücher wohl mit Liebe gelesen. Ich weiß, dass im Schreibsekretär meiner Mutter Bindings andere wohl noch berühmtere Novelle lag, die „Reitvorschrift für eine Geliebte", deren Titel mir als Kind Rätsel aufgab. Binding war einer der beliebtesten Autoren, ein national begeisterter Mann, der, nachdem er am Ersten Weltkrieg teilgenommen hatte, mit seinen Schriften für alles Deutsche und Soldatische eintrat.

Sein Vater ist auch heute noch ein hochberühmter Mann. Als renommierter Jurist hatte er zusammen mit dem Psychiater Hoche die Schrift verfasst, wonach man das lebensunwerte Leben töten könne. Das Buch trug den Titel: „Die Freigabe der Vernichtung lebensunwerten Lebens."

Die beiden Wissenschaftler Hoche und Binding stehen als die Exponenten der erlaubten Euthanasie; sie wurden während des Dritten Reiches als Kronzeugen benannt. Wenn man sich aber weiter mit ihrer Schrift und ihren Aussagen befasst, ergibt sich, dass sie selbst das, was in der nationalsozialistischen Zeit geschehen ist, nicht gutgeheißen haben. An ihrem Beispiel wird aber auch klar, was man auslösen kann und an welche Themen man nicht rühren darf, ohne Gefahren heraufzubeschwören, die man dann nicht mehr bannen kann. Auch der große Psychiater Karl Bonhoeffer hatte die Gefahr nicht erkannt, in die er sich begab, als er die Sterilisation von lebensunwertem Leben mitbetrieb, ein Mann von herausragender wissenschaftlicher und menschlicher Qualifikation, der Vater des großen Dietrich Bonhoeffer.

Wie viele andere Psychiater und untadelige Deutsche hatten Hoche und Bonhoeffer nicht erkannt, was sie lostreten könnten und was Stefan George so benannt hatte:

Weh, was bricht los und rennt mit nacktem Fuß!

Dort, wo die Mosel in den Rhein fließt, dort, wo auch Bindings Moselfahrt begann, liegt die Anstalt von Koblenz-Sayn, in der Anfang der 40er-Jahre ein Dichter behandelt wurde, dessen Gedicht „Weltende", die Menschheitsdämmerung des 20. Jahrhunderts heraufbeschwor.

Ich zitiere diesen Begriff, der 1919 von Kurt Pinthus als Titel für seine Sammlung der expressionistischen Gedichte ausgewählt worden war.

Ich spreche von Jakob van Hoddis, der das berühmte Gedicht „Weltende" 1911 verfasst hatte:

Dem Bürger fliegt vom spitzen Kopf der Hut,
In allen Lüften hallt es wie Geschrei.
Dachdecker stürzen ab und gehn entzwei
Und an den Küsten – liest man – steigt die Flut.

Der Sturm ist da, die wilden Meere hupfen
An Land, um dicke Dämme zu zerdrücken.
Die meisten Menschen haben einen Schnupfen.
Die Eisenbahnen fallen von den Brücken.

Jakob van Hoddis – mit seinem bürgerlichen Namen Hans Davidsohn – wurde am 30.04.1942 unter der Nr. 8 aus der Heil- und Pflegeanstalt Bendorf-Sayn deportiert und ermordet. Er war dreifach zur Vernichtung prädestiniert: Er war Jude, er schrieb „entartete“ Texte, und er war psychisch krank. Er fristete nach nationalsozialistischer Auffassung ein lebensunwertes Leben, das unter Berufung auf den berühmten Hochschullehrer Binding, den Ehrenbürger der Stadt Leipzig, zur Vernichtung freigegeben war.

Vater und Sohn Binding stammten aus gutbürgerlichen Frankfurter Verhältnissen, die jetzt noch durch die Binding-Brauerei dokumentiert sind.

Jakob van Hoddis stammte aus gut bürgerlichen Verhältnissen; er war der Sohn eines Berliner Sanitätsrats.

Und dennoch lebten diese Bürgersöhne in zwei grundverschiedenen Welten, wie ich bald in zwei exemplarischen Texten zeigen werde.

Schmerzen durch Menschen

Ich habe mich mit dieser Einführung in die sechste Etappe unserer Kunstreise beschäftigt, als ein Gewitter in der Luft war und dort oben die Welten aufeinandertrafen. Vielleicht wurde mir deshalb klar, was immer wieder passiert, wenn zwei Welten aufeinandertreffen, seien es nun gedankliche Welten oder politische oder religiöse.

Wir haben uns so sehr daran gewöhnt, dass wir es kaum noch zur Kenntnis nehmen, obwohl wir eigentlich jeden Abend, wenn wir die „Tagesschau“ oder etwas Ähnliches sehen, davon Zeuge werden: Was immer wieder geschieht, wenn zwei Welten aufeinandertreffen. Und wir haben uns so daran gewöhnt, nicht an den Schmerz zu denken, der eintritt, wenn die Glieder verstümmelt werden, wenn das Kind vor den eigenen Augen erschossen wird, wenn gefoltert und gedemütigt wird. Wir haben das alles so sehr vergessen und verdrängt, dass wir es wohl primär nicht mit den im Titel aufgeführten Begriffen verbinden, wenn als Thema der Reise Schmerz, Trauer und Depression angekündigt werden. Jedenfalls ist mir das erst in der Vorbereitung klar geworden.

Wer assoziiert das Erschrecken der Mutter, wenn sie von der Deportation des Sohnes erfährt, wer assoziiert die Fassungslosigkeit des Vaters, wenn er sein zerfetztes palästinensisches oder israelisches Kind sieht, wer assoziiert das Grauen, wenn die gegnerische Kugel die Schlagader des Beines aufreißt, wer assoziiert das Erstarren der Familie, wenn die Todesnachricht eintrifft?

Das alles ist auch heute noch Alltag, an dem wir vorbeileben, wie wir an den Unfällen vorbeifahren, die um uns herum geschehen. Das ist keine Anklage, sondern die notwendige Beschreibung eines Sachverhalts. Mir geht es darum, die Augen dafür zu öffnen, wodurch wir Schmerzen erfahren.

Der Schmerz ist nicht nur das Symptom eines sich entwickelnden Pankreaskopfkarzinoms oder einer Schnittverletzung oder einer Knochenmetastasierung, er ist nicht nur das Symptom dafür, dass im Körper etwas abläuft – der Schmerz ist sehr oft etwas, das sich Menschen antun. Ich werde im ersten Teil dieser Etappe auf beide Gesichtspunkte eingehen.

Bei Vorgesprächen wurde mir klar, dass die Assoziationen zum Schmerz wohl geschlechtsspezifisch variieren. Die Männer, mit denen ich darüber sprach, hatten vor allem die Schmerzfunktion, die anatomischen Grundlagen und die damit verbundenen neurochemischen Veränderungen im Sinn; die Frauen dachten sogleich an die Gewalt, die Menschen einander antun. So stammt auch das führende Werk zu dem von Menschen verursachten Schmerz aus der Feder einer Frau, nämlich von Elaine Scarry.

Ich kehre zurück zu den unterschiedlichen, sich bekämpfenden Welten und vermittle Ihnen, um die unterschiedlichen Geisteshaltungen zu zeigen, jeweils einen kurzen Text der ungleichen Bürgersöhne, zunächst aus Bindings „Moselfahrt“:

Was ist es mit dem Wein dieses Landes? Das ist die Frage ...

Ich will ihn loben für all seine Lagen. Ich denke an ihn und sinne ihm nach, wie ich so an Weinberg und Weinberg vorüberfahre.

Der Wein macht nicht heiß. Er ist kühl und mundet. Er ist ohne Beschwer und Hinterhalt. Leicht, flüchtig, fein und hell – wie eine liebenswürdige frische Musik, die nachklingt, ohne Körper und Gemüt zu belasten, – nimmt er kaum Besitz von dir. Er lässt sich genießen: das ist seine Ehre, das ist sein Ehrgeiz. Wenn der schwere Rheinwein wie flüssiges Gold in den Adern rollt und pocht, den Trinker beansprucht bis zu einem Taumel von Glück und Rausch, in dem er stumm vor seinem Glase sitzt und sich und die Welt vergisst, vertauscht der Moselwein nicht heimlich zu seinen Gunsten die Gegenwart mit einer anderen Welt. Er geht dir nicht einmal nach. Er macht sich nicht wichtig; er gleicht darin dem Landeingeborenen. Glück und Rausch sehen anders aus in diesem Lande: ruhiger, stiller, bescheidener, weniger entrückt und entrückend; man möchte fast sagen: einfacher und sachlicher.

Und jetzt einige Zeilen aus „Dr. Hackers Ende“ von van Hoddis:

Er suchte zurück nach seiner Vision. „Vielleicht bin ich verrückt“, dachte er, „aber“ – Er sah ein Schneefeld in klarer Luft. „Aber“, vollendete er seinen Gedanken, „es lohnt sich.“ Er nahm einen Hammer und rannte über das Feld. Aus der Erde ragte der blonde Kopf eines Riesen. Der starrte ihn mit stahlblauen Augen an. Hacker wollte von dem Kopf ein Stückchen abklopfen. Ein junger Jude hatte einen Cylinder auf und rief: „He! Sie!" Hacker rannte weiter. Der Jude packte ihn am Rockzipfel: „Sie, Herr Doktor! Hören Sie! Sind Sie verrückt?" Doktor Hacker hatte die Antwort: es lohne sich, vergessen.

Liebe Leser, glauben Sie bitte nicht, dass ich abschweife. Ich komme zur Sache. Sie wissen, dass am 10. Mai 1933 auf dem Berliner Opernplatz und an vielen anderen Stellen durch Leute, die dem Binding'schen Geist verbunden waren, die Bücher der Andersschreibenden und Andersdenkenden verbrannt wurden, die Bücher von van Hoddis und „Konsorten".

Und Sie wissen, dass einige Jahre später auch deren Autoren gequält und ermordet wurden.

Nach dem Krieg kam Rudolf G. Binding in der Deutschen Demokratischen Republik auf die „Liste der auszusondernden Literatur".

Verleumden, verbieten, verwunden, verstümmeln, vernichten. Es ist immer wieder das Gleiche.

Das ist und war ja nicht nur in der Mitte des 20. Jahrhunderts so, sondern auch zu Beginn der Neuzeit, vor allem im Gebiet unserer Kunstreise, im Gebiet des Trierer Bistums, aber auch an anderen Stellen Deutschlands, zum Beispiel in Bamberg, wovon der nächste Text handelt.

Pseudoreligiöse Verbissenheit und Habgier wüteten auch damals hier wie dort.

Der Saarbrücker Historiker Richard van Dülmen schreibt:

In der Bischofsstadt Bamberg war 1628 die (Hexen-)Verfolgung soweit gediehen, dass der Bürgermeister der Stadt, Johannes Junius, selbst unter Anklage gestellt wurde, nachdem er übereinstimmend von sechs bereits der Hexerei geständigen Personen beschuldigt worden war. Allein aufgrund dieser erfolterten Denunziationen wurde der Mann verhaftet und nun selbst dem Hexenprozessmechanismus unterworfen. Vor seiner Hinrichtung konnte er einen Brief an seine Tochter aus dem Hexengefängnis schmuggeln lassen, der uns wie kaum ein anderes Dokument Einblicke in das Verfahren eröffnet: „... herzliebe Tochter Veronika. Unschuldig bin ich in das Gefängnis gekommen. Unschuldig bin ich gemartert worden, unschuldig muss ich sterben. Denn wer in das Haus kommt, der muss ein Drudner werden oder wird solange gemartert, bis dass er etwas aus seinem Kopf Erdachtes weiß ..."

Zunächst wurde Junius zweimal ohne Tortur verhört. „Und da kam leider, Gott erbarm es im höchsten Himmel, der Henker und hat mir den Daumenstock angelegt, dass das Blut zu den Nägeln herausgegangen und allenthalben dass ich die Hände in 4 Wochen nicht brauchen können. Danach hat man mich erst ausgezogen, die Hände auf den Rücken gebunden und auf die Höhe in der Folter gezogen. Da dachte ich, Himmel und Erden gingen unter, haben mich achtmal aufgezogen, und wieder fallen lassen, dass ich ein unselig Schmerzen empfand. Und dieses ist alles fasernackend geschehen, denn sie haben mich fasernackend ausziehen lassen."

Junius konnte auch die ersten beiden Stufen der Tortur, Daumenschrauben und Aufziehen, ohne Geständnis überstehen, obwohl bereits diese Torturen mit widerrechtlicher Schärfe ausgeführt worden waren. Bei jedem normalen Prozess hätte dies unbedingt zur Freilassung führen müssen. Angesichts der Unmenschlichkeit des Hexengerichts des Bischofs von Bamberg war es der Henker, der dem unschuldigen Justizopfer einen menschlichen Rat gab: „Als nun der Henker mich wieder hinweggeführt in das Gefängnis, sagte er zu mir: Herr, ich bitt euch um Gottes Willen, bekennt etwas, es sei gleich wahr oder nicht. Erdenket etwas, denn ihr könnt die Marter nicht ausstehen, die man euch antut und wenn ihr sie gleich alle ausstehet, so kommt ihr doch nicht hinaus, wenn ihr gleich ein Graf wäret, sondern es fangt eine Marter wieder auf die andere an, bis ihr saget, ihr seid ein Drudner und sagt, eher nicht dann lässt man euch zufrieden, wie denn aus all ihren Urteilen zu sehen, dass eins wie das andere gehet."

Wieder 1600 Jahre früher wurde Jesus Christus mit Schmerzen

gequält und ermordet: O Haupt voll Blut und Wunden! Das Bildmotiv und der Bildtitel der Mater dolorosa nehmen über Jahrhunderte hinweg ausdrücklich Bezug auf das Leiden und den Tod Jesu Christi.

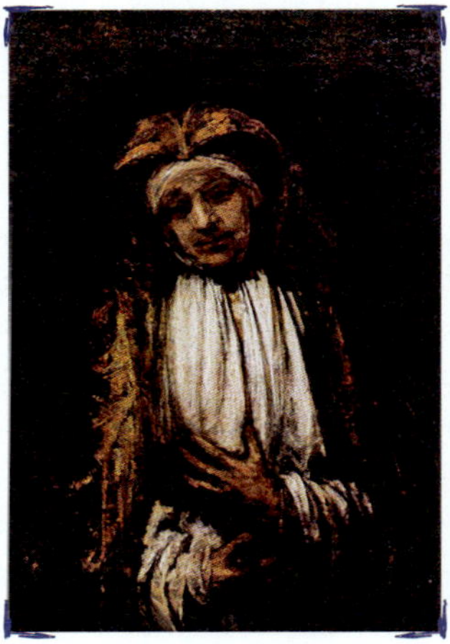

Rembrandts Gemälde, das im Museum von Épinal hängt und das unserer heutigen Etappe den Namen gegeben hat, ist etwa zur gleichen Zeit entstanden wie der Bericht des Bamberger Bürgermeisters. In der Bibel steht zu den Qualen des Schmerzensmannes:

Da fingen etliche an, ihn anzuspeien und sein Angesicht zu verdecken und ihn mit Fäusten zu schlagen. Diese Qualen erlitt er vor dem Hohen Rat. Nach dem Urteil des Pilatus führten die Kriegsknechte ihn ins Richthaus. Sie zogen ihm einen Purpur an und flochten eine Dornenkrone und setzten sie ihm auf und fingen an, ihn zu grüßen: Gegrüßet seist Du, der Juden König. Und schlugen ihm das Haupt mit einem Rohr und spien ihn an und fielen auf die Knie und huldigten ihm.

Und da sie ihn verspottet hatten, zogen sie ihm den Purpur aus und zogen ihm seine eigenen Kleider an und führten ihn hinaus, dass sie ihn kreuzigten. Und sie brachten ihn an die Stätte Golgatha. Und sie kreuzigten ihn.

Und um die neunte Stunde rief Jesus laut und sprach: Eli, eli lama asabtani. Das ist verdolmetscht: „Mein Gott, mein Gott, warum hast Du mich verlassen."

So etwa spielten sich die letzten Stunden nach dem Bericht des Apostels Markus ab.

Und im Namen dieses Schmerzensmannes und Gekreuzigten – mit dem Symbol seines Tötungsinstruments, des Kreuzes – wurden die schmerzhaften Folterungen vollzogen, von denen ich berichtet habe, wurden die Menschenopfer bei vollem Bewusstsein in die Flammen geworfen. Wir sollten heute nicht so hochmütig sein, wenn wir von den islamischen Fundamentalisten sprechen. Die christlichen Fundamentalisten haben das Gleiche getan. Es liegt nicht an den Religionen, wenn Menschen grausam sind, sondern an den Menschen selbst und dem Entwicklungsstand ihrer Zivilisation.

Schmerzbahnen und Schmerzempfinden

Wir Menschen sind alle für den Schmerz ausgestattet und vorbereitet. Keiner kann sicher sagen, ab welchem Zeitpunkt der Schmerz im menschlichen Organismus möglich ist, und keiner kann auch sicher sagen, in welchem Ausmaß er bei den anderen Tieren als den Menschen vorkommt. Die innere Einstellung, die eigene Erfahrung, die vermittelten Informationen zur Bedeutung des Schmerzes, die traditionellen Reaktionen auf ein läsionsbedingtes und mitgeteiltes Verhalten spielen sicher eine wesentliche Rolle. Wir müssen ehrlich zugeben, dass wir nicht aussagen können, welche Lebewesen zu welchem Zeitpunkt welche Art des Schmerzes oder überhaupt Schmerzen haben. Auf die Äußerung des Schmerzerlebnisses werde ich noch näher eingehen.

Wir wissen aber andererseits auch, dass eine Fülle von Lebewesen über die gleiche Ausstattung verfügt wie wir, die wir die Schmerzen berichten. Bei Menschen wissen wir einigermaßen, wie der Schmerz zum Erleben kommt. Fangen wir mit dem Einfachsten an, den Schmerzen, die auch für Außenstehende sofort plausibel sind: z.B. durch Stichverletzungen, Verbrennungen, Mord, Totschlag und Kriege – oder sprechen wir von den Schmerzen, die wir gedanklich nachvollziehen können, wenn wir hören, dass eine Krebsgeschwulst sich in den Körper hineinfrisst oder dass eine Eiterbeule die Knochen brüchig und nicht mehr standfest macht. In diesen Fällen können wir sicher von Empfangsorganen ausgehen, von Rezeptoren, die den Druck, die Berührung und die Temperatur registrieren und weiterleiten – oder von Rezeptoren, die ganz allgemein das Überschreiten der erträglichen sinnlichen Wahrnehmung vermelden, den sogenannten Schadens- oder Nozizeptoren.

Die Informationen gelangen dann über die Nervenstränge zur anderen Seite des Rückenmarks und von dort nach oben in die kontralaterale Hirnhälfte, wo sie in verschiedenen Regionen des vorbewussten, des unbewussten und des bewussten Erlebens verarbeitet und moduliert werden. Das Individuum kann den Zustrom der Informationen steuern, d.h. zum Beispiel hemmen. Es kann viele zusätzliche Verarbeitungszentren, die nicht auf dem direkten Weg zur jeweiligen Hirnrepräsentation des befallenen Organs führen, einschalten. Und erst ganz oben, nach all dem Hin und Her, entscheiden wir, entscheidet unser Gehirn, ob es und in welchem Maße es den Schmerz erlebbar werden lassen wird. Alle Schmerzen entstehen letztendlich im Gehirn. Das ist eine wichtige Botschaft sowohl für die somatische als auch für die psychische Therapie.

Ich habe zuletzt von den körperlichen Schmerzen berichtet. Aber nicht umsonst benutzt die Sprache den Begriff des Schmerzes auch für die seelischen Leidenszustände, für die seelischen Verwundungen und Verletzungen. Dann laufen die Informationen nicht von den in der Peripherie ausgebreiteten Rezeptoren aus, sondern kommen auf anderen, oft uns noch unbekannten Wegen zu den bereits beschriebenen Zentren des vorbewussten, des unbewussten und bewussten Erlebens, ob Sie dabei nun an das berühmte limbische System oder an die

Hirnrinde denken. Die Zentren des seelischen Schmerzes und auch die Überträgerstoffe, die zum seelischen Schmerz führen – zu Depression und Trauer – sind mit den Zentren und Transmittern des körperlichen Schmerzes identisch. Die Transmitter haben dann zwar ein etwas anderes Mischungsverhältnis als im somatischen Fall. Aber es handelt sich um die gleichen Akteure, vorwiegend um Serotonin und Noradrenalin.

Jedes Mal, wenn die Integrität des Leibes oder der Seele verletzt wird, meldet sich das Ich, meldet sich das Ich mit dem Schmerz.

Zur Vorbereitung der sechsten Etappe habe ich mich mit meinem Freund und Kollegen, dem Neurologen Matthias Strittmatter getroffen, der mir als Schmerzexperte noch einmal die neuesten Forschungsergebnisse präsentiert hat. Es ist so, wie ich es soeben beschrieben habe: Der Volksmund hat Recht. Das Wort Schmerz, das sowohl für körperliches als auch für seelisches Befinden benutzt wird, betrifft – grob formuliert – den gleichen neuroanatomischen und neurochemischen Sachverhalt.

Nach diesem Vorspann ist es wohl an der Zeit, dass ich auf das Thema eingehe, mit dem ich mich in meinem psychiatrischen Leben am meisten beschäftigt habe, dass ich also von der sogenannten Depression spreche.

Depressionen in unserer Zeit

Die Tatsache, dass man bei depressiven Gemütszuständen die genannten abnormen Stoffverteilungen im Gehirn findet – vor allem im Hinblick auf das Serotonin –, ist wichtig dafür, dass man mit entsprechenden Gegenmitteln die Stoffe wieder in die richtige Mischung bringen und damit eine Wiederherstellung erzielen kann. Die Tatsache der abnormen Stoffverteilung heißt aber nicht, dass eine Krankheit besteht. Sie bedeutet nur, dass etwas nicht in Ordnung ist, so wie wir auch nicht in Ordnung sind, wenn wir glücklich oder traurig sind – und in diesen Zuständen veränderte Serotoninspiegel haben. Als ich vor mehreren Jahrzehnten meine Doktorarbeit zu Selbstmorden und Selbstmordversuchen schrieb, fand ich auch die Mitteilung, dass bei todtraurigen, suizidalen Menschen in den entsprechenden Stellen des Gehirns die Neurotransmitter verändert seien. Aber, so meine ich, das muss doch der Fall sein, denn irgendwo spielen sich ja die Prozesse ab, die wir als seelische Störungen wahrnehmen. Der berühmte Satz Griesingers, dass Geisteskrankheiten Gehirnkrankheiten seien, beinhaltet auch, dass unser seelisches Erleben weitgehend von den Funktionen des Gehirns abhängig ist – und damit kann nicht nur das kranke Gehirn gemeint sein.

Ich kehre jetzt zur eigentlichen Thematik der Depressionen zurück:

Als ich vor einigen Jahren aufgefordert wurde, im Zusammenhang mit ausgestellten *Bildern* über die Volkskrankheit „Depression“ zu sprechen, kamen mir einige Gedanken, die ich während dieser Etappe zusätzlich zu dem, was in den Lehrbüchern über die depressiven Syndrome aufgeführt ist, wiedergeben möchte:

Von Geburt an spielen die *Bilder* eine große Rolle. Das kann schon die Vorstellung der Mutter oder des Vaters sein, was aus dem kleinen Bub einmal werden soll. Amtlich wird es dann, wenn die Namen gegeben werden. In den letzten Jahren meines Berufslebens wurde mir bewusst, wie sehr die Namen über das Schicksal der einzelnen Menschen entscheiden können. Wenn mir noch mehr Zeit geblieben wäre, hätte ich sicher eine systematische Untersuchung angestellt, um die Korrelation von Namen und Störungen zu überprüfen. In welcher Kategorie ist Sebastian überdurchschnittlich häufig zu finden? Und wie verhält es sich mit Christian?

Es bleibt sicher unwidersprochen, dass Menschen die Namen nicht zufällig aussuchen, sondern von bestimmten Erfahrungen oder Erwartungen geprägt sind, vielleicht von dem Hauptdarsteller eines Filmes oder der Hauptfigur eines Romans, vielleicht von einem Onkel, einer Tante, vielleicht von einem Heiligen. Die Namen enthalten ein Informations-, vielleicht auch ein Handlungsprogramm, das mitgegeben wird – ob wir das wissen oder nicht. Eine ganze Flut von Informationen schwappt mit der Namensgebung zu uns herüber.

Dabei bewirken wir selbst im Laufe der Zeit, was aus dem mitgegebenen Material gemacht wird. Ich bringe es nicht über die Lippen, hier von Freiheit zu sprechen, z. B. dass es uns frei stehe, was wir daraus machen.

Max Frisch hat sich oft mit der Frage befasst, wie sich die Bilder auswirken, die sich die anderen von uns machen, die sie uns vor- und mitgeben – und die wir selbst dann auch verinnerlichen oder verwerfen. Sein großartiges Theaterstück vom andorranischen Juden, das Stück „Andorra", handelt davon. In der Vorbereitungszeit zum Schreiben dieses Stückes hat er sich in seinen Tagebüchern mehrfach mit dem Thema auseinandergesetzt.

Kassandra, die Ahnungsvolle, die scheinbar Warnende und nutzlos Warnende, ist sie immer ganz unschuldig an dem Unheil, das sie vorausklagt?

Dessen Bild sie entwirft.

Irgendeine fixe Meinung unsrer Freunde, unsrer Eltern, unsrer Erzieher, auch sie lastet auf manchem wie ein altes Orakel. Ein halbes Leben steht unter der heimlichen Frage: Erfüllt es sich oder erfüllt es sich nicht? Mindestens die Frage ist uns auf die Stirne gebrannt, und man wird ein Orakel nicht los, bis man es zur Erfüllung bringt. Dabei muß es sich durchaus nicht im geraden Sinn erfüllen; auch im Widerspruch zeigt sich der Einfluß, darin, daß man so nicht sein will, wie der andere uns einschätzt.

Man wird das Gegenteil, aber man wird es durch den andern.

Eine Lehrerin sagte einmal zu meiner Mutter, niemals in ihrem Leben werde sie stricken lernen. Meine Mutter erzählte uns jenen Ausspruch sehr oft; sie hat ihn nie vergessen, nie verziehen; sie ist eine leidenschaftliche und ungewöhnliche Strickerin geworden, und alle die Strümpfe und Mützen, die Handschuhe, die Pullover, die ich jemals bekommen habe, am Ende verdanke ich sie allein jenem ärgerlichen Orakel! ...

In gewissem Grad sind wir wirklich das Wesen, das die andern in uns hineinsehen, Freunde wie Feinde. Und umgekehrt! auch wir sind die Verfasser der andern; wir sind auf eine heimliche und unentrinnbare Weise verantwortlich für das Gesicht, das sie uns zeigen, verantwortlich nicht für ihre Anlage, aber für die Ausschöpfung dieser Anlage. Wir sind es, die dem Freunde, dessen Erstarrtsein uns bemüht, im Wege stehen, und zwar dadurch, daß unsere Meinung, er sei erstarrt, ein weiteres Glied in jener Kette ist, die ihn fesselt und langsam erwürgt. Wir wünschen ihm, daß er sich wandle, o ja, wir wünschen es ganzen Völkern!

Aber darum sind wir noch lange nicht bereit, unsere Vorstellung von ihnen aufzugeben. Wir selber sind die letzten, die sie verwandeln. Wir halten uns für den Spiegel und ahnen nur selten, wie sehr der andere seinerseits eben der Spiegel unsres erstarrten Menschenbildes ist, unser Erzeugnis, unser Opfer.

Warum erzähle ich das alles in diesem Zusammenhang, wenn es um die sogenannte Volkskrankheit „Depression" geht?

Das abgebildete Foto (es stammt von meinem Freund Werner Goebel) soll Ihnen die große graue Legion der Depressiven etwas vor Augen führen.

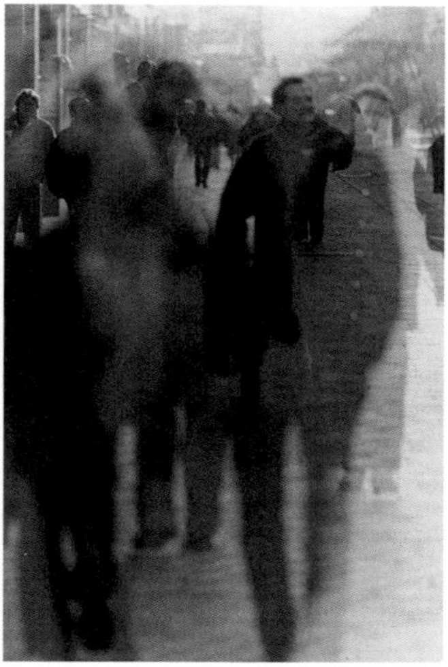

Mir geht es darum zu vermitteln, dass die Antwort unserer Gesellschaft auf die jetzt häufig gewordenen seelischen Störungen nicht aus einem Etikettenschwindel, nämlich aus der Ernennung von zeit- und sozialbedingten Störungen zu Krankheiten, und nicht aus einer Verordnung von Medikamenten bestehen darf.

Ich habe viele Jahrzehnte mit gutem Erfolg und großer Dankbarkeit Medikamente verordnet und würde das heute auch immer wieder tun. Aber mir scheint es, gerade im Hinblick auf meine Erfahrung, eine Pflicht zu sein, ärztlich zu warnen und gesellschaftlich zu warnen, es dabei bewenden zu lassen. Die Ärzte müssen zu erfahren versuchen, was hinter den Störungen steht, und sie sollten das Gefundene, das zu Unterstellende der Behandlung zugrundelegen – prophylaktisch und jeweils aktuell –, und die Gesellschaft muss nicht nur toleranter und einsichtiger werden, um mit den Folgen zu leben, sie muss auch aktiver werden, um die Ursachen zu beeinflussen.

Die Ärzte dürfen sich jedenfalls nicht erniedrigen lassen zu Feuerwehrleuten, die mit Antidepressiva oder Ritalin oder Spezialmitteln gegen Soziopathie spritzen.

Ich will auch gerne begründen, warum mir das alles jetzt so wichtig scheint. In den letzten Jahren ist mir klar geworden, dass ich bei meinem Ausscheiden aus dem aktiven Berufsleben eine ganze andere psychiatrische Landschaft hinterlassen habe, als ich zu Beginn, 40 Jahre früher, vorgefunden hatte. Wenn damals in der Homburger Universitätsnervenklinik ein wahrhaft Süchtiger, z. B. ein Morphinist, auf Station war, dann rief ein Kollege den anderen herbei, um ihn mit diesem und seinem Zustand vertraut zu machen – so selten war die Situation. Bei diesen Angaben zur Sucht spreche ich allerdings nicht von Alkoholismus, dessen Bedeutung ziemlich konstant geblieben ist. Wenn ein junges Mädchen eine Anorexie bot, dann war das wie ein weißer Rabe. Und die Erstdiagnose einer depressiven Verstimmung wurde sehr viel seltener gestellt. Es kamen auch sehr viel weniger Menschen mit vorwiegend depressiven Störungen in die Klinik. Sucht und Depression sind die zwei großen Themen, die in den letzten Jahrzehnten mächtig geworden sind – und nicht deshalb, weil ein entsprechendes Retrovirus sich verbreitet hätte oder weil unsere Nahrungsmittel mit toxischen Stoffen verseucht wären. Sucht und Depression, dessen bin ich mir sicher, haben mit unserer Zeit zu tun, unserer Bildung, unserem Leistungsstreben, unserer Gesellschaft. Und wenn wir jetzt darauf aus sind, allen Menschen die besten Medikamente zukommen zu lassen, dann erinnert mich das an das Verhalten von südamerikanischen Regierungen, die ihren Bürgern Koka-Blätter geben, damit sie, mit Asche angereichert, das Hungergefühl unmerklich machen.

Ich führe die genannten Leidenszustände, die so häufig geworden sind, auf die *Bilder* zurück, die wir haben oder nicht mehr haben. Man könnte vielleicht von Leitbildern sprechen: z. B. gut aussehend, erfolgreich und leistungsstark zu sein. Bilder, die millionenfach verbreitet werden an Millionen von Menschen, die ihnen nicht entsprechen können. In der Presse fand ich den Bericht der Internationalen Arbeitsorganisation ILO, der von einer *verlorenen Generation* spricht:

„Weil immer neue Schulabgänger zu den bereits Arbeitslosen

stoßen, könnte die Wirtschaftskrise eine verlorene Generation hinterlassen: Junge Menschen, die alle Hoffnung auf eine Arbeit mit anständiger Bezahlung verloren haben." Weltweit seien es z. Z. 81 Millionen Arbeitslose im Alter zwischen 15 und 24 Jahren. Deutschland stehe relativ gut da. Und trotzdem – das ergänze ich – lernen dort Hauptschüler in den Brennpunktstadtteilen Berlins, wie man in Zukunft, nach der Ausschulung, Hartz IV-Anträge ausfüllt.

Und trotzdem sah ich vor einiger Zeit, als ich wieder einmal bei meinen Kindern in Berlin war, an allen Kiosken den Leitartikel des dortigen Bildzeitungs-Äquivalents, der BZ:

Jedes vierte Berliner Kind ist psychisch krank.

Sie sind depressiv, können dem Unterricht nicht folgen oder haben ein Aggressions-Problem. Berliner Schulkinder, die unter psychosomatischen Störungen leiden. Viele sind in psychiatrischer Behandlung. Ursache sind Schulängste, fehlende Erziehung, kaputte Elternhäuser.

„Für Dich blüht kein Baum" – auch das sind Bilder, die davon abhalten, sich auf den Weg zu machen.

Es ist sicher kein Wortspiel, wenn ich im Zusammenhang mit den drohenden oder unerreichbaren Bildern von der dringend notwendigen Bildungspolitik spreche, die erstrebenswerte und erreichbare Leitbilder vermittelt und die Chancengleichheit herstellt.

Wer die psychiatrischen Stationen kennt, auf denen alle Patienten als medizinische Fälle, als sogenannte Kranke, eingeliefert werden, weiß, wie oft es sich um Armut, Bildungsmangel und wiederum um Armut handelt. Bevor ich näher auf die Depression eingehe, will ich auf eine ärztliche und wohl allgemeine Haltung hinweisen, die ich jedenfalls unterstelle. Wir geben das Etikett der Depression eher einem wohlsituierten, gepflegten, gebildeten Bürger als einem verkommenen, verwahrlosten, übelriechenden und unansehnlichen Menschen. Dabei ist das innere Organisationssystem, das die Affekte reguliert, bei beiden anatomisch und neurochemisch gleich.

Ich werde auf diese Unterlassungspraxis, bei bestimmten Personengruppen eine Depression wahrzunehmen, noch einmal am Beispiel der geistig Behinderten zurückkommen.

Was ist eigentlich eine Depression?

Wie sieht sie aus? Was geht in den Menschen vor, denen man ein so benanntes Erleben zuordnet?

Der Begriff ist alles andere als scharf, zumal er oft benutzt wird, um möglicherweise beschämende Situationen zu kaschieren. Allerdings wird er im Laufe der Zeit weniger gesellschaftsfähig und weicht zum Beispiel dem Begriff des Burn-out-Syndroms.

Der Begriff der Depression besagt eigentlich, dass sich jemand schlecht fühlt, keine gute Stimmung hat, wenig Energie, dass ihm alles schwer von der Hand geht, dass er eigentlich nicht an die Zukunft glauben, dass er sich nicht freuen kann, dass er vor allem Neuen Angst hat.

Schon aus dieser kurzen Umschreibung wird klar, was man alles falsch machen kann:

- Keine Energie – und dann: Reiß dich zusammen!

- Keine Freudfähigkeit – und dann: Gönn dir mal was Schönes!

- Kein Glaube an die Zukunft – und dann: Du musst positiv denken!

- Angst vor der Veränderung – und dann: Du brauchst einen Tapetenwechsel!

Die Niederschlagung des positiven Lebensgefühls kann Hunderte von unterschiedlichen Ursachen haben; am Ende, in der maximalen Ausprägung, sieht der sogenannte depressive Zustand ziemlich gleich aus. Ich erinnere an das Foto mit der grauen Legion. Ich werde weit ausholen müssen, wenn ich die möglichen Ursachen beschreibe, die zu der Zunahme in der heutigen Zeit führen. Allerdings gibt es bestimmte Konstellationen, vor allem mit genetischem Hintergrund, die zu besonders schweren und besonders oft tödlichen Verläufen führen: Ich meine damit den Suizid, den Selbstmord, der bei den schweren Depressionen ein Risiko darstellt, das dem natürlichen Tod des Krebskranken gleichkommt und – wie dieses – häufig nicht vermieden werden kann.

Nach dieser kurzen Beschreibung des depressiven Erlebens komme ich, wenn ich die Vielfalt und die Welt der damit verbundenen Störungen darstelle, noch zu einem anderen, ganz ungewohnten Aspekt, der etwas befremdlich und vielleicht auch kokett wirkt:

Von wegen Depression. Ich bin mir sicher, dass die verschiedenen Störsyndrome, Leidensformen, die wir sehen, eine Gegenwehr darstellen, einen Aufschrei, – dass sie nicht Zeichen einer niedergedrückten, deprimierten, schicksalsgläubigen Haltung sind, sondern der verzweifelte Versuch, mit dem Leben zurechtzukommen, vielleicht das Bild zu erfüllen, vielleicht aber auch ein ganz anderes Bild durchzusetzen und zu behaupten. Die leidenden Menschen sind keine funktionsgestörten oder funktionsgeminderten Maschinen, bei denen – durch den Schaden – zwangsläufig dieses oder jenes Element ausfällt. Sie sind Träger des Lebens, das – so gut es kann – darum kämpft, weiterbestehen und sich entfalten zu dürfen.

Ich müsste jetzt auf sehr verschiedene seelische Störungen eingehen, die letzten Endes alle mit Niedergeschlagenheit, Traurigkeit, Hoffnungslosigkeit, Initiativlosigkeit, mit fehlender Perspektive, kurz: mit depressiver Verstimmung verbunden sind, zum Beispiel auf die mannigfachen Formen der Sucht oder auf Anorexie und Bulimie, die nachgerade „Kinder unserer

Zeit“ sind. Bei dem vorgegebenen Rahmen werde ich mich aber auf die einigermaßen typischen Depressionen im engeren Sinne beschränken müssen.

Depression

Wenn ich mich mit der sogenannten Depression beschäftige, dann gehe ich auf ein Störungsbild ein, das ich besonders intensiv behandelt habe, oft mit gutem Erfolg, wie mir die Leute sagen. Und trotzdem lerne ich immer noch vieles dazu. Eine ganz wichtige Erkenntnis der letzten Jahre und Jahrzehnte ist folgende:

Der Depressive ist nicht der zertretene Wurm, der sich nicht wehren kann. Der Depressive hat in seiner Ohnmacht die größte Macht:

Von wegen Depression.

Ich bitte Sie sehr, lieber Leser, mich nicht misszuverstehen, als ob ich etwa den Depressiven verhöhnen wollte. Ich habe mit vielen Depressiven mitgelitten, und ich tue das auch heute noch. Aber ich will über die üblichen Herangehensweisen hinaus auch noch andere Verständnismöglichkeiten aufzeigen, die vielleicht später – im Gespräch, wenn der Mensch nicht mehr depressiv ist – helfen können, dass er den erbarmungswürdigen Zustand der Depression nicht noch einmal durchmachen muss oder dass er ihn im Wiederholungsfalle nicht wie eine zu ihm gehörende Rolle beibehält. Ich will Gedanken vortragen, die vielleicht helfen, dass die Umwelt des depressiven Menschen die Veränderung dieses einen Mitmenschen besser ertragen kann.

Und die Umwelt muss sehr viel aushalten, sehr viel. Die Depression ist fast wie eine ansteckende Krankheit. Wer in der Umgebung des Depressiven selbst nicht depressiv ist, schämt sich fast, wenn er fröhlich ist oder lacht. Er wird aspontan, vorsichtig, einsilbig. Der Depressive deutet das oft so, als ob er geschnitten würde. Aber wenn der sogenannte Gesunde fröhlich ist und fröhliche Vorschläge macht, wird dem Depressiven seine Verlorenheit nur noch deutlicher. Es kommt sicher sehr oft vor, dass er sich unverstanden fühlt und noch mehr zurückzieht. Wenn der sogenannte Gesunde nach dem Befinden des anderen fragt, dann reißt er oft gerade notdürftig geschlossene Wunden auf, bringt er ihn vielleicht zum Weinen. Wenn er nicht fragt, gilt er als teilnahmslos. Der Partner des Depressiven hat eine nicht leichte Aufgabe. Was er auch macht, ist falsch. Er droht jederzeit, selbst gekränkt zu werden, und muss doch unversehrt und stark bleiben, um helfen zu können.

Ich selbst habe – in dem, was ich geschrieben oder vorgetragen habe – immer wieder darauf hingewiesen, dass das Ich des Depressiven am Boden liege, dass der Depressive ein Mensch sei, der von sich eine schlechte Meinung habe. Aber wehe, wenn die anderen diese Auffassung teilen. Der Depressive pocht auf das Recht, nur selbst dieser Meinung sein zu dürfen. Er fühlt sich wertlos, als das fünfte Rad am Wagen. Und er lechzt nach dem Widerspruch, den er sogleich verwirft. In seinem Grübeln, in seinem Monideismus ist er so gut wie ausschließlich mit sich allein befasst – was er alles falsch gemacht hat, was er alles nicht fertigbringt. Er nimmt kaum zur Kenntnis, was die anderen sagen. Das Denken kreist um das Ich, um die Insuffizienz des Ich. Die ganze Selbstwerterniedrigung ist ein Kampf um den Erhalt des Ich – auf Kosten auch der anderen, auf Kosten der sozialen Bezüge. Der Depressive ist ein höchst egozentrischer Mensch. Seine ichbezogenen Aktivitäten oder Passivitäten werden nicht heruntergefahren oder abgeschwächt, sondern im Gegenteil dazu zeitlich und intensiv vermehrt.

Von wegen Depression.

Ich wiederhole dieses Wortspiel deshalb mehrfach, weil es mir wichtig ist, folgende Aussagen in Ihrem Gedächtnis festzuschreiben:

1. Das depressive Syndrom, gleich wie es bedingt ist, besteht nicht nur aus der Niederdrückung der betroffenen Persönlichkeit – ihres Denkens, ihrer Entscheidungsfähigkeit, ihrer Stimmung, ihrer vitalen Abläufe –, sondern auch aus dem Bewältigungskampf.

2. So sehr Menschen auch darunter leiden mögen, das affektive Syndrom ist nicht zwangsläufig durch eine Krankheit bedingt, die häufig mit dem Begriff der „Depression“ gleichgesetzt wird. Auch aus nicht krankheitsbedingten Gründen sind Menschen sehr oft depressiv, tod-traurig geworden und haben sich das Leben genommen.

Deshalb also mein Refrain: von wegen Depression.

Was nun die einzelnen depressiven Syndrome betrifft, so bewährt sich seit fast einem Jahrhundert die triadische Gliederung in eindeutig körperlich begründbare Verstimmungszustände, reaktiv ausgelöste und unterhaltene Depressionen und schließlich in die sogenannten endogenen affektiven Syndrome, die wir weder auf eine Krankheit noch auf eine Reaktion zurückführen können und bei denen wir annehmen, dass körperliche Ursachen eine große Rolle spielen.

Mit dieser letztgenannten Gruppe, den sogenannten „endogenen Depressionen“, will ich beginnen: Vor allem genetische Untersuchungen, die von Jahrzehnt zu Jahrzehnt zwingender werden, zeigen, dass in vielen Fällen der Bauplan des Instruments eine große Rolle spielt, auf dem die Verstimmungen eintreten. Hier neige auch ich dazu, von Krankheit zu sprechen, obwohl ich aus sehr vielen Fällen und persönlicher familiärer Erfahrung weiß, dass das Instrument nur dann zu klingen und verstimmt zu klingen anfängt, wenn auf ihm in der spezifisch kontraindizierten, weil ungeeigneten, Weise gespielt wird. Wenn auch der

Begriff der Vulnerabilität fast schon ein Allgemeinplatz geworden ist, so ist er darum auch im Falle der rezidivierenden Depressionen nicht weniger wichtig und zutreffend.

Diese letzten Bemerkungen scheinen mir aufgrund meiner persönlichen Erfahrung deshalb so wichtig, weil sie große prophylaktische und therapeutische Chancen eröffnen. Wenn man Menschen im Laufe der Jahrzehnte intensiv kennenlernt, in ihren Höhen und Tiefen kennenlernt, dann entwickelt man ein Gespür dafür, was ihnen schadet oder gut tut. Man entwickelt auch ein Gespür, welche medikamentösen Interventionen wirken, wenn man das Gras wachsen hört. Die Erkenntnis, dass auch das Auftreten der sogenannten endogenen Depression in großem Maß von psychologischen Faktoren und psychologischer Führung abhängig ist, muss mich dazu veranlassen, bei einer solchen Darstellung vor der Überbewertung des Krankheitsbegriffes zu warnen:

Von wegen Depression! Es handelt sich nicht nur um Krankheit; es handelt sich auch um Aufbegehren und um Bewältigung.

Die zweite große Gruppe der depressiven Syndrome geht auf die *körperlichen Krankheiten* zurück. Die depressiven Syndrome, die dann zu beobachten sind, werden verständlicherweise durch die körperlichen Begleiterscheinungen mitausgestaltet. Im Prinzip ist aber die Grundstruktur immer die gleiche: Denkhemmung, Willenshemmung und ungute Verstimmung. Auch das therapeutisch wirksame Basisverhalten ist bei allen Depressionen gleich. Manfred Bleuler hat es einmal sehr schön beschrieben in einem kleinen Vortrag, den er im Baselland für die Allgemeinärzte hielt. Man muss sich verhalten wie beim Kind, das unterwegs seinen Ball verloren hat.

Man muss eben zuhören, wenn es seine Trauer äußert, es an der Hand nehmen, wieder zuhören, es vielleicht auf den kleinen Hund hinweisen, der gerade vorbeiläuft, dann wieder zuhören. Man muss so lange geduldig sein, wie der andere braucht, um seinen Kummer auszusprechen. Man muss ab und zu andere

Themen und Möglichkeiten ansprechen, die der Depressive aufgreifen oder auch einfach überhören kann. Man muss sehr genau aufpassen, was in der Klage besonders wichtig sein könnte. Man kann versuchen, es vorsichtig anzusprechen. Wenn man meint, dass die Thematisierung jetzt zu gefährlich ist und zu sehr die sich jetzt gerade schließenden Wunden aufreißt, muss man sich das Betreffende genau im Gedächtnis behalten, am besten aufschreiben, damit man es nicht vergisst und später wieder ansprechen kann.

Mir ist bewusst, dass ich diese psychotherapeutischen Grundsatzfragen jetzt im Zusammenhang mit den körperlich begründbaren Depressionen bespreche, also zum Beispiel im Zusammenhang mit einem inoperablen Tumor – und nicht mit einer reaktiven, erlebensbedingten depressiven Verstimmung, die zu bewältigen ist. Ich weiß das und will ganz bewusst mitteilen, dass man auch in diesen Zeiten die Signale der Seele wahrnehmen und ernst nehmen muss, dass es vielleicht gerade dann dem anderen gut tut, Verständnis und Zuwendung zu erfahren, wenn vielleicht auf körperlichem Gebiet die Hilfe nicht mehr möglich erscheint. Das psychotherapeutische Basisverhalten bei der Behandlung des Depressiven ist also ziemlich gleich. Die individuelle Ausgestaltung des therapeutischen Vorgehens hat natürlich eine andere Bedeutung, wenn dieses Verhalten nicht in einer gewissen Konkurrenz zur körperlichen Erholung oder Rettung besteht, und natürlich auch, wenn dieses Verhalten nicht nur diese aktuelle Situation der körperlich bedingten Krankheit oder der „endogen“ aufgetretenen Phase betrifft, sondern einen langen Lebensweg.

Um die triadische Gliederung der Syndromgenese deutlich zu machen und zu belegen, gehe ich noch kurz auf die *erlebnisbedingten* oder reaktiven oder *neurotischen Depressionen* ein.

„Für Dich blüht kein Baum.“ Ich habe vorhin von der verlorenen Generation berichtet. Ich hätte auch von der betrogenen Generation sprechen können. Aus unserer Erfahrung wissen wir, dass diese Menschen ohne Zukunft, wie sie sagen, keinen

„Bock“ haben, um die Wege zu gehen, die in unserer Gesellschaft zu Wohlbefinden und Erfolg führen. Wir wissen, dass diese Menschen ganz überdurchschnittlich häufig psychische Probleme entwickeln, sehr oft im Zusammenhang mit der Sucht. Schon in diesem Entwicklungsstadium zeigen sie häufig depressive Verstimmungen, die oft in schizophrene Syndrome oder in noch stärkeren Substanzgebrauch übergehen können. Im Rahmen unserer sechsten Etappe kann ich dieses aktuell besonders wichtige Feld nicht weiter ausleuchten und auch viele andere Entstehungsweisen nicht behandeln.

Nach den Bemerkungen zur psychologischen Bedeutung der Bilder einerseits und andererseits zur Genese und Psychodynamik der depressiven Syndrome will ich mich jetzt noch der Sprache zuwenden, also den verschiedenen hörbaren und lesbaren Ausdrucksformen, womit sich der leidende Mensch mitteilen kann.

Die Sprache der Leidenden

Obwohl es eigentlich eine Selbstverständlichkeit sein müsste, machen wir uns nicht genügend klar, welche Bedeutung die Sprache für die Vermittlung seelischen Erlebens hat. Mir wurde das besonders bewusst während der Tätigkeit eines feinsinnigen, gebildeten Mitarbeiters aus dem außereuropäischen Raum, der unsere Sprache sehr gut zu beherrschen schien, sie fließend formulierte, der aber, so teilnahmsvoll er auch war, sehr oft das individuell Wichtige zwischen den Zeilen nicht wahrnehmen konnte. Nun ist das Besondere zwischen den Zeilen das Persönliche eines Menschen, und ein Nicht-Wahrnehmen-Können hat zwangsläufig eine nicht mehr so personenzentrierte und nicht so bedürfnisgerechte Therapie zur Konsequenz. Stattdessen werden Maßnahmen nach der Regel erfolgen oder nach „Schema F“. Das, was ich von diesem außereuropäischen Kollegen mitgeteilt habe, gilt natürlich auch für alle inländischen Mitarbeiter der Psychiatrie, die das nicht wahrnehmen können, was zwischen den Zeilen formuliert wird, und somit nach dem Regelwerk vorgehen. Das hört sich wohl nach sogenannten Feinheiten an, nach etwas, das man vielleicht nicht berücksichtigen müsste. Das stimmt aber nicht. Es handelt sich um die Hauptsache der therapeutischen Begegnung, dass man nämlich mitbekommt, was in dem anderen vorgeht.

Viel klarer und elementarer ist die Erschwerung auf sprachlichem Gebiet bei den geistig Behinderten, die verständlicherweise das nicht mitteilen können, was sie bewegt oder erstarren lässt. Für mich war es immer eindrucksvoll, in welchem Maße sich ihr Verhalten änderte, wenn man z.B. eine depressive Verstimmung erkannt und fachmännisch, auch medikamentös fachmännisch, behandelt hatte.

Es ist ein sehr beunruhigender Sachverhalt, den ich hier anspreche, denn in den Einrichtungen, wo die Schwerstkranken leben, die Ärmsten der Armen, beherrscht man immer weniger die deutsche Sprache. Das hat zwei Gründe: Unter den Patienten befinden sich in steigender Zahl Menschen, die nur bruchstückhaft Deutsch sprechen können. Das gilt besonders für die Forensik und die Suchtszene. Zum andern haben die genannten Institutionen große Schwierigkeiten, Deutsch sprechende Mitarbeiter zu bekommen, so dass in ihnen sehr oft die Behandlung durch Frauen und Männer erfolgt, die die deutsche Sprache nicht beherrschen. Das ist nicht nur im Saarland oder in Deutschland so, sondern z.B. auch in der Schweiz. Die unbeliebten Arbeitsplätze werden mit Fachkräften besetzt, die vorwiegend aus dem Osten kommen.

Ich komme jetzt zu einem anderen Aspekt der Sprache, zur Möglichkeit, den empfundenen Schmerz nachvollziehbar auszudrücken:

Wir können uns meistens gut darüber verständigen, an welcher Stelle des Körpers wir Schmerzen empfinden. Wir bleiben dann in vereinbarten Rastern. Wir können aber alles das nicht nachvollziehbar mitteilen, das wir ganz alleine erleben, das andere nicht wahrnehmen können. Das gilt für unsere Gefühle und für unsere Schmerzen: Immer handelt es sich bei unseren Mitteilungen um „als ob“-Aussagen, die bei depressivem Erleben noch am ehesten nachvollzogen werden können, weil sich begleitend dazu Denk- und Verhaltensregister entwickelt haben, die zu beobachten sind und aus eigener Erfahrung eine gewisse Zuordnung zur Art und zur Schwere der depressiven Verstimmung erlauben.

Beim Schmerz gibt es das nicht. Er ist roh, wie das rohe Fleisch, wie die rohe Kunst, die Art brut. Im Schmerzerleben ist der Mensch wirklich allein. Ich habe selbst vor Jahresfrist anlässlich einer Neuroborreliose Schmerzen gehabt, die mich monatelang nicht schlafen ließen und den Tag unerträglich machten, die sich nur mit Opiaten behandeln ließen. Und ich habe gemerkt, dass man den Schmerz nicht teilen kann, weil man ihn nicht mitteilen kann. Außerdem wurde mir bei den Visiten im Krankenhaus klar, dass man das Unbeschreibliche eigentlich nicht wissen wollte und dass die nachfassenden Versuche, ihn zu beschreiben, eher unerwünscht waren. Man wollte den Schmerzberichterstatter genauso los sein wie den Schmerz.

Eines der ältesten Theaterstücke (und eines der besten) handelt davon, wie man einen Menschen, der hoch angesehen ist, auf einer Insel aussetzt, weil man den Gestank seiner Wunden und die Äußerung seiner Schmerzen nicht mehr ertragen kann. Ich spreche von der Sophokles-Tragödie „Philoktet“:

Neoptolemos: Was ist Dir denn, willst Du nicht sprechen, nein, verharrst so schweigsam! Etwas plagt dich offenbar!

Philoktet: Ich bin verloren, Kind! Kann nicht das Übel
vor Euch verbergen – atataäh-ih – Es bohrt, durchbohrt mich!
Ich Unsel'ger!, o ich Armer! Ich bin verloren. Kind, Es frisst mich auf!
Papá-ih! papá-ih!
Apáppapa, páppapa páppa, papa-ih!
Oh bei den Göttern! Hast Du griffbereit, mein Sohn
ein Schwert zur Hand, so schlage zu,
ganz unten auf den Fuß, mäh ihn ab!

Schnell! Schone nicht mein Leben! Komm oh Sohn –

Neoptolemos: Was ist das nur so plötzlich, da Du über Dich solch Winseln und solch Gestöhn erhebst?

Philoktet: Du weißt es, Kind –

Neoptolemos: Was ist's?

Philoktet: Du weißt es, Sohn!

Neoptolemos: Was ist mit Dir? Ich weiß es nicht –

Philoktet: Wie, Du weißt es nicht?
Páppapápappapápappapa-ih!

Neoptolemos: Furchtbar, die Bürde dieser Krankheit!

Ich komme jetzt zur Sprache der Depression:

Auch hier ist es selbstverständlich, dass ein individuelles Erlebnis nicht überindividuell nachvollziehbar kommuniziert werden kann, aber die Denkweisen lassen sich mitteilen, die Verhaltenseinschränkungen, die „als ob"-Gefühle. Selbst wenn sich der Dichter des Themas annimmt, so kann er nur depressionsähnliche Gefühle bei seinen Lesern oder Hörern auslösen, aber nicht eine authentische oder identische Information weitergeben.

Die tatsächliche, linguale, Sprache der Depression kann dem Typus des Verstimmungszustandes entsprechen. Sie kann gehetzt, gejagt sein, aber auch stockend und schwer. Sehr oft kann sie durch die gedankliche Fixierung blockiert sein. Auch kann sie völlig verstummen. Ich habe mehr als einmal einen depressiven Stupor gesehen. Wenn aber gesprochen wird, dann teilt die Sprache im Allgemeinen die uns bekannten Inhalte mit: Was man alles falsch gemacht hat, dass alles verloren ist, dass man keine Zukunft hat. Oft ist sie direkter Ausdruck des Monideismus. So erinnere ich mich an eine schwer depressive Frau, die über Monate verzweifelt rief: „Hilfe, ich verbrenne!“ Dieser Ruf war von morgens bis abends weit ab von der Station im Klinikgelände zu hören und machte immer wieder deutlich, wie hilflos wir Therapeuten manchmal sind.

Wenn der individuelle Gemütszustand auch nicht zwingend kommuniziert werden kann, so können doch nicht wenige Menschen die depressive Situation gut beschreiben.

Mich hat immer wieder Goethes „Harz-Reise im Winter“ an die Situation meiner Patienten erinnert:

Aber abseits wer ist's?
Ins Gebüsch verliert sich sein Pfad,
hinter ihm schlagen
die Sträuche zusammen,
das Gras steht wieder auf,
die Öde verschlingt ihn.

Ach, wer heilet die Schmerzen
des, dem Balsam zu Gift ward?
Der sich Menschenhass
aus der Fülle der Liebe trank.

Erst verachtet, nun ein Verächter,
zehrt er heimlich auf
seinen eigenen Wert
in ungenügender Selbstsucht.
Ist auf deinem Psalter,
Vater der Liebe, ein Ton
seinem Ohre vernehmlich,
so erquicke sein Herz!
Öffne den umwölkten Blick
über die tausend Quellen
neben dem Dürstenden
in der Wüste!

Die Arbeit der Trauer

gilt im allgemeinen Wortverstand dem verlorenen geliebten Menschen, sie gilt aber auch dem eigenen geliebten Selbst.

Bedrohung, Beschädigung und Verlust führen zu unsäglichem *Schmerz*, dann aber auch zu Erstarrung, Schweigen, Verstummen, unerträglichem Jammern und Klagen. Philoktet wurde deshalb auf einer Insel ausgesetzt, viele ältere Frauen mit unentwegt vorgetragenem Jammer werden im Laufe der Zeit nicht mehr ernst genommen, bis sie sich das Leben nehmen – als ob sie es beweisen müssten, wie schwer sie das Schicksal getroffen hat.

Sobald der Mensch aufhört, vorwiegend an sich und seine schlagartig definitiv gewordene Situation zu denken (mit dem Verlust der bisherigen Selbstverständlichkeit und dem Gefühl, der Boden sei ihm unter den Füßen entzogen), ändert sich das Bild, und die Arbeit der Trauer kann beginnen:

die Arbeit, die die Welt wieder in Ordnung bringt oder in einen solchen Zustand, dass man darin weiterleben kann. Geteiltes Leid ist halbes Leid: Mitteilen und Austausch sind eine große Hilfe. Auch die Tatsache, den Verstorbenen rühmen zu dürfen, bringt eine Linderung. In Schillers „Nänie" heißt es so:

Auch ein Klaglied zu sein im Mund der Geliebten, ist herrlich. Denn das Gemeine geht klanglos zum Orkus hinab.

Beim Trauern helfen, heißt, dass man dem andern die Möglichkeit geben muss, Abschied zu nehmen – so körperlich wie möglich –, zu klagen, zu rühmen. Das heißt, dass unsere Beisetzungs- und Trauerrituale dringend notwendig sind. Nicht ohne Grund haben sie sich über Jahrtausende gehalten.

Und dann schaffen wir vielleicht eine Trauer wie Rembrandts „Mater dolorosa".

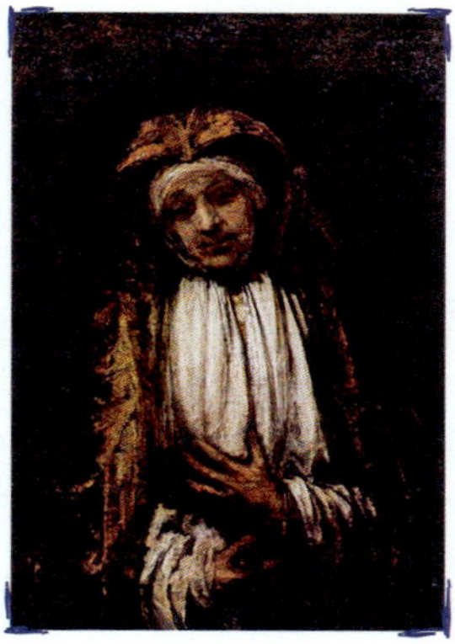

Als ich das Bild zum wiederholten Male – und zur Vorbereitung dieses Reiseabschnitts – im Museum von Épinal sah, habe ich mir Folgendes ins Notizbuch geschrieben (es sollen die Gedanken und Gefühle dieser Mater dolorosa sein):

Ja, ich weiß es. Ich bin wie ein Brunnen, in den die Nachricht eingelassen wird. Ich bin wie ein Sarkophag, in den der Gegangene eingegangen ist. Was ich weiß, kann mir keiner nehmen.
Tragt mich bis ans Ende der Welt, und ich werde dieselbe sein.

Rembrandts „Mater dolorosa“:

Ein Block aus Wissen, Erinnerung, Zuversicht, Schmerz und Weiterleben. Die Selbstverständlichkeit von Leben, Liebe und Tod.

Für mich ist Rembrandts Mater dolorosa tatsächlich die Mutter, die ihren Sohn verloren hat. Rembrandts Bild wurde nach dem dreißigjährigen Krieg gemalt (1660). Seit ich diese Mater dolorosa kenne, verbinde ich mit ihr das Gedicht von Bert Brecht, das „Lied einer deutschen Mutter“:

Mein Sohn, ich hab dir die Stiefel
Und dies braune Hemd geschenkt
Doch hätt ich gewußt, was ich heut weiß
Hätt ich mich lieber aufgehängt.

Mein Sohn, als ich deine Hand sah
Erhoben zum Hitlergruß
Wußte ich nicht, daß dem, der ihn grüßt
Die Hand verdorren muß.

Mein Sohn, und ich sah dich marschieren
Hinter dem Hitler her
Und wußte nicht, daß, wer mit ihm auszieht
Zurück kommt er nimmermehr.

Sah ein braunes Hemd dich tragen
Und hab mich nicht dagegen gestemmt
Denn ich wußte nicht, was ich heut weiß
Es war dein Totenhemd.

Es sind über Jahrtausende und über alle Breitengrade immer wieder neue Hitlers und neue Söhne in anderen Uniformen. Die jungen Männer haben einmal so froh und unbeschwert am Tisch gesessen wie die Ruderer von Friant am Ufer der Meurthe.

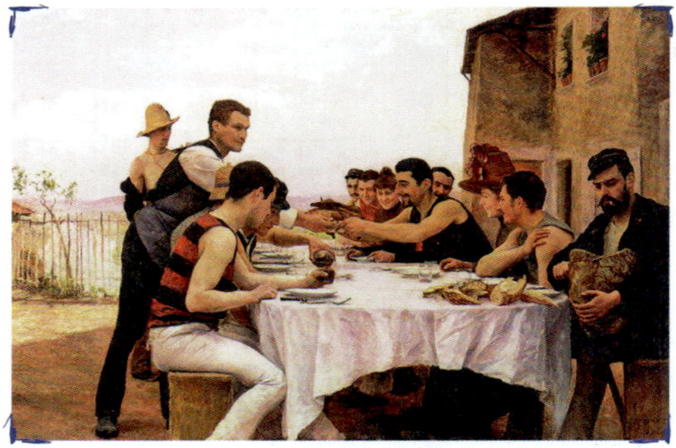

Und sie haben dann eine Erinnerungsspur gefunden wie die vielen namentragenden Anonymen an den Gedenkwänden von Épinal auf der anderen Seite der Mosel, gegenüber dem Museum, in dem Rembrandts Mater dolorosa diese Söhne geborgen hält.

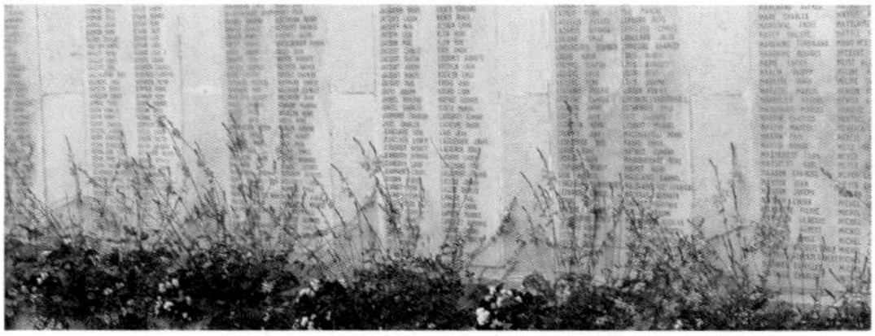

Oder wie in einem der Massengräber von Schtschatkowo, wo mein Vater mit den andern jungen Männern vereint ist, die um ihre Zukunft betrogen wurden.

Albert Camus hat es in seinem bewegenden Roman niedergeschrieben, der der Suche nach dem Vater gewidmet ist: das Gefühl, am Grab der Betrogenen zu stehen.

Er las auf dem Grab das Geburtsjahr seines Vaters und er merkte, dass er es nicht kannte. Dann las er beide Jahreszahlen, „1885 – 1914" und rechnete mechanisch: 29 Jahre. Plötzlich überfiel ihn ein Gedanke, der ihn bis ins Mark erschütterte. Er war 40 Jahre alt. Der unter dieser Steinplatte begrabene Mann, der sein Vater gewesen war, war jünger als er.

Und die Welle von Zärtlichkeit und Mitleid, die auf einmal sein Herz überflutete, war nicht die Gemütsregung, die den Sohn bei dem verstorbenen Vater überkommt, sondern das verstörte Mitgefühl, das ein erwachsener Mann für das ungerecht hingemordete Kind empfindet – etwas entsprach hier nicht der natürlichen Ordnung, und eigentlich herrschte hier, wo der Sohn älter war als der Vater, nicht Ordnung, sondern nur Irrsinn und Chaos. Die Abfolge der Zeit selbst zerbrach rings um ihn, den bewegungslos zwischen den Gräbern stehenden, die er nicht mehr wahrnahm, und die Jahre hörten auf, sich jenem großen Strom folgend anzuordnen, der seinem Ende entgegenfließt. Sie waren nur mehr tosendes Hin- und Herbranden, in dem Jacques Cormery jetzt von Angst und Mitleid gepackt zappelte. Er sah sich die anderen Steinplatten des Karrees an und erkannte an den Lebensdaten, dass dieser Boden angefüllt war mit Kindern, die die Väter von ergrauenden Männern gewesen waren, welche in diesem Augenblick zu leben vermeinten.

Max Frisch hat einmal Folgendes geschrieben:

Manchmal scheint auch mir, daß jedes Buch, so es sich nicht befasst mit der Verhinderung des Krieges, mit der Schaffung einer besseren Gesellschaft und so weiter, sinnlos ist, müßig, unverantwortlich, langweilig, nicht wert, daß man es liest, unstatthaft.

Ich selbst, der sehr früh den Vater durch den Krieg verloren hat und dessen Kinder keinen ihrer Großväter kennenlernen durften, verspüre eine ähnliche Notwendigkeit, wenn ich etwas öffentlich von mir gebe, rede oder schreibe. Bei der Alltäglichkeit des weltweiten Mordens und bei der Alltäglichkeit des Nicht-zur-Kenntnis-Nehmens dessen, was auch in unseren Ländern morgen wieder Alltag sein kann, will ich nicht schweigen – vor allem dann nicht, wenn es um Schmerz, Trauer, Depression und um die häufigsten Ursachen geht. Die Hälfte der in Deutschland lebenden Männer starb im Zweiten Weltkrieg.

Nach dem Ersten Weltkrieg erschien das Buch von Erich Maria Remarque „Im Westen nichts Neues“. Der danach gedrehte Film fand weltweite Beachtung und wurde von den Nationalsozialisten sogleich als große Gefahr gesehen und bekämpft. Er endet mit einer ergreifenden Szene:

Sie zeigt im Herbst 1918, einige Tage vor Ende des Krieges, den jungen Soldaten Bäumer: wie er einen Schmetterling erblickt, der sich unmittelbar vor seiner MG-Stellung niedergelassen hat. Er hebt den Kopf über die Deckung, um nach dem Schmetterling zu greifen. Er wird dabei vom Schuss eines französischen Scharfschützen tödlich getroffen. Buch und Film schließen mit der Information:

Er fiel im Oktober 1918, an einem Tag, der so ruhig und still war an der ganzen Front, daß der Heeresbericht sich nur auf den Satz beschränkte, im Westen sei nichts Neues zu melden.

Als ich von Épinal nach Hause fuhr, bin ich durch diesen Westen gefahren. Unterwegs sah ich den Wegweiser nach Bathélémont, wo im Jahre 1917 die drei ersten amerikanischen Soldaten auf europäischer Erde den Tod gefunden haben.

Der Weg nach Bathélémont führte an Feldern mit mannshohen Sonnenblumen vorbei, die die vorgelagerten goldockerfarbenen Kornfelder ablösten. Ich hatte dort einige Kornblumen gepflückt.

In Bathélémont sah ich den Gedenkstein und die Erinnerungstafel mit den Photographien der drei jungen Männer.

Ich dachte an sie und an meinen Vater und an all die anderen und schmückte ihre Bilder mit meinen Blumen.

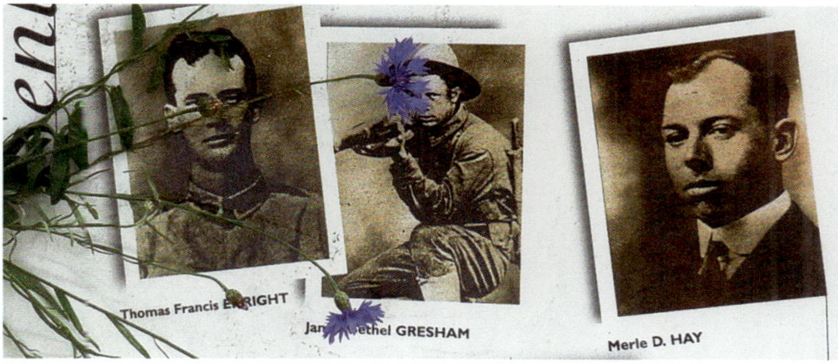

Da fiel mir ein, wie Robert Walser seine Erzählung „Der Spaziergang“ beendet hatte:

Wozu dann die Blumen? Sammelte ich Blumen, um sie auf mein Unglück zu legen?

Und dann wurde mir bang ums Herz und frei ums Herz, und ich fuhr nach Hause, mit dem Auto nach Hause.

Siebte Etappe

Bewegtes Leben

Mit den Gedichten von Johannes Kühn zur Bedeutung von Bewegung und Landschaft für Gesundheit und Krankheit

Lieber Leser,

unsere Reise geht weiter. Sie erinnern sich an diesen jungen Mann?

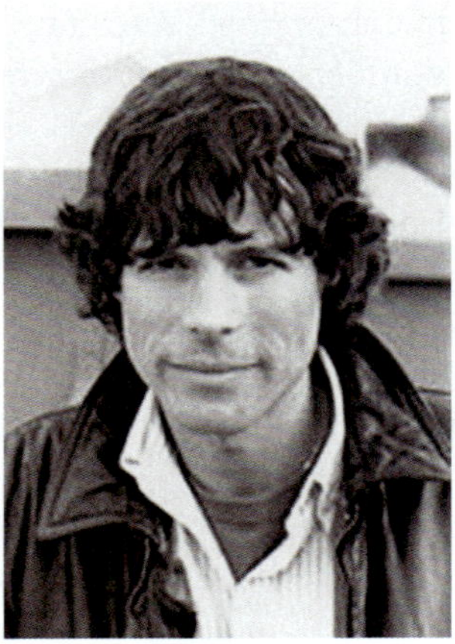

Nein, es ist nicht Johannes Kühn, dessen Gedichte uns im Laufe der siebten Etappe den Weg weisen werden, es ist der französische Dichter Bernard-Marie Koltès aus unserer Nachbarstadt Metz, der uns beim vorletzten Mal beschäftigt hat, als es um das Reich der Ausgestoßenen ging.

Vorlauf

Ich wähle diesen Einstieg – mit der Erinnerung an Koltès – aus mindestens zwei Gründen. Zum einen will ich natürlich eine

Kontinuität des Reiseerlebnisses herstellen, zum andern will ich einen kontrastierenden Hintergrund vermitteln, auf dem sich das Thema der siebten Etappe mit den acht Gedichten von Johannes Kühn, die ich als Markierungssteine ausgesucht habe, besser konturieren kann.

Ich werde zuerst einen vom Rennen und Gehetztsein gezeichneten Text des französischen Dichters wiedergeben, bis wir dann über ein Goethe-Zitat bei Johannes Kühn zu einer vorläufigen Ruhe kommen. Und danach gehen Bewegung und Bewegtsein mit den Gedichten dieses deutschen Dichters, der in der siebten Etappe unser Reisegenosse ist, von Neuem los.

Es handelt sich dabei nicht nur um einen didaktischen Kunstgriff und um eine dem Gesamtaufbau des Etappenverlaufs verpflichtete Reihenfolge, sondern auch um eine psychiatrisch-psychotherapeutische Botschaft: Man muss dem Menschen die Möglichkeit verschaffen, immer wieder aus neuen Perspektiven zur Erkenntnis und, wenn es erforderlich ist, zur Bewältigung seiner Probleme zu kommen. Das gilt vor allem, wenn es um Entscheidungen geht. So ist es zum Beispiel im Rahmen der *Verhaltens*analyse außergewöhnlich hilfreich, alle nur möglichen Standpunkte und Sichtweisen nebeneinander und nacheinander aufzureihen, um aus den unterschiedlichen Betrachtungsweisen zur Bewertung und Entscheidung zu kommen.

Sie sehen: Ich bleibe meinem Vorhaben und meiner Methode treu. Ich will und werde Sie oft am unerwarteten Ort, in dieser Etappe sogar am Anfang, mit mir wesentlichen Zugängen und Betrachtungsweisen konfrontieren, die *Sie* zu eigener Stellungnahme und Erkenntnis herausfordern. Und ich will versuchen, dabei professionell zu bleiben, also immer wieder psychiatrische Erfahrung zu vermitteln, auch wenn man beim ersten Lesen nicht daran denkt, dass es um so etwas gehen könnte. Ich glaube, dass wir am meisten und am besten „en passant" lernen, also beim Vorübergehen – und damit sind wir wieder beim Thema der aktuellen Etappe, bei der Bewegung.

Unser gesamtes Vorhaben, die Kunstreise durch das Land der Psychiatrie, ist ja eine Bewegung von Ort zu Ort, von Thema zu Thema, von Alltagssicht zu Kunsterleben, von psychologischer Grunderfahrung zu Ausnahmezuständen. Und das Ende vom Lied oder das Zwischenergebnis der Reise soll sein, dass sich in uns etwas *verändert*, durch Wechsel oder auch durch Bestätigung nach zwischenzeitlichem Zweifel – dass wir also danach nicht mehr dieselben sind.

Aber nicht nur wir selbst verändern uns durch die Bewegung. Ganze Landschaften, ganze Kunstwerke, ganze Menschen zeigen neue, unerwartete Eigenschaften und Physiognomien, wenn wir uns die Mühe machen, sie von allen Seiten zu betrachten. Die Bewegung ist ein wesentliches Charakteristikum der Fairness. Wir werden später, bei der Sporttherapie, noch einmal auf diese Fairness zurückkommen, dann allerdings mit einer ganz anderen Aussage.

Aber wie dem auch sei: Bewegung ist eine Grundeigenschaft des Lebewesens Mensch, Bewegung ist ein Grundrecht des Menschen. Bewegung ist allen möglich – so wie die Liebe, das Brot der Armen. Bewegung tut prinzipiell allen gut, sofern sie nicht den andern verletzt.

Bewegung hat die großartige Eigenschaft, den einzelnen Menschen zur *Ursache von Wirkung* zu machen, Er schafft es, an einen anderen Ort, zu anderer Herangehensweise, zu anderer Sichtweise zu gelangen, vielleicht die angestrebte Beute oder die angestrebte Partnerin zu erreichen. Er schafft es aus eigener Kraft, seine Position in der Welt zu verändern. Nicht wie Wasser von Klippe zu Klippe geworfen, wie es in Hölderlins „Schicksalslied“ heißt.

Und in der Bewegung wird der Mensch sich seiner selbst bewusst. Er spürt, wie er aus Leib und Seele besteht, wie wohltuend das Atmen sein kann oder das Laufen oder die Müdigkeit oder die Ruhe. Er macht intensive *Selbsterfahrungen*, die ihm in gleicher Intensität eigentlich nur vom Schmerz vermittelt werden. Dass der Mensch sich als Körper in der Welt erfährt, als „Ich“ erfährt, dazu braucht es die Bewegung oder den Schmerz.

Johannes Kühn, der saarländische Dichter der Landschaft und der „Wanderkreise“, ist immer in Bewegung geblieben. Die Landschaft ist und war das aufgeschlagene Buch, in dem er seine Lebenserfahrung gelesen und wiedergefunden, das Buch, in das er sein In-der-Welt-Sein hineingeschrieben hat. Bevor wir es aufschlagen, lesen wir – gleichsam als Präludium – noch einmal den Text von Bernard-Marie Koltès, der damals in Avignon seinen Weltruhm begründet hat, den Text aus der „Nacht kurz vor den Wäldern“ – wie der Titel sagt: einen Text aus einer physiognomierten Landschaft. Die Passage, die ich Ihnen wiedergebe, beginnt in einer Metro-Station, in Paris. Sie kennen sie schon von der fünften Etappe.

Jetzt aber bin ich, jetzt bin ich bedient, das ist es jetzt also, ich nehme mich jetzt nicht mehr zusammen, ich bin bedient, ja, das bin ich, von diesem ganzen Gesocks, von jedem Typ mit seiner Mini-Geschichte in seinem kleinen Loch, von ihren Allerweltsfressen, ich bin bedient, und ich habe Bock draufzuschlagen, auf die gute Frau, die sich da oben ans Geländer klammert, ich habe Bock, auf sie draufzuschlagen, und der Araber, der sich einen absingt, ich habe Bock, auf ihn draufzuschlagen, der Bettler in meinem Rücken, ganz hinten im Gang, die verrückte Alte mir gegenüber, ich habe genug von ihren Fressen und dem ganzen dreckigen Drumherum, von der Göre im Nachthemd am andern Ende der Station, die immer noch heult, und ich, ich werde jetzt zuschlagen, Kumpel, auf die Alten, die Araber, die Bettler, die verkachelten Wände, die Waggons, die Kontrolleure, die Bullen, ich werde die Ticketautomaten zerdeppern, die Anzeigetafeln, die Leuchtreklame, diesen Drecksgestank, diesen Dreckslärm, ich denke an die Liter Bier, die ich schon gesoffen habe und die ich noch gesoffen hätte, bis mein Magen sie rausgekotzt hätte, ich bin sitzengeblieben mit diesem Bock draufzuschlagen, Kumpel, bis das alles zu Ende ist, bis das alles aufhört und dann, mit einem Mal, hört das wirklich alles auf und das ist gut so: die U-Bahn fährt nicht mehr vorbei, der Araber ist ruhig, die gute Frau da oben hört auf zu atmen, und die Göre im Nachthemd, man hört sie nicht mehr schnaufen, alles hört mit einem Mal auf, außer der Musik im Hintergrund, und die verrückte Alte mit dem aufgesperrten Mund fängt zu singen an mit einer unmöglichen Stimme, der Bettler spielt sowas, sie geben sich Antwort und machen das gemeinsam, so als ob es verabredet wäre (eine unmögliche Musik, so etwas aus der Oper oder so ein Scheiß), aber so stark, so gemeinsam, dass alles tatsächlich aufhört, und die Stimme der Alten in Gelb nimmt den ganzen Raum ein, ich, ich sage mir: ok, ich stehe auf, ich trabe durch die Gänge, ich springe die Treppen hoch, ich verlasse die U-Bahn, und draußen renne ich, ich träume noch von Bier, ich renne, von Bier, von Bier, ich sage mir: was für ein Puff, die Opernarien, die Frauen, die kalte Erde, die Göre im Nachthemd, die Nutten und die Friedhöfe, und ich renne und ich fühle mich nicht mehr, ich suche etwas, das wie Gras ist mitten in diesem Dreckshaufen, die Tauben fliegen auf über dem Wald und die Soldaten schießen nach ihnen, die Bettler halten die Hand auf, die versifften Assis machen Jagd auf Ratten, ich renne, ich renne, ich renne, ich träume vom Singsang der Araber untereinander, unter Kameraden, ich finde dich und ich halte dich am Arm, ich habe so einen Bock nach einem Zimmer und ich bin ganz durchnässt, Mama Mama Mama, sag nichts, rühr dich nicht, ich schaue dich an, ich liebe dich, Kamerad, Kamerad, ich, ich habe jemanden gesucht, der wie ein Engel ist mitten in diesem Puff, und du bist da, ich liebe dich, und im übrigen Bier, und ich weiß immer noch nicht, wie ich es sagen soll, was für ein Dreckshaufen, was für ein Puff, Kamerad, und dann immer der Regen, der Regen, der Regen.

Ich renne, ich renne, ich renne.

Und: ich suche etwas, das wie Gras ist mitten in diesem Dreckshaufen. Ich habe so einen Bock nach einem Zimmer und schließlich: ich habe jemanden gesucht, der wie ein Engel ist mitten in diesem Puff, und du bist da.

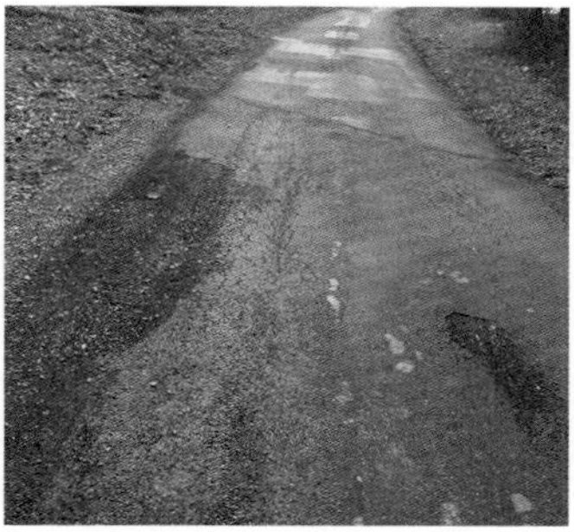

Ich bin nur durch die Welt gerannt;
Ein jed' Gelüst ergriff ich bei den Haaren,
Was nicht genügte, ließ ich fahren,
Was mir entwischte, ließ ich ziehn.
Ich habe nur begehrt und nur vollbracht
Und abermals gewünscht und so mit Macht
Mein Leben durchgestürmt

So heißt es bei Goethe. Und bei dem etwa 30-jährigen Johannes Kühn heißt es im Gedicht „Die Weide" abschließend so:

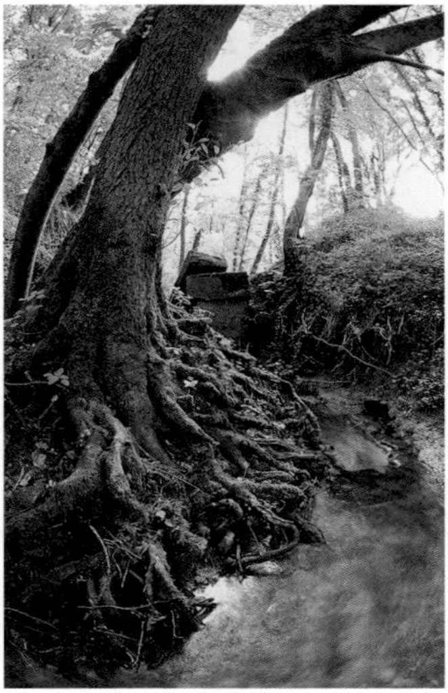

Wär mir
vergönnt eine Verwandlung
von meiner Trauer weg
in einen Baum, ich wählte sie:
Im Ufergras stehn bis ans Knie,
es läuft ein Weg vorbei aus Wellen,
keinen braucht ich zu gehen,
Abwechslung suchend für den Sinn.

Bewegung als Weg zur Ruhe

Kurz nachdem ich die Leitung der Merziger Klinik übernommen hatte, kamen einige junge Ärzte, die bei mir in Homburg die Vorlesung gehört hatten und die es sich zum Vorsatz gemacht hatten, an den menschenunwürdigen Verhältnissen der damaligen Anstaltspsychiatrie etwas zu ändern. Sie waren alle ziemlich unerfahren, was auch für ihren Chef, also für mich, in gewissem Sinne zutraf. Aber sie hatten alle den festen Willen, mit dem, was in ihnen lag und was sie bereits vermochten, eine bessere Welt zu schaffen. Aus dieser Situation heraus entstanden verschiedene hilfreiche Lösungen, die man auch als psychiatrische Therapieformen bezeichnen könnte und die in keinem Lehrbuch zu finden sind.

Heute, nach 50 Jahren Erfahrung, weiß ich, dass dies generell für die psychiatrische Therapie zutrifft. So wie seelisches Leiden oder Gestörtsein einmalig und personenspezifisch beschaffen ist, so braucht es auch eine einmalige und personenspezifische Hilfe.

Einer meiner Assistenten, gerade 25 Jahre alt und gerade einen Monat als Stationsarzt für 30 Akutpatienten auf der geschlossenen Station zuständig, hatte eine verwirrte alte Frau zu betreuen, die ständig weglaufen wollte und nicht einschlafen konnte. Er betete mit ihr, obwohl selbst nicht mehr gläubig praktizierend, eine halbe Stunde lang den Rosenkranz, bis sie ihre Ruhe gefunden hatte im rhythmischen Denken, Sprechen und Gleiten in der Hand. Ich war und bin sehr stolz auf ihn.

Als ich mit Dietrich Langen, dem Experten der Hypnose und des autogenen Trainings, von Mainz nach Frankfurt fuhr, um bei der Darstellung seiner Erkenntnisse dabei zu sein, machten wir diese Reise mit dem Zug. Während sich die Räder gleichmäßig drehten und das Geräusch in immer gleicher Weise wiederkehrte, sagte er zu mir, dass diese Konstellation, unterwegs zu sein und gleichmäßige Reize zu erfahren, ihm in besonderer Weise, eigentlich am meisten von allen Möglichkeiten, Ruhe verschaffe.

Bewegung und Ruhe schließen sich also keinesfalls aus, und in allen großen Religionen wird geradezu zur Bewegung aufgefordert, um die Ruhe der religiösen Geborgenheit zu erreichen.

Schon vor dem schönen Buch von Hape Kerkelig „Ich bin jetzt mal weg" hatte die Wallfahrt nach Santiago de Compostela einen erneuten Aufschwung innerhalb ihrer jahrhundertealten Tradition genommen. Und die Reise nach Mekka, die für unsere monotheistischen Glaubensbrüder verbindlich ist, ist ja allgemein bekannt.

Die Ruhe der Geborgenheit ist nicht nur ein religiös verordnetes Ziel, sie ist auch eine große Sehnsucht – vor allem derjenigen, die durch die Welt hetzen. Am Verhalten und am Substanzgebrauch der Süchtigen, der Suchenden, lässt sich das gut verdeutlichen.

Es ist so, als ob wir unruhig wären, hin und her trieben, bis wir geborgen sind unter dem großen Mantel, der uns umhüllt, als ob wir uns drängten und sehnten nach der wärmenden Höhle, die uns beschützt hat.

Unser Herz ist unruhig, bis es Ruhe findet in Dir.

So lautet die augustinische Botschaft, die an Gott gerichtet ist. Aber aus unserer frühesten Erfahrung wissen wir es besser.

Wir vertrauen auf die uns bergende Ruhe der Mutter und suchen sie im rhythmischen Gebet des Rosenkranzes und in zahllosen Wallfahrten. Wenn man die Wallfahrtsstätten des Bistums Trier befragt, dann geben sie in fast zwei Drittel der Widmungen eine marianische Antwort.

Dieses erste Kapitel handelte von der Bewegung als einem Weg zur Ruhe, und als mir besonders schlüssig erscheinendes Beispiel habe ich Ihnen zuletzt die *Wallfahrt* genannt.

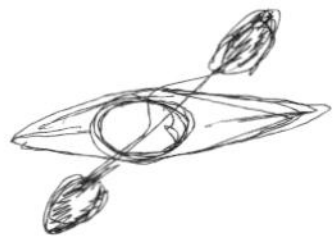

Die Bewegung als Aufbruch

Und bei aller Suche nach der Ruhe drängt es uns doch immer wieder nach draußen. Der Aufbruch ist schon vor unserem ersten Schrei unsere große Aufgabe. Es gilt nicht nur, sich auf den Weg zu machen, sondern auch sich zu öffnen, sich aufzubrechen, damit alles das in uns hinein kann, was wir zu unserer Entwicklung, zu unserer Einzigartigkeit, aber auch zur elementaren Sicherung des Lebens brauchen. Wenn wir uns wie im Papamobil umschlossen durch die Welt befördern ließen, dann hätten wir fast nichts davon.

Es gibt Zeiten des Lebens, wo wir uns unwillentlich in einer solchen Abschließung, in einer solchen Kapsel befinden und das in einem solchen Maße, dass wir fast nichts in uns hineinlassen und fast nur das Düstere, Bittere aus uns herauslassen. Ich meine die Zeiten der depressiven Verstimmung, der Resignation. Johannes Kühn bezeichnet das Erleben dieses Zustandes in seinem der Freude gewidmeten Gedicht als den „Salzgeschmack" des Lebens.

Also:

– Die Freude –

Woher sie den Fuß schnürt zum schönen Schritt
durch alten Bau des Körpers,
daß er auf einmal neu
und wie von Blitzen behängt,
klar steht im dunklen Tag,
wer weiß? Mir an die Stirn wächst ein Schild
voll klareren Monds,
voll strahlender Sonne,
die Hände halte ich hin zum Schlag,
zu guter Begrüßung, Freund.
Sie kam wie die Lerche,
hochfliegend in den Himmel des Frühjahrs
und plötzlich singend. Nicht einzufangen
von kluger Berechnung, ist sie wie Wasser,
das, will einer fassen,
fließt durch die Hände,
so ist sie.

Der Himmel heiter dann, die Stunde
hat den Salzgeschmack aus dem Mund gespuckt.

Gegen den Salzgeschmack ruft sich der Dichter zum Aufbruch, zum neuen Hineinlassen der Welt. Wie schön, wenn das – wie es hier im Titel des Gedichts heißt – mit Freude geschehen kann. Aber sehr oft muss dieser Aufruf ohne diese aus dem Selbst kommende Starthilfe erfolgen, sehr oft aus dem Fremdantrieb des anderen, des Helfers: des Partners oder des Therapeuten.

Von diesem Fremdantrieb will ich Ihnen im Folgenden einige Beispiele geben. Ich spreche von den therapeutischen Erfahrungen, die zu meinen wichtigsten zählen, von den Zeiten, in denen ich mich zusammen mit anderen auf den Weg gemacht habe.

Während der ersten Etappe habe ich Ihnen von dem jungen

Mann berichtet, der mich in die Schweiz begleitete. So als ob er wüsste, was diese Reise für uns beide bringen könnte, erzählte er mir nahe von Le Landéron, dass er einen arabischen Studienkollegen habe. Dieser habe ihm gegenüber einmal geäußert, dass er im Falle seelischer Not einen Freund aufsuchen werde, um mit ihm eine große Reise zur Lösung seiner Probleme zu machen. Wohl am gleichen Tag berichtete mir dann mein Begleiter am Ufer der Aare, als die Sonne schien und die Angst keine Rolle spielte, von den innerpsychischen Abläufen jener Nacht, die ihn fast in den Tod getrieben hätten. Er hatte, wie er bei diesem Gespräch ausführte, den Eindruck, dass sein Helfer selbst nicht mehr vom guten Ausgang überzeugt sei und dass ihm also nicht mehr zu helfen sei. Deshalb habe er seinem Leben ein Ende machen wollen.

Nicht nur die Tatsache des mitmenschlichen Vertrautseins während einer solchen Reise, sondern auch die veränderte geographische und klimatische Situation bildeten den Rahmen, in dem eine solche Offenheit und Aussage möglich wurden. Der Begriff des „setting“ für besondere therapeutische Situationen leuchtet uns sofort und ohne Weiteres ein. Darüber vergessen wir gerne die Bedeutung alltäglicher und umfassend wirksamer Konstellationen wie zum Beispiel der Landschaft und des Klimas, in der und in dem wir uns jeweils befinden.

Rainer Maria Rilke hat seinem Worpsweder Artikel einen sehr schönen Tagebucheintrag vorangestellt, der die Mitwirkung der Landschaft deutlich macht:

Wir gingen zusammen durch die Heide, abends im Wind. Und das Gehen in Worpswede ist jedes Mal so: eine Weile wandert man vorwärts, in Gesprächen, welche der Wind rasch zerstört, – dann bleibt einer stehen und in einer Weile der andere. Es geschieht soviel. Unter den großen Himmeln liegen flach die dunkelnden farbigen Felder, weite Hügelwellen voll bewegter Erika, daran grenzend Stoppelfelder und eben gemähter Buchweizen, der mit seinem Stengelrot und dem Gelb seiner Blätter köstlichem Seidenstoff gleicht. Und wie das alles daliegt, nah und stark und so wirklich, daß man es nicht übersehen oder vergessen kann. Jeden Augenblick wird etwas in die tonige Luft gehalten, ein Baum, ein Haus, eine Mühle, die sich ganz langsam dreht, ein Mann mit schwarzen Schultern, eine große Kuh oder eine hartkantige, zackige Ziege, die in den Himmel geht.

Da gibt es nur Gespräche, an denen die Landschaft teilnimmt, von allen Seiten und mit hundert Stimmen.

Beim gemeinsamen Gehen in der therapeutischen Beziehung, das ich gerne als *„Porotherapie"* bezeichne, gibt es immer wieder Gespräche, „an denen die Landschaft teilnimmt, von allen Seiten und mit hundert Stimmen."

Ich will noch etwas näher auf diese Porotherapie eingehen. Der Wortanteil „poros" ist uns geläufig, wenn wir nicht mehr weiterwissen und von der „Aporie" sprechen. Poros ist das griechische Wort für den Weg, aber auch für den Gott, der für alle Probleme eine eigene Lösung findet. Ich glaube, dass wir diesen Gott viel zu wenig verehren, viel zu wenig an ihn glauben. Und ich bin außerdem fest davon überzeugt, dass die individuelle Lösungskompetenz eine essentielle menschliche Eigenschaft ist. Vielleicht haben sie die anderen Tiere auch, aber das interessiert mich nicht weiter, wenn ich mich mit dem befasse, was diesem einzelnen Menschen zur Verfügung steht, um seine Not zu wenden..

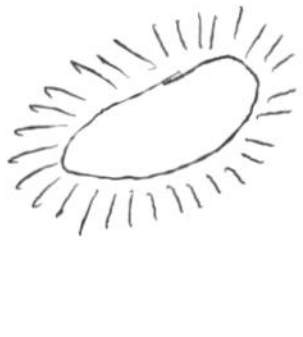

Also: Ich glaube an den Gott „poros",

ich glaube an die Lösungskompetenz des einzelnen Menschen und ich glaube – aus Erfahrung –, dass die individuell entwickelten Lösungen die längste Halbwertszeit, die größte Nachhaltigkeit und das wahrscheinlichste „Nachwachsen" haben.

Um den Weg zu finden, um die Lösung zu finden, muss man sich auf den Weg machen, zumindest gedanklich durch Vorbeiziehenlassen des Problems in unterschiedlichem Kontext, oft aber auch mechanisch-motorisch, um alles tatsächlich in anderem Licht, in anderem Zusammenhang, in anderer Gesellschaft zu erleben.

Ich habe, lieber Leser, vorhin zur Mitwirkung der Landschaft ein Beispiel aus der Künstlerwelt gegeben, aber es gilt – so wie ich es Ihnen vorgetragen habe – auch für die sogenannten „normalen" Menschen. Und es gilt natürlich auch für die psychisch Kranken.

Ich hatte einmal einen besonders gescheiten psychologischen Mitarbeiter, der – ganz am Anfang meiner Merziger Tätigkeit – mich bedrängte, für die einzelnen psychiatrischen Störungsbilder spezifische psychologisch-psychiatrische Techniken zu veranlassen. Daraus ist nicht nur wegen meiner Einstellung, sondern auch aus Zeit- und Geldgründen nichts geworden. Als dieser Psychologe sich 20 Jahre später verabschiedete, um eine leitende Stellung an einer der neu gegründeten kommunalen psychiatrischen Kliniken zu übernehmen, bedankte er sich für die gemeinsame Zeit und für die Möglichkeit, zu einer Erkenntnis zu kommen, die er so zusammenfasste:

Psychisch Kranke sind ganz normale Menschen.

Es gibt fast keinen wichtigeren Satz für die Psychiatrie und Psychotherapie. Und eigentlich sollte dieser Satz zum Titel meines Lehrbuchs werden. Aber daraus ist nichts geworden. Es wurde schließlich nach dem Ort benannt, wo man zum heutigen Zeitpunkt mit der größten Wahrscheinlichkeit koordinierte (aber leider oft nicht wohnortnahe) Hilfe leisten kann. Es wurde zum „Lehrbuch der Krankenhauspsychiatrie".

Mindestens zweimal habe ich die Landschaft eingesetzt, um in kritischen Situationen weiterzukommen:

Einmal fuhr ich während einer hochakuten Krankheitsepisode mit meiner Patientin und ihrem sehr kooperativen Ehemann nach Knokke an die Nordsee, wo beide früher einmal unbeschwerte Zeiten verbracht hatten. Ich kann heute nicht sagen, dass es viel geholfen hätte. Ich weiß aber, dass wir wenigstens während dieser krankheits*un*spezifischen Situation einen schönen Tag ohne gravierende Symptome durchlebt haben.

Einmal bin ich mit einem sehr von Wahn und Affektstürmen gequälten jungen Mann durch die Landschaft des kranken Dichters Lenz gewandert.

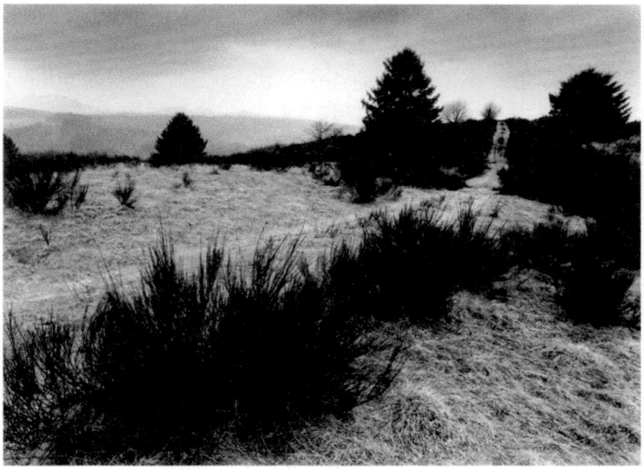

Wir hatten eine herzlich verbundene gemeinsame Zeit, die auch zunächst von einem positiven Verlauf gefolgt war.

Der junge Mann hat in den späteren Jahren – nach schwersten sogenannten „psychotischen" Krisen – seinen Weg gemacht und schlussendlich eine bewegende Autobiographie seines Leidensweges geschrieben. Darin erscheine ich als der besonders gute, mitfühlende Arzt, der Medikamente verschrieben hat. Unser gemeinsames *Wandern* und Suchen wird mit keinem Wort erwähnt.

Man weiß wirklich nicht, was wirkt und was als wirksam erkannt wird. Man muss schon zufrieden sein, wenn man einem

Menschen gutgetan hat.

Damit schließe ich dieses zweite Kapitel, das im Wesentlichen der Bewegung als einer Form der Psychotherapie, nämlich der *Porotherapie*, gegolten hat.

Die Landschaft der Seele

Zurück aber zum Anfang, zur A-Porie, zur Zeit, bevor Poros, der Weg, begonnen hat. Das ist das Spezifische des Erfahrens, Ergehens, Erlebens, Entwickelns, dass man zu Beginn nicht weiß, wo und womit man ankommen wird.

Die Landschaft ist das zu öffnende Buch, in das wir eintreten, oftmals neu und überwältigend in seinen Eindrücken, aber oftmals auch in seinem Inhalt und in seinen Anmutungen unheimlich vorbewusst und anheimelnd vertraut.

Wir treten, sobald wir zu wandern beginnen, in zwei Landschaften ein: in die uns umgebende Landschaft und in die Landschaft unserer Seele.

Ich beginne dieses Kapitel über diese zwei Landschaften mit einem vor 16 Jahren geschriebenen Gedicht unseres heutigen Weg-Weisers, des Dichters Johannes Kühn. Der Sommer 1998, in dem dieses Gedicht geschrieben wurde, war der letzte Sommer des Landeskrankenhauses Merzig, der Sommer, bevor die Anstalt aufgelöst wurde.

Ich weiß, das ist eine absonderliche Assoziation, die ich Ihnen wiedergebe. Und trotzdem will ich es tun. Weil ich merke, wie durch den neuen Kontext von Geschichte und Gedicht mein Leben und meine Arbeit eine neue Beleuchtung erfahren und wie sich auch für das Kunstwerk neue Horizonte auftun.

Und damit bin ich schon, ohne dass ich das bei der Auswahl und Präsentation angestrebt hätte, bei einer meiner Kernaussagen:

Mit jedem Gedicht, mit jedem Berg oder Tal, treten wir in die Landschaft unserer eigenen Geschichte, unserer eigenen Seele ein.

– Wanderziel –

Wohin auswandern,
den Klagelaut
in Wunderanbetung von Gebirgen zu verändern?
Wart, mit der Zeit von langweiligen Staubstraßen
fällt es uns schon ein,
das Land, in dem die Schritte
schöngeistig werden,
und der Schatten
selbst zu sprechen anfängt
beim Anblick des Sterngebirgs,
das in den Himmel ragt.

Es wird die Langweil fortgeblasen.
Der Wein schmeckt wie eines Monats
ganze Herbheit, und Regen
hat sich mit Wärme gemischt,
daß er fällt wie lauer Tee,
der Wunder vollbringt
am Leib.

Begegnende Menschen haben den Segen von Wanderungen,
das Gras zum Sitzen
in Blumen,
und daß kein Arm dorrt
beim Pflücken,
weiß ich.

So viel Liebe und Zuversicht tun gut, vor allem dann, wenn sie *trotz allem* geäußert werden, auch nach Jahrzehnten schwerer Erfahrung. Johannes Kühn hat einem seiner Bücher das Motto vorangestellt:

Ich brauche nicht über mein Leben zu sprechen, weil ja alles in den Gedichten steht.

Bei Wikipedia finden wir folgenden Eintrag:

Als Sohn einer Bergarbeiterfamilie (1934 geboren) wuchs Kühn mit acht Geschwistern in Hasborn (ebenfalls Gemeinde Tholey) auf, wo er heute noch lebt. Ab 1948 besuchte er die Missionsschule der Steyler Missionare in St. Wendel, die er 1953 aufgrund einer langwierigen Krankheit ohne Abitur verließ. Da die finanziellen Mittel fehlten, den Abschluss auf dem zweiten Bildungsweg nachzuholen, hörte er von 1956 bis 1961 Germanistik als Gasthörer an den Universitäten von Saarbrücken und Freiburg im Breisgau. Daneben besuchte er von 1955 bis 1958 die Schauspielschule in Saarbrücken.

Von 1963 bis 1973 arbeitete er als Hilfsarbeiter in der Tiefbaufirma seines Bruders; nebenbei schrieb er Dramen, Gedichte und Märchen, denen größerer Erfolg jedoch zunächst verwehrt blieb.

In den folgenden Jahren wanderte Kühn durch seine Heimat und hielt seine Eindrücke in Arbeiter- und Naturgedichten fest, die erste überregionale Beachtung fanden. Dennoch stellte er zu Beginn der 80er Jahre seine schriftstellerische Tätigkeit nach und nach ein, was er bis zu Beginn der 90er beibehielt. Dem hartnäckigen Bemühen des befreundeten Ehepaares Irmgard und Benno Rech und des saarländischen Schriftstellers Ludwig Harig ist es zu verdanken, dass in dieser Zeit das dichterische Werk Kühns aufgearbeitet und zumindest stückweise herausgegeben wird.

Die Ausgaben der Gedichte in den späten 1980er Jahren erregen ein breites positives Echo. Seit 1992 schreibt er wieder regelmäßig Gedichte.

Da ich den Dichter seit Jahrzehnten persönlich kenne, weiß ich, dass diese Zusammenfassung eine gute Orientierung zu seinem Lebensweg und zu seiner Rezeptionsgeschichte gibt.

In der Zeit des Schweigens, 1990, wurde das folgende Gedicht veröffentlicht:

– Bis ans Ende der Gegend –

Gras spritzt auf
unter der goldenen Peitsche der Sonne.
Sisyphus, Sisyphus, auch ich laufe
an das Ende der Gegend
und habe leer die Hände,
zu Krügen erhoben.

Dann passt zur Trauer,
Eule, dein Abendflügel!
Hinter den Häusern
übt ein Eiswind,
putzt die Zähne zum Biß.

Nachtmenschen
am nahen See
laufen mit Booten aus, eh ich komme,
rufe.

Gras spritzt auf
unter der goldenen Peitsche der Sonne.
Sisyphus, Sisyphus, auch ich lief
bis ans Ende der Gegend
und habe leer
die Hände,
zu Krügen erhoben.

In dem Gedicht „Morgenröte“ heißt es:

Umhalst werd ich von ihren roten Armen
und geküsst
auf Stirn und Wangen,
meinen kühlen Mund,
mag ich als Greis auch
grauhaarig sein
und zittern,
nach Silben suchend.

Ich treib keinen Spanferkelhandel,
schmied keine Ackerkarren,
werf keine Angel aus nach Fischen,
nie,
ich trinke sparsam,
auch heut,
froh gemacht von deiner Wärme, Morgenröte!

Verse
schreib ich auf alte Blätter,
einen Vers von dir nur
auf ein neues,
das ich eigens kaufe:
Wolkennah
bist du, erdnah, neigst dich,
daß ich geweckt geh
vom Himmel,
der du bist.

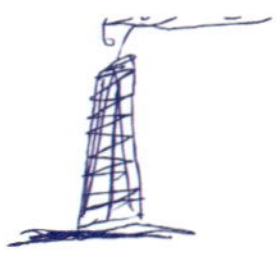

Geweckt werden am Morgen und geheilt werden, aber auch bedroht, am Abend – oder, wie es im Titel heißt:

– Im Abendgarten –

Schlafwandler
durch den Abendgarten.
Fichten in der Nachtbeschwörung
strecken ihre schwarzen Finger
an ein Unglück, das uns immer
treffen kann.

Heile Mond!
Deine weiße Salbe
auf der Stirn,
sag mir einer,
bringt sie die Angst weg?

Kiesweg knirscht,
Zähne hör ich
unterm Schritt.
Strauch, der einen Nachtpsalm lernt,
übt mit Blätterzungen.

Könige, die hier erschienen
aus der Traumzeit gestern,
wären einsam
in den Wiesennebeln.

König
bin ich meiner Einsamkeit,
herrsche endlos mit dem leisen Atem.

In Schumanns Liederkreis gibt es zwei Eichendorff-Gedichte, die dem Mond und der Bedrohung in der späten Stunde gewidmet sind. Ich gebe sie auf den nächsten Seiten wieder, um – wieder aus dem Gegensatz und aus der poetischen Übereinstimmung – Sie für den spezifischen Ton von Johannes Kühn zu sensibilisieren und auch um Ihnen zu vermitteln, wie jeder einzelne Dichter, jeder einzelne Mensch, Freud und Leid der Welt in einem Atem, in seinem Atem besingt:

– Mondnacht –

Es war, als hätt' der Himmel
Die Erde still geküsst,
Dass sie im Blütenschimmer
Von ihm nun träumen müsst.

Die Luft ging durch die Felder,
Die Ähren wogten sacht,
Es rauschten leis' die Wälder,
So sternklar war die Nacht.

Und meine Seele spannte
Weit ihre Flügel aus,
Flog durch die stillen Lande,
Als flöge sie nach Haus.

Das andere, bedrohliche, Gedicht von Eichendorff hat den Titel

– Zwielicht –

Dämm'rung will die Flügel spreiten,
schaurig rühren sich die Bäume,
Wolken zieh'n wie schwere Träume –
was will dieses Grau'n bedeuten?
Hast ein Reh du, lieb vor andern,
lass es nicht alleine grasen,

Jäger zieh'n im Wald und blasen,
Stimmen hin und wider wandern.
Hast du einen Freund hienieden,
trau' ihm nicht zu dieser Stunde,
freundlich wohl mit Aug' und Munde,
sinnt er Krieg im tück'schen Frieden.
Was heut' gehet müde unter,
hebt sich morgen neugeboren.
Manches geht in Nacht verloren –
hüte dich, sei wach und munter.

Es war sehr schwer für mich, zur heutigen Etappe unserer Reise eine Auswahl aus den Gedichten zu treffen, denn eines ist schöner als das andere – und das Wichtigste und Schwierigste ist: Jedes Gedicht erhält jeweils im neuen, beim ersten Lesen nicht gegenwärtigen Kontext, eine neue, persönlich und thematisch neue, Bedeutung. So hoffe ich mit Friedrich dem Großen, dass „Seine Majestät, der Zufall" die richtigen Entscheidungen getroffen hat bei meiner Auswahl der Johannes-Kühn-Gedichte.

Am Ende meiner Bemühungen schien es mir – da ich doch keine Vollständigkeit und keine repräsentative Übersicht erreichen kann – am ehesten sinnvoll, den Dichter zu ehren durch ein Zusammenbringen mit Dichtern und Gedichten, die sicher auch ihm besonders wichtig sind, so dass er in seinem Leben das erreichen kann, was sich Sokrates vor dem Leeren des Schierlingsbechers für seinen Tod wünschte: auf die Menschen zu treffen, die er besonders verehrt hatte.

Hölderlin habe ich schon kurz mit seinem „Schicksalslied" genannt. Jetzt fehlen uns noch – wie ich es sehe – vor allem Mörike und natürlich Georg Trakl.

Zuerst lesen Sie aber wieder ein Gedicht von Johannes Kühn. Es trägt den Titel

– Rundum –

Geschwätzig Volk
in Straßennischen steht.
Aus wirren Mündern
Gerüchte fallen
als Krätze auf die Haut.
Da starrt sie schwarz.

Ein Schattenmann,
den keiner will,
schleich ich vorbei
an langen Häusern, die ein heißer Wind
verdirbt. Es hängt ein Himmel glatt.
Durch Gärten brennt
die rote Katze und verglüht nicht.

Die Ängste wachsen an den Hals,
ein dampfend Feuer.

Es ist ein guter Strauch
am Dorfend,
der rettet mich,
der schlägt es aus mit grünen Zweigen.
Gesprächig mit den Vogelstimmen
erlöst er mich
von Pein.

Haarwirbel wachsen mir
des Kindes wieder
in der Zufriedenheit,
wenn meine Augen Nester werden
für dein Gesicht,
das müd kommt.

O Strauch, der sich aus stillem Boden nährt!
Doch sicher schon
im Schmiedefeuer glüht das Beil
zur Schärfe,
das ihn vom grünen Moosfuß spellt.

Das Mörike-Gedicht, mit dem ich Sie in diesem Zusammenhang vertraut machen will, lautet so:

Ein Tännlein grünet wo,
Wer weiß, im Walde,
Ein Rosenstrauch, wer sagt,
In welchem Garten?
Sie sind erlesen schon,
Denk es, o Seele,
Auf deinem Grab zu wurzeln
Und zu wachsen.

Zwei schwarze Rößlein weiden
Auf der Wiese,
Sie kehren heim zur Stadt
In muntern Sprüngen.
Sie werden schrittweis gehn
Mit deiner Leiche;
Vielleicht, vielleicht noch eh
An ihren Hufen
Das Eisen los wird,
Das ich blitzen sehe!

In diesem Kapitel sind wir mit Johannes Kühns Sisyphus in die Landschaft eingetreten, wir sind gelaufen mit zu Krügen erhobenen Händen durch die dichterische Landschaft der Seele, und wir wollen, bevor wir zu anderen Orten und Themen kommen, Abschied nehmen mit einem Lied von Georg Trakl, seinem

– Rondel –

Verflossen ist das Gold der Tage,
des Abends braun und blaue Farben:
Des Hirten sanfte Flöten starben,
des Abends braun und blaue Farben;
Verflossen ist das Gold der Tage.

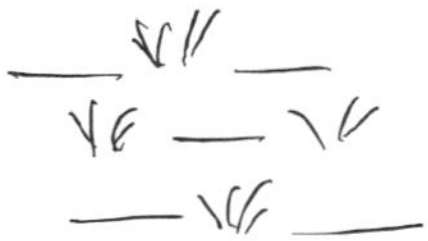

Bewegung als Flucht und Suche

Als Ausgangspunkt nehmen wir die Höhen des Saargaus, wo die sogenannten „Steine an der Grenze“, mächtige Skulpturen, auf beiden Seiten eines jahrhundertealten Grenzwegs stehen. Auf diesem Weg bin ich in den letzten Jahrzehnten häufig gewandert zusammen mit Menschen, die etwas auf dem Herzen hatten, das sie mitteilen und bewältigen wollten. Wenn ich einen therapeutisch wirksamen „genius loci“ kenne, dann diesen. Da gibt es nur Gespräche, an denen die Landschaft teilnimmt, von allen Seiten und mit hundert Stimmen.

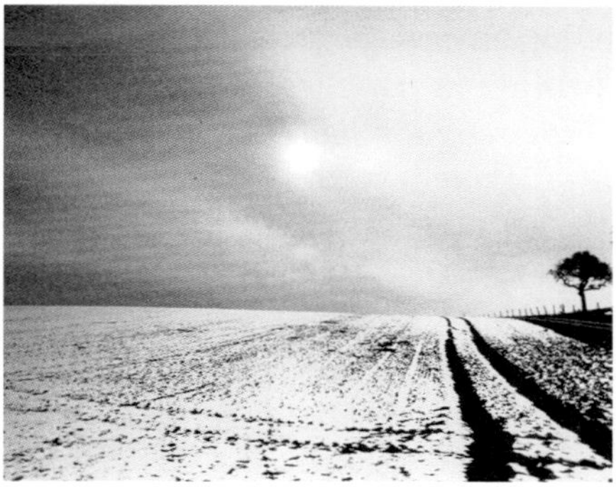

Hier bin ich vor etwa zwanzig Jahren zwei Wochen lang täglich gewandert. Es lag Schnee auf den Höhen, der die Weite noch weiter machte und die Grenzen vollends aufhob. Mein Wandergeselle war meist in gehobener Stimmung, manchmal aber auch ratlos-ungläubig der Verzweiflung nahe, meistens allerdings beglückt von der Mitteilung der Stimmen, dass er Gottes Sohn sei. Er vertraute es mir an, er umarmte mich, und dann lief er von mir weg, weit weg in die Weite, bis er zurückkam und das Gespräch wieder aufnahm.

Es gibt ein Recht auf das Weglaufen und das Schweigen. Der Mainzer Ordinarius für Psychiatrie Heinrich Kranz hielt vor einem halben Jahrhundert seine Antrittsvorlesung über „das Recht auf Schweigen“. Es gibt ein Recht auf das Sich-Entziehen und ein Recht auf das Für-sich-Behalten.

Wenn wir treu und offen beim andern bleiben und dieser andere unsere Hilfe wirklich will, offenbart es sich ohne alle psychologischen Techniken und Tricks: das, was wichtig und entscheidend ist.

Als wir, liebe Reisegenossen, während unserer gemeinsamen Kunstreise – in der dritten Etappe – mit dem Dichter Lenz im Steintal und im Gebirge waren, haben wir ausführlich über die Notwendigkeit und die Wohltat des *Weg*gehens, des Gehens und Bewegens gesprochen.

Über einen weiteren großen Dichter, einen Dichter unserer Region, der ständig unterwegs war, werde ich in der nächsten Etappe sprechen, wenn ich auf das Werk und unter anderem auch auf die Beziehung Rimbauds zu Verlaine eingehen werde. Zu seiner Unstetigkeit und zur Ungewissheit seiner Aufenthaltsorte meinte er in einem Brief:

> Ich kann Euch keine Adresse geben, um hierauf zu antworten, denn ich weiß selber nicht, wohin ich mich demnächst verschlagen finden werde, nicht auf welchen Wegen, nicht an welchen Ort, nicht zu welchem Zweck und wie überhaupt!

Als ihm, 45-jährig, ein Bein amputiert worden war, konnte er die Ankunft der Holzbein-Prothese nicht erwarten, um wieder aufbrechen zu können.

Zur Vorbereitung unserer nächsten Etappe war ich noch einmal in Rimbauds Heimatstadt Charleville-Mézières, der Hauptstadt des Ardennen-Départements, einer in sich geschlossenen Stadt mit rechteckigen Plätzen, mit Straßen, die passgenau im rechten Winkel aufeinandertreffen, mit monochrom braun-rötlichen, glatten Klinkerfassaden auch der Wohnhäuser und immer wieder mit festungsartigen Gebäuden. Selbst die dem Wohnhaus des Dichters gegenübergelegene Mühle wurde mit ihrem wuchtigen, viereckigen Turm zu einem Teil dieser alles umschließenden, alles regelnden Bau-Anlage.

Arthur Rimbaud und sein Bruder Frédéric mussten als Kinder zusammen mit ihren Schwestern die Mutter zum Markt begleiten. Vom Wohnhaus aus und vor den vorhin beschriebenen Häusern vorbei ging es über die akkurat aneinanderstoßenden Straßen bis zu dem Geviert des großen Platzes, auf dem der Markt stattfand. Ein Freund des Dichters hielt die Szenerie fest:

Voran gingen die beiden Mädchen, Vitalie und Isabelle, Hand in Hand, dann kamen die beiden Jungen, ebenfalls Hand in Hand, in gehörigem Abstand folgte die Mutter als Abschluß der Kolonne.

In der nächsten Etappe werde ich Ihnen über Arthur Rimbaud berichten – zuerst ein Musterschüler und dann ein Provokateur und Wegläufer, den man mehrfach zuückbringen musste.

Mir wurde bei meinem Besuch in Rimbauds Heimatstadt Charleville-Mézières klar, in welchem Ausmaß das Suchen und Fliehen der einzelnen Menschen, nicht nur der Dichter, auch auf ihr Wohnen und Sehnen zurückgehen können.

Gehen um des Gehens willen

Es gibt die Redewendung „L'art pour l'art". Sie ist meistens negativ gemeint. Es gibt die Redewendung „Der Weg ist das Ziel." Sie ist meistens etwas bedeutungsschwer und komplizenhaft wissend.

Ich nenne jetzt eine andere Redewendung: „Gehen um des Gehens willen." Sie ist überwiegend *so* gemeint:
- Bewegung um der Bewegung willen.
- Bewegung als Lebensfreude.

Wir können uns *aktiv* bewegen, fast ohne Hilfsmittel. Dann haben wir die Möglichkeit, unseren Körper zu spüren und, wenn wir gesund sind, uns daran zu freuen.

Auch das hört sich zunächst banal an. Aber warum sollten wir diese Banalität nicht nutzen? Denken wir nur daran, welchen Aufwand wir auf anderen Gebieten treiben, um unserem Körper Genüsse zu ermöglichen: bei Essen, Trinken, Sexualität.

Wir können uns aber auch *passiv* bewegen: In beiden Fällen, bei der aktiven und der passiven Bewegung, haben wir die Freude des Ortswechsels, ob wir nun zu Fuß gehen oder Auto fahren. Und wir haben die Chance, ungeplant etwas Unerwartetes aus der Welt in uns hineinzulassen. Dabei fällt mir immer wieder der Satz des früheren Tübinger Kinderpsychiaters Reinhart Lempp ein, der in seinem mit Loriot herausgegebenen Büchlein meint, dass die ungeplanten Kinder die größte Bereicherung darstellten. Oder der schöne Satz von Paul Claudel, der sich mir schon so oft bewährt hat: „Immer ist jetzt die beste Stunde."

Als ich mich mit der Abfassung dieses Kapitels beschäftigte, befand ich mich in Berlin, und als die soeben geäußerten und gleich noch folgenden Gedanken mächtig genug wurden, dass ich meinte, sie mitteilen zu sollen, war ich gerade in die U-Bahn eingestiegen.

Zuvor hatte ich den Enkel in die Kindertagesstätte gebracht, aber noch einmal zuvor hatten wir beide – wie miteinander ausgemacht – die zum aktuellen Ziel führende U-Bahn-Fahrt unterbrochen, um an einer Unterwegs-Station haltzumachen, wo noch Fahrzeugtypen aus dem Beginn des vorigen Jahrhunderts zu sehen waren. Für diese Unterbrechung, die eigentlich nur bedeutete, etwas genauer anzusehen, an dem wir täglich vorbeisausten, hatten wir uns eigens gestrichene und eingepackte Brote und ein Getränk mitgeben lassen, womit wir unsere Pause feierten. Wir hatten uns an diesem Morgen aus dem Strom der passiven Bewegung gelöst, um etwas anderes zu tun als das, was das eigentliche Ziel dieser Bewegung war.

Wenn ich morgens zu Hause meine Runde durch den Wald mache, pflege ich an einer Stelle haltzumachen, die zwischen den Bäumen den Blick auf die Autobahn freigibt. Und ich sehe im

Sekundentakt große und kleine Personenwagen, LKWs und Omnibusse, riesige Schleppfahrzeuge mit aufgebuckelten jungfräulich verhüllten, unversehrten Autos und immer wieder Personenwagen vorbeifahren oder vorbeirasen. Ihre Fahrer scheinen es alle eilig zu haben. Sie bewegen sich wohl auf ein Ziel hin, das sie erwartet: die Arbeitsstelle, die Lieferungsadresse, den Gesprächspartner. Wenn sie sich von A nach B beamen könnten, hätten sie es wahrscheinlich leichter. Jedenfalls bekommen sie bei der „Selbst-Bewegung" der „Auto-Mobilität" so gut wie nichts von ihrer eigenen Bewegung mit. Das, was zum Autofahren von der eigenen Bewegung noch notwendig ist, läuft wohl im Allgemeinen so selbstverständlich und unbemerkt ab wie das Atmen und ist nicht umfangreich.

Das ist aus uns geworden: Wir benutzen unsere Bewegung, um uns *nicht* zu bewegen. Dabei sind wir wie alle anderen Tiere, die sich von den übrigen Lebewesen unterscheiden, mit der Fähigkeit und dem Charakteristikum der eigenständigen Lokomotion ausgestattet.

Mit der uns mitgegebenen Grundausstattung im Allgemeinen, jetzt spreche ich als Mediziner, ist es wie mit unserem Gehirn im Speziellen:

Wir kommen, wenn wir Glück haben – wie es ja üblich ist – mit allem auf die Welt, was wir brauchen könnten.

- Wenn wir einzelne Möglichkeiten nicht benutzen, können sich die dazu auf Abruf bereiten Organe und Regelkreise nicht entwickeln oder zu Träger-Organen dieser Möglichkeiten werden,
- wenn die Organe und Regelkreise bereits entwickelt sind und wir sie trotzdem nicht in unserem Lebensablauf einsetzen, werden sie störanfällig, bis sie erkranken oder unbrauchbar werden.

Das gilt für unser Herz, unseren Kreislauf und auch für unseren bedauernswerten Bewegungsapparat, der so oft wie eine lästige

Mitgift missachtet wird und verrottet, bis er sich rächt.

Zurück zum Motto: „Gehen um des Gehens willen." Wir sind schon genial konstruiert, dass wir das gerne machen, was uns gut tut: ob es nun um die Sexualität geht, die den Fortbestand von uns Meisterwerken sichert, oder um die Bewegung, die uns ebenfalls ein Hochgefühl beschert. Max Frischs schöner Satz über den Menschen Die Konstruktion ist gut, aber das Material ist schlecht trifft nur die halbe Wahrheit. Die andere Hälfte lautet: „Die Konstruktion ist gut und erfüllt umso länger ihre Funktion, wie wir sie pflegen und in Gang halten."

Aber deshalb wandern wir ja nicht. Das meiste, was wir für unseren Genuss unternehmen, machen wir ja nicht aus vernünftigen Gründen. Oder gehen wir aus vernünftigen Gründen schön bekleidet in die Oper oder fahren wir deshalb in den passenden Kleidern mit den passenden Freunden zu den Rolling Stones? Warum essen wir gerne, was uns schön angeboten wird und gut schmeckt?

Warum singen wir gerne und nehmen sogar Stunden, um unsere Fähigkeiten zu verbessern? Oder warum bemühen wir uns bei einem anderen Musikinstrument darum?

Gott sei Dank haben wir im Allgemeinen das Grundrecht, etwas zu unserer Freude zu tun, ohne dass wir es jeweils vor einem Gerichtshof begründen müssten.

In der neunten Etappe (siehe Seite 348) will ich mich ausführlicher mit dem befassen, was wir das Glück nennen oder auch das Unglück – womit der Psychiater ja die größere Erfahrung hat.

Aus Platzgründen kann ich Ihnen leider im Folgenden nicht die einzelnen Gründe aufzählen, warum das „Gehen um des Gehen willen" gut und schön ist. Eigentlich hatte ich vor, Ihnen von einer Wanderung zu berichten, die ich zusammen mit einem Freund in den Nordvogesen gemacht habe. Ich wollte Ihnen Schritt für Schritt vermitteln, was Sie alles für die Gesundheit des Leibes und der Seele tun können, wenn Sie sich auf den Weg machen. Dann aber habe ich mich bei der Fülle des Materials und der Rangfolge dessen, was ich in dem vorhandenen Raum vermitteln will, entscheiden müssen.

Zum Glück hat der Pariser Philosoph Fréderic Gros unlängst ein schönes kleines Buch veröffentlicht, dem er den Titel „Unterwegs" und den Untertitel „Kleine Philosophie des Gehens" gegeben hat. In ihm ist sehr viel zu finden von dem, was ich Ihnen während dieser Etappe mitteilen wollte und was ich Ihnen nur als eine Ahnung vermitteln kann.

Aber schlussendlich kann ich doch einer Versuchung nicht widerstehen:

Ich zitiere Ihnen wortwörtlich die im Internet gefundenen Wetterprognosen für die Orte und Zeiten unserer Vogesen-Wanderung, und ich stelle Ihnen unmittelbar danach *meine* Berichte gegenüber: wie ich die Zeiten und Orte dann – „tatsächlich" kann man nicht sagen, aber „persönlich" – vorgefunden habe.

Ich verfahre so nicht nur der Kurzweil wegen, sondern aus einem viel wichtigeren Grund: Ich möchte Sie darin bestärken, dass Sie selbst sich weder durch fachmännische Prognosen noch durch Unkenrufe davon abhalten lassen, etwas zu unternehmen, das Ihnen richtig, gut oder schön erscheint.

Hier meine Gegenüberstellung:

1. Tag

Prognose: *Zur Mittagszeit werden (auf der dem Donon gegenüberliegenden Seite des Breucht) als Höchsttemperaturen von 7 Grad*

Celsius (gefühlt 5 Grad) erwartet. Der Himmel ist mit dunklen Wolken bedeckt. Dabei wird es am Tag hin und wieder Regenschauer geben. Der Wind weht aus Südwesten und erreicht dabei 9 km/h. Es kommt zu Niederschlagsmengen von 2–4 l/qm ...

Gegen Abend werden es 2 Grad Celsius (allerdings gefühlt -1 Grad). Der Himmel ist mit dichten, dunklen Wolken bedeckt. Dabei ist ab und an mit Regen zu rechnen. Der Wind weht mit 7 km/h und weht aus westsüdwestlicher Richtung. Bei einer Luftfeuchtigkeit von 87% werden mit 100% Niederschläge erwartet und es kommen 2–4 l/qm herunter.

Realität: *Zur Mittagszeit ist es angenehm warm. Es heißt: Kleider ablegen. Der Blick auf die andere Seite des Flusses ist klar. Die Vogesen liegen wie von Christo eingepackt vor unseren Augen. Gegen Abend ist es fast sonnig und hell. Der Blick geht in die Weite und nach allen Richtungen: zum Champ du Feu, zum Donon, zum Climont. Die Welt wirkt wie an einem Abend im Spätherbst. Es ist trocken.*

In der Nacht fällt zärtlicher Schnee.

2. Tag

Am Morgen ist die Welt weiß. Der Aufstieg zum Champ du Feu ist wie eine Schlittenbahn konturiert. Der Donon liegt im Dunst. Es ist kalt geworden. Die Finger können und fühlen nichts mehr. Nie mehr werde ich mir für einen Kälte-Urlaub Wäsche mit Knöpfen mitnehmen. Der Abstieg ins Tal verläuft in angenehmer Kühle. Es ist trocken und mild.

Prognose: *Mittags werden auf dem Donon Höchsttemperaturen von 4 Grad Celsius (gefühlt 2 Grad) erwartet. Der Himmel ist stark bewölkt. Dabei kann es zu Schnee-Regen kommen. Der Wind weht aus Richtung Südsüdwest und erreicht dabei 9 km/h. Es kommt zu Niederschlagsmengen von 1–3 l/qm, die Niederschlagswahrscheinlichkeit beträgt 60%, die Luftfeuchtigkeit 64%.*

Vor Sonnenuntergang werden es auf dem Donon 2 Grad Celsius (allerdings gefühlte 0 Grad Celsius). Der Wind weht mit 7 km/h und weht aus Süden: Bei einer Luftfeuchtigkeit von 80% werden mit 81% Niederschläge erwartet und es kommen 1–3 l/qm vor Sonnenuntergang auf dem Donon herunter.

Realität: Mittags ist es auf dem Donon warm und sonnig. Auch gegen Abend sind die Temperaturen angenehm. Allerdings ist der Boden vor Erreichen des Gipfels eisig. Die Sicht auf die andere Seite ist klar. Auf der Passhöhe zwischen dem großen und kleinen Donon liegt Schnee. Der Abend ist hell und fast herbstlich warm.

In der Nacht fällt Schnee.

3. Tag:

Prognose: Am frühen Vormittag werden Temperaturen von bis zu 1 Grad Celsius (gefühlt wie -2 Grad) erreicht. Der Himmel ist mit dichten Wolken versetzt. Dabei gibt es viel Regen – den Regenschirm am besten mitnehmen. Der Wind weht aus Richtung Südwest mit Windgeschwindigkeiten von bis zu 9 km/h. Dabei werden mit einer Wahrscheinlichkeit von 100% 3–5 l/qm erwartet. Die Luftfeuchtigkeit beträgt 100%.

Realität: Am Morgen ist die Welt weich und weiß. Es ist nicht mehr so kühl wie am Morgen des Vortags. Die Sicht ist klar. Bei frühlingshaften Temperaturen gehen wir zurück ins Tal. Es ist die ganze Zeit über trocken.

Dieses Kapitel sollte eine Werbung für die Bewegung als Lebens-*Freude* sein, für die „hedone". Wir sind auch von Natur aus für die „hedone" vorgesehen. Aber: Wenn wir das Leben allzu sehr genießen, wird das schnell als Hedonismus abgewertet. Wenn wir das Genießen *nicht* mehr fertigbringen, behandelt man uns mit Anhedonie-Konzepten auf der Grundlage von Anhedonie-Fragebögen. Manchmal sogar mit Erfolg. Aber: Vorbeugen ist besser als Heilen.

Sport und Therapien

Ich beginne dieses Kapitel mit einer Auflistung aus dem Inhaltsverzeichnis des RIEDERschen Lehrbuchs: „Sport mit Sondergruppen“:

Behinderte – Herzpatienten – asthmakranke Kinder – Krebsnachsorge – Rückenschule – Sport und Rheuma – Osteoporose – Psychiatrie, Psychosomatik und Suchtbehandlung – Epilepsie, HIV, Aids und Sport.

Wie Sie sehen, gibt es sehr viele Anwendungen. Die „Rückenschule“ etwa ist eine Selbstverständlichkeit. Aber es gibt auch viele andere für die Volksgesundheit wichtige Indikationen wie zum Beispiel die Adipositas-Prophylaxe in der Kindheit oder die Sturzprophylaxe – durch einen trainierten Bewegungsapparat – im hohen Alter.

Von den vielen hier gezeigten Möglichkeiten werde ich nur auf die Sporttherapie eingehen, die in der Psychiatrie eine besondere Rolle spielt.

Auch hier will ich mit einem Beispiel, einer besonders beglückenden Erfahrung, beginnen: Eines Morgens, als ich von meinem Dienstzimmer zu einer Station ging, um meine Visite zu machen, fiel mir an der Tür des Fitnessraumes, an dem ich vorbei musste, eine Veränderung auf: Die Mitarbeiter hatten das Türschild geändert: Statt dem Wort „Sporttherapie“ stand dort nur noch das Wort „Sport“. Überrascht und beschwingt ging ich weiter. Als ich den Zwischengang hinter mir gelassen hatte und in den anderen großen Flügel eingetreten war, schaute ich durchs Fenster auf den Hof, genauer: auf das außen eingerichtete Café. Dort saßen einige meiner Patienten mit anderen zusammen, die nicht in der psychiatrischen Klinik behandelt wurden. Sie trugen Gipsverbände, hatten Infusionsständer als Begleiter, und einige Frauen wirkten mit Sicherheit schwanger. An diesem Morgen war mein Glück vollkommen. Offensichtlich stimmten an diesem Tag Geist und Strukturen. Die Erkenntnis „Psychisch Kranke sind ganz normale Menschen" hatte ihre Entsprechung gefunden, die passende Antwort: Normalität.

Leider ist das Normale nicht normal: Gehen Sie einmal durch die Krankenhäuser und auch durch die Heime, in denen man ja eigentlich nicht behandelt werden sollte, dann merken Sie auf Schritt und Tritt die therapeutische Verfolgung oder diesen immer wieder ausgesprochenen, aber oft nicht indizierten, meistens auch nicht eingelösten, Anspruch. Der Begriff „Beschäftigungstherapie" ist fast so selbstverständlich wie die Begrüßungsformel „Guten Tag".

„Therapeutisches Kochen" in „Therapieküchen" ist an der Tagesordnung. „Kreativtherapien" blühen überall.

Gerade in Heimen sollte man es sich zum Ziel machen, die Lebensverhältnisse so zu gestalten, wie sie zum Lebensentwurf und der persönlichen Note des einzelnen Menschen passen, statt die Bewohner wie Angehörige eines Teams, einer Notgemeinschaft, therapeutisch – das heißt: unter falscher Flagge – zu trainieren oder auf Vordermann zu bringen.

Die in meinem Bericht genannten Mitarbeiter der „Sporttherapie", die tatsächlich als Therapeuten eingestellt und bezahlt waren um dabei mitzuwirken, das Störende und Krankmachende einzudämmen und zu vertreiben, hatten gemerkt, dass ihnen das am besten gelang, wenn sie dem einzelnen Menschen das Erlebnis verschafften, noch etwas fertigzubringen, über Kräfte zu verfügen, mit denen sie Ursache von Wirkung sein konnten, eine Beschäftigung auszuüben, die ihnen gut tat, bei der es keine Leistungsbewertung gab oder doch einmal und dann mit positivem Ergebnis – wie im normalen Leben, wie früher einmal, in der normalen Welt und auch jetzt wieder beglückend selbstverständlich, leichter und flüssiger als bei den sonst so Beredten oder auch bei den Therapeuten.

Zu Beginn dieser Etappe hatte ich die mit der Bewegung verbundene Fairness genannt. Ich komme jetzt darauf zurück. Es ist fast so wie bei „Deutschland sucht den Superstar", wo die Vertreter der Randgruppen einmal ganz vorne sein dürfen. Aber bei dem therapeutischen Einsatz des Sportes ist es noch viel besser: Hier dürfen auch die Schwachen stark sein, auch diejenigen, die sich nicht durchgekämpft oder durchgemogelt haben. Ihnen sitzt keine Jury gegenüber. Sie werden belohnt durch ihr Körpergefühl, und wenn sie einen guten Therapeuten haben, dann werden sie auch gelobt.

Hier will ich wieder einen Allgemeinplatz zitieren, der aber unendlich wichtig ist:

Man kann den Menschen (das gilt natürlich besonders für unsere Kinder, aber auch für unsre Patienten) nicht genug loben, sofern man nicht teilnahmslos und unbegründet irgendeine Floskel in die Welt setzt.

Ich vergesse nie, wie nach meiner Kreuzbandoperation, innerhalb der Rehabilitationsphase, ein mir damals nur flüchtig bekannter Sporttherapeut beim Vorbeigehen sagte: „Das sieht aber schon viel besser aus", und wie ich daraus die Motivation für die weiteren Übungen bezog.

Psychiatrie kann wirklich so einfach sein: Man muss – neben dem spezifisch Indizierten – nur das tun, was dem Menschen im Allgemeinen gut tut.

Zurück zur Sporttherapie: Sie ist eine besondere Chance für diejenigen, die nicht so gescheit sprechen und sich nicht mit ihrer Sprache durchsetzen können. Das gilt für viele geistig Behinderte, aber auch für sehr viele forensische Patienten, die keine ausreichende Bildung erfahren haben und oft nur auf ihre Muskeln stolz sind.

Darüber hinaus könnte der Sport natürlich auch in der Therapie vieles vermitteln, was in der normalen Sportvereinszugehörigkeit eine Rolle spielt, aber um das zu nutzen, sind die Verweildauern zu kurz, die zueinander passenden Personenzahlen zu klein und die strukturellen Vorgaben, wie etwa Spielorte oder Wettbewerbsgruppen, nicht vorhanden. Außerdem muss man sich als Klinikchef und als Sporttherapeut sehr vor dem eigenen Ehrgeiz hüten. Die Patienten sind gekommen, damit sie wieder entlassen werden. Wenn ich ehrgeizige Ziele mit ihnen verfolge, gebe ich die Patienten nicht mehr her. Es war für mich keine leichte Leistung, diesen Verzicht aufzubringen. Sehr gerne hätte ich mit meinen Patienten Theater gespielt; es waren genügend Begabungen und Themen vor Ort. Aber wenn ich einmal damit angefangen hätte, hätte ich sie vielleicht nicht mehr hergegeben. Ich erinnere mich an einen Mitarbeiter der Verwaltung, mit dem ich kein herzliches Verhältnis hatte und der sich derart erniedrigen musste, dass er mich unter Tränen bat, den Patienten Vincenz L. nicht zu entlassen, weil andernfalls der Hol- und Bringediest nicht mehr aufrechterhalten werden könne.

Was ich Ihnen jetzt mitteile, wirkt wie eine Randbemerkung, ist aber eine Aussage von zentraler Bedeutung beim verantwortlichen Umgang mit Menschen: Wie oft gibt man in Chören, Orchestern und Vereinen Leistungsträger nur mit Zögern frei, obwohl sie weiterkommen könnten, und – was mindestens ebenso schlimm ist – wie oft schickt man in Chören, Orchestern und Vereinsmannschaften Mitwirkende fort, lässt sie, obwohl doch ihr ganzes Herz daran hängt, nicht mehr mitspielen, weil andere besser für den Erfolg geeignet scheinen.

Die Sporttherapie ist mit dem Bisherigen noch lange nicht genügend gewürdigt. Sie ist im stationären Rahmen praktisch bei allen nur möglichen Störungsbildern indiziert. Das liegt einerseits an der Bedeutung und dem Erleben des Bewegungsablaufs, das liegt andererseits aber auch an den therapeutisch tätigen Menschen. Und das liegt wiederum daran, dass sich vorwiegend die dazu geeigneten Personen melden, zum andern, dass diese Personen *keine* spezielle psychiatriezentrierte Ausbildung haben. Sie gehen unbefangen an ihre Aufgabe und an die einzelnen Menschen heran, haben keine speziellen Heilungstheorien, die sie in die Tat umsetzen wollen. Sie gehen von den normalen Bewegungsbedürfnissen des Menschen in unterschiedlichen Situationen aus und handeln dementsprechend.

Wir sorgen für das Gesunde, indem wir das Gesunde nutzen:

Sano curamus.

Man könnte noch viele Teilaspekte der leider meistens nicht ausreichend genutzten Sporttherapie besprechen. Ich will einige Beispiele geben: Dem depressiv Eingemauerten kann es gut tun, wenn er seinen Panzer etwas lockert, wenn er auch einmal eine positive Rückmeldung zu sich erfährt. Dem Abhängigen kann es im Entzug gut tun, wenn er seinen Körper positiv wahrnimmt, statt des Schwitzens und Zitterns. Dem Wahnkranken kann es gut tun, wenn er auf den Therapeuten hört und auf die Signale des Körpers statt auf die sich krebsartig vermehrenden Gedanken oder vielleicht auch die Stimmen, die zum Wahn hinzukommen.

Der Psychotherapeut im engeren Sinne kann die Beziehung verändern und auch die Motivation vermehren, wenn er hin und wieder an der Sporttherapie, die ja meistens in Gruppen angeboten wird, teilnimmt.

Ich war zeitweise Mitglied und Prüfer der Deutschen Gesellschaft für Tanztherapie. Auch beim Tanz kann man viele positive Erfahrungen vermitteln, aber auch viele Frustrationen, wenn man an die Erwartungen der Leute denkt, die sich besonders um das tänzerische Erleben bemühen. Der in gutem Sinne anspruchslose, unbeschwerte Tanz, der den jungen Leuten Spaß macht, wird, soweit ich sehe, nur sehr selten im Zusammenhang mit der gezielt therapeutischen, krankheitvertreibenden, Förderung der seelischen und körperlichen Gesundheit angeboten. Die dazu notwendige Unbefangenheit des Erlebens und Genießenkönnens ist ja auch in aller Regel bei den Situationen, in denen dieser *therapeutische* Tanz zum Einsatz kommen würde, nicht gegeben. Man kann und sollte Menschen nicht zu unaufrichtigen Gefühlen verleiten. Aktionen kann man im Allgemeinen ungestraft gezielt veranlassen, nicht aber Emotionen. Der kategorische Imperativ der therapeutischen Aufrichtigkeit gilt auch hier.

Nach diesem Kapitel, das überwiegend der Sporttherapie oder – besser – dem *Sport* innerhalb der psychiatrischen Therapie gewidmet war, komme ich jetzt zu einem umfassenden Thema, aber sehr kurzen Kapitel:

Der Freiheit eine Gasse!

Was der Mensch aber braucht, um sich zu entwickeln, sich zu fangen, für die Zukunft kompetent zu machen, ist Freiheit, ist die Möglichkeit, in unterschiedlichen Situationen – ohne dass ihm jemand hilfreich in den Arm fällt – zu eigenen, personspezifischen Lösungen und Lösungsmustern zu kommen, also auch für die Zukunft vorzusorgen, wo ihm keiner helfen kann. Da bewähren sich nur diejenigen Curricula, die in der Person des einzelnen Menschen – zur Verdeutlichung sage ich einmal: des einzelnen Patienten – entwickelt wurden und nicht die Curricula, die der spezialisierte und geweihte Therapeut durchlaufen hat. Ich weiß, dass das viele nicht hören wollen, aber ich will und soll ja mitteilen, was ich in fast einem halben Jahrhundert gelernt habe. Letztlich ist der Mensch allein, und für diese Situation gilt es, soweit es notwendig ist oder gewünscht wird, vorzusorgen.

Deshalb also: Der Freiheit eine Gasse! In Ketten kommt man schlecht voran. Ich meine damit die Therapeuten, die Therapien, die psychotherapeutischen Vorausrezepturen, die von Fachgesellschaften und speziellen Prüfern im Voraus genehmigt werden müssen (ohne dass sie die Beschaffenheit des Teigs und die Qualität der Zutaten kennen), die wohlklingenden Konzepte und sich selbst erfüllenden Theorien. Sie merken, wie viel Ärger und Enttäuschung sich über die Jahre bei mir angestaut haben. Ich bin nicht mehr bereit, zu des Kaisers neuen Kleidern zu schweigen. Vielleicht ist das auch eine der Vergünstigungen, die der Ruhestand mit sich bringt. Endlich darf man sagen, was man meint.

Der Freiheit eine Gasse! Für diese Freiheit braucht man die Möglichkeit der Bewegung: weg von alten Mustern oder Orten, die einem nicht gut tun, vielleicht hin zu vertrauten, möglicherweise vergessenen Mustern und Orten, die einem gut getan haben, oder aber auch hin zu völlig neuen Erfahrungen und Erfüllungen.

Und dabei muss man von der eigenen Festplatte aus frei navigieren dürfen, vom eigenen, einmal eingebauten, im Lauf der Jahre eingeprägten und weiterentwickelten, Navigationssystem aus suchen und finden dürfen.

Schlusslauf

Es gibt Haydns „Symphonie mit dem Paukenschlag". Der unerwartete Paukenschlag steht dort überraschend und wachrüttelnd im zweiten Satz. Ich mache es in dieser Etappe anders und setze das Unerwartete ans Ende: abrupt, zusammenhanglos, aber deshalb vielleicht mit einer zusätzlichen – allgemeinen oder individuellen – Aussage, nicht nur zum Bewegtsein und Bewegen. Ich wähle als Schlussstein den Schluss eines Johannes-Kühn-Gedichtes:

Grabsteine welken nicht. Ein Trost.
Es bleiben die Straßen
mit ihren Pflastersteinen,
mächtig und hart.
Da kann ich wandern
zugvogelhaft
hinter Fragen her.

Jetzt noch, wie es sich ja gehört, der komplette Text des Gedichts „Herbst“:

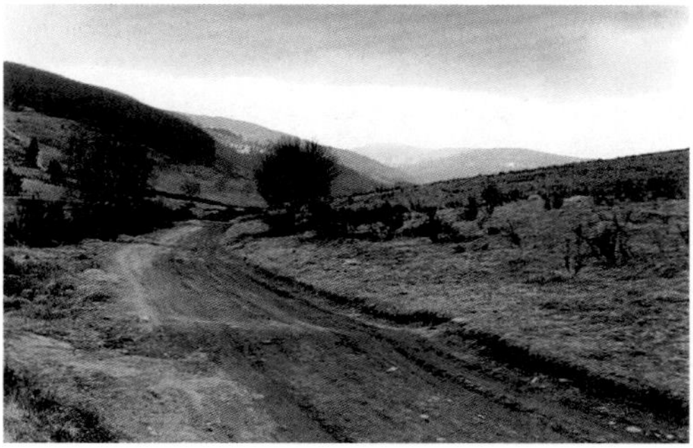

Rührung kommt mich an, denn es geht
eine schöne Witterung
leiser Sonne.
Ginster starrt zu Besen,
wird die Hand des Windes kratzen,
aber das hemmt nicht
die Wildheit.

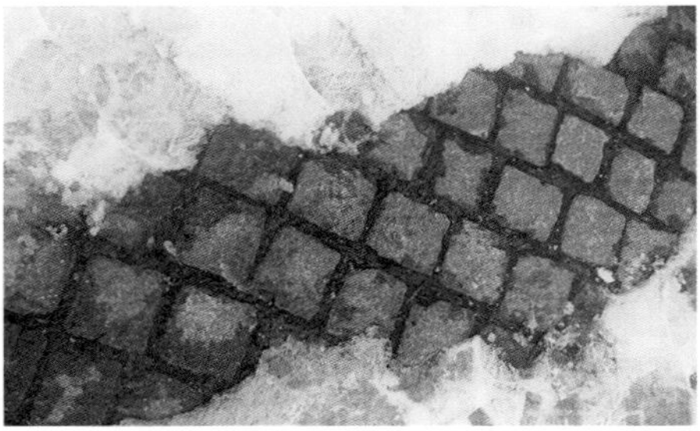

Grabsteine welken nicht. Ein Trost.
Es bleiben die Straßen
mit ihren Pflastersteinen,
mächtig und hart.
Da kann ich wandern
zugvogelhaft
hinter Fragen her.

Achte Etappe

Rimbaud und Verlaine

Gefährdete, gefährdende, gefährliche Beziehungen in Alltag, Institution und Therapie

Liebe Mitreisende,

unsere achte Etappe führt zu zwei Dichtern, die aus der Großregion stammen, zu Verlaine und Rimbaud. Paul Verlaine wurde in der lothringischen Metropole Metz geboren, und Arthur Rimbaud stammt aus der kleinen Hauptstadt der Ardennen, Charleville-Mézières, etwa 200 km von meinem Wohnort entfernt. Der Begleiter unserer siebten Etappe, Johannes Kühn, hat Letzterem ein Gedicht gewidmet, das auch auf Verlaine zutrifft, eigentlich auf alle Dichter, die inzwischen verstummt sind:

Arthur Rimbaud
Die wilden Reden sind gezähmt,
und seine Blumen blühen in Vasen
und Ziergärten.
Wer einen Mond
mit seiner Hand
als Hostienbrot
aus spätem Himmel nimmt
und ihn zerdrückt,
verkünde es
in Versen,
die zahm in Reimen enden.

Nur Verse sind es,
die erschüttern.
Über den Gräbern fliegen Raben,
und aus den Nebeln fällt der Schnaps.

Gräber und Nebelfelder, November und Herbst. Davor waren Sommer und Sinnlichkeit, Suchen und Zusammenkommen, Trennung und Schmerz.

Rimbaud besingt als 15-Jähriger den Aufbruch (Übersetzung von Paul Zech):

Durch Roggenfelder, mohnumschäumt,
einsame Wege will ich gehn.
Ich fühle kühl die Halme wehn,
wie Mohn schäumt auch mein Herz und träumt.

Erlöst bin ich aus aller Zeit,
die Sonnenwolke kann nicht ferner sein:
Ich treibe in die blaue Ewigkeit
Hinüber, wie mit einer Frau allein.

Als Arthur Rimbaud dieses Gedicht schreibt, ist er in allem der Beste, ein Musterschüler und ein Rebell, der in den Dichterhimmel aufsteigen will, in den Parnass.

Die ihn schon kennen, seine Lehrer und seine Mutter, liegen ihm zu Füßen. Er aber will hinaus aus der stickigen kleinen Welt seiner Heimatstadt, die rechtwinklig, voller glatter Fassaden, voller vergitterter Fenster ist – ein Hohn gegenüber der frei vorbeifließenden Maas.

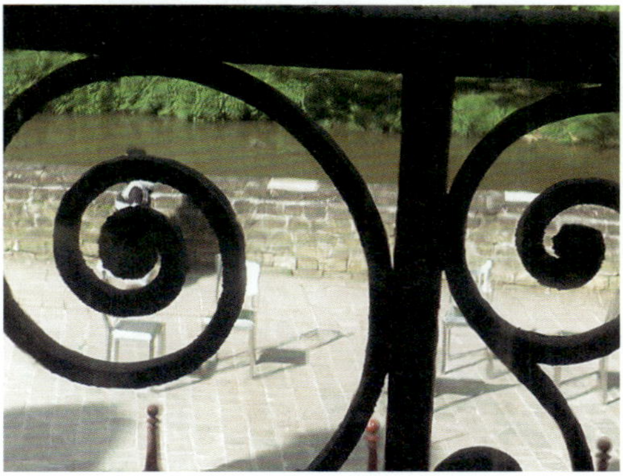

Ich erwähne diese Situation, weil ich bei meinem Besuch vor seinem Haus auf den Fluss sehen konnte und weil ich auf dem Fluss vor seinem Haus ein Schiff liegen sah – einen Steinwurf von seiner Wohnstätte entfernt – und weil die Phantasie von dem trunken durch die Welt treibenden Schiff, weil das Gedicht vom „bateau ivre", exemplarisch für Leben und Werk dieses Dichters steht.

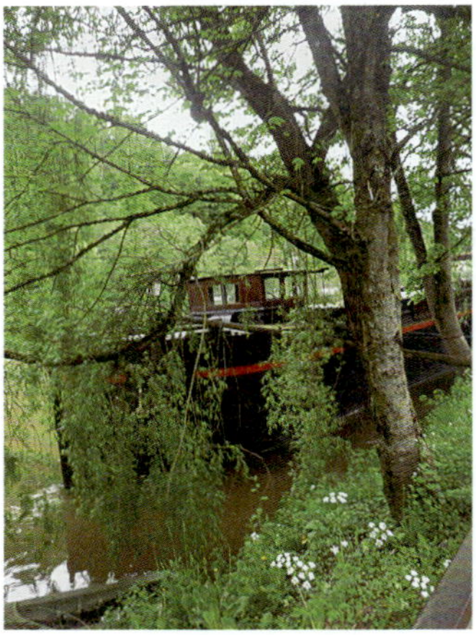

Rimbaud will weg, er will nach Paris, in den Ruhm.

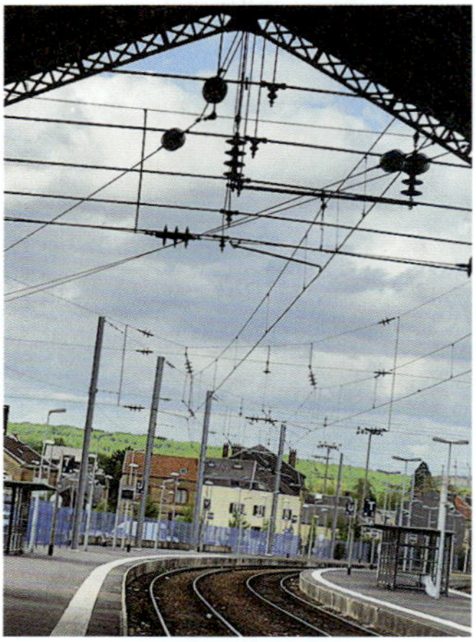

Von seinen unbezahlten Zugfahrten wird er abgeführt, bis ihn zuhause wieder ein Begeisterter freikauft. Und in Paris ahnt der von Rimbaud verehrte große Dichter Paul Verlaine, was auf ihn zukommen wird. Rimbauds anspruchsvolle Bewerbungsschreiben, denen mehrere Gedichte beigelegt sind, erhalten eine begeisterte und einladende Antwort. Leider sind nur Bruchstücke überliefert.

Der 1854 geborene, damals 16-jährige, junge Mann Arthur Rimbaud schreibt:

Ich habe den Plan gefasst, ein großes Gedicht zu machen, und ich kann in Charleville nicht arbeiten. Nach Paris kann ich nicht kommen, weil ich überhaupt kein Geld habe. Meine Mutter ist Witwe und äußerst fromm. Sie gibt mir jeden Sonntag zehn Centimes, um meinen Stuhl in der Kirche zu bezahlen.

Und der andere junge Mann, Paul Verlaine, 26 Jahre alt, antwortet ihm in einem ersten Brief:

Ich habe etwas wie einen schweren Geschmack Ihrer Werwolfswut ...

Sie sind außerordentlich zum Kampf gerüstet ...

Und in einem zweiten Brief, nachdem er zusammen mit anderen Künstlern eine Kollekte für ihn veranstaltet hatte:

Kommen Sie, teure große Seele, wir rufen Sie, wir erwarten Sie.

Arthur Rimbaud schrieb zur Zeit dieses Briefwechsels das bereits genannte Gedicht „bateau ivre“, mit dem er Literaturgeschichte machte, und kam kurz vor Vollendung des 17. Lebensjahres – im September 1871 – nach Paris.

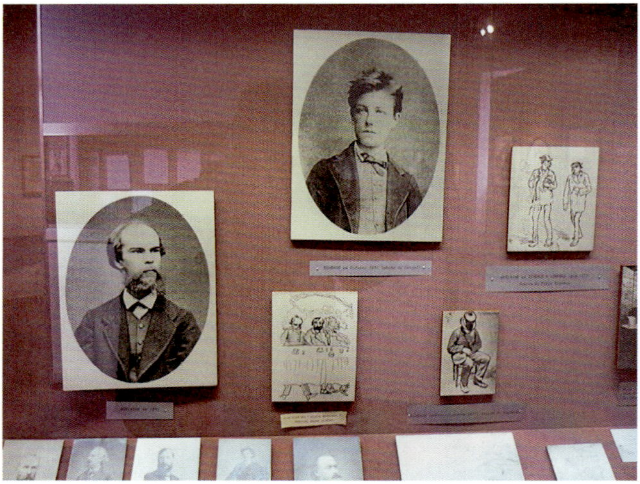

Wer Rimbaud sagt, denkt an dieses Gedicht, aber auch an seine Beziehung zu Verlaine, die Ende des 19. Jahrhunderts Europa aufgeschreckt hat und mit einem Schuss endete. Sie sehen diesen zweiten bedeutenden Dichter ebenfalls auf unserer Fotowand, die im Museum von Charleville-Mézières installiert ist. Es ist der junge Mann mit dem Bart. Er gab nach vielen Zerwürfnissen und Versöhnungen den – im Übrigen harmlosen – Schuss ab, von dem später noch zu sprechen sein wird. Und er bemühte sich weit über den Tod des jüngeren Freundes hinaus, der aus ganz anderen Gründen einige Jahrzehnte später erfolgte, um die Würdigung und Verbreitung des von Arthur Rimbaud geschaffenen dichterischen Werkes.

Sie wissen, dass wir bei der Kunstreise durch unsere Modellregion der Psychiatrie die Themen aufgreifen, die sich durch die Künstler, die dort gelebt haben, oder die Kunstwerke, die dort geschaffen wurden, anbieten, vor allem, wenn sie psychiatrisch interessant sind. Bei Rimbaud geht es immer auch um die Beziehung, die so intensiv war, dass sie die Familie von Paul Verlaine gesprengt hat (er verließ seine Frau und sein Kind), und sie führte auch zu dem Schuss und zu dem zwei Jahre währenden Gefängnisaufenthalt des Dichters.

So werden wir heute von den Beziehungen sprechen, aber es geht in unserer achten Etappe nicht darum, was sich zwischen den beiden Freunden im Einzelnen abgespielt hat, sondern es geht ganz allgemein um die Bedeutung, die die Begegnung eines Menschen mit einem Menschen hat.

„The heart of heart": Die Beziehungen des Menschen

Es geht um das Herzstück unserer Entwicklungsgeschichte, um „the heart of heart", wie Hamlet zu seinem Freund Horatio sagte. Und es ist überhaupt nicht zu verstehen, in welchem Ausmaß dieses Herzstück unseres psychiatrischen Handelns im praktischen Alltag verdrängt und vergessen wird.

Sicher gibt es heute Selbsterfahrungs- oder Balint-Gruppen. Aber bei der Bewältigung der komplexen Fälle oder Arbeitssituationen siegen sehr schnell die Zuordnung und die Rezepturen.

Dabei ist die Beziehung die wichtigste hilfreiche Größe. In verzweifelten therapieresistenten Fällen hat eigentlich immer nur die Beziehung weitergeholfen, z. B. durch die Beziehungspflege oder die Zuordnung eines „therapeutischen Schattens".

Wenn man den Menschen unter den übrigen Lebewesen sieht: Der Mensch ist für den andern mehr als sein Sexualpartner, sein Vorfahr oder Nachfahr, Teil seiner menschlichen Umwelt oder seiner zum Überleben notwendigen Bedingungen. Er ist auch ein Spiegelbild seines Gottes.

Jedenfalls geht die bei uns führende Religion von der Ähnlichkeit zwischen Gott und Mensch aus:

So schuf Gott den Menschen als sein Ebenbild, als Mann und Frau schuf er sie.

Und somit wohnt in jedem anderen Menschen, in jedem Mitmenschen, auch die schöpferische Kraft – die Welt, Wirklichkeit und Menschen schaffende Kraft.

Menschen, die ohne Beziehung zu Menschen aufwachsen, werden keine Menschen oder jedenfalls etwas anderes als das, was wir uns vorstellen.

Robert Kegan schreibt in seinem berühmten Buch „Die Entwicklungsstufen des Selbst“:

Es gibt kein trauriger und nachdenklicher stimmendes Material auf dem Gebiet der Säuglingsforschung als die Nachweise, daß Kleinkinder, denen eine Bindung an eine ständige Pflegeperson fehlt, in ihrer Entwicklung schwer gestört sind und gar sterben, selbst wenn man sie sorgfältig vor Hunger, Kälte und Krankheit bewahrt.

Ich erinnere an den berühmten Kaspar Hauser. Und zu diesem hat Paul Verlaine ein unvergessliches Gedicht geschrieben, das wir schon einmal gelesen haben:

Ich kam so fromm, ein Waisenkind,
das nichts als seine stillen Augen hat,
zu den Leuten der großen Stadt;
sie fanden mich zu blöd gesinnt.

Mit zwanzig Jahren ward ich klug
und fand die Frauen schön und gut;
sie nennen das die Liebesglut.
Ich war den Frauen nicht schön genug.
Ohne Vaterland und Königshaus,
und wohl auch kein sehr tapfrer Held,
wollt ich den Tod im Ehrenfeld;
der Hauptmann schickte mich nach Haus.

Kam ich zu früh, kam ich zu spät
in diese Welt? Was soll ich hier!
Ach Gott, ihr lieben Leute ihr,
sprecht für den Kasper ein Gebet!

Ich habe hier das Gedicht in der Übersetzung von Richard Dehmel wiedergegeben. Es ist bei beiden Dichtern, bei Rimbaud und Verlaine, die gleiche Situation: Der Inhalt ihrer Gedichte lässt sich annäherungsweise übersetzen, die jeweilige Schönheit lässt sich nur im Original erleben. Es ist wie mit den Menschen, die man nur dann in ihrer Eigenheit erleben kann, wenn man sie in ihrer Eigenheit auf sich wirken lässt. Da helfen keine Beschreibungen, Erklärungen, Etikettierungen, Übersetzungen, kein ICD-10 und kein DSM-III, kein DSM-IV oder -V.

Um Sie nicht zu enttäuschen, um Sie nicht zu betrügen, um Ihnen kein X für ein U vorzumachen, um Sie nicht zu dem Glauben zu verführen, dass Sie einen Einblick in das dichterische Werk erhalten hätten, habe ich mich entschlossen, Ihnen keine weiteren Gedichte dieser beiden Männer in deutscher Übersetzung vorzustellen. Es ist mit der Kunst tatsächlich so wie mit den Menschen: Man muss sich die Mühe machen, hinzugehen, hinzuhören, nachzudenken, neu zu fragen, sich selbst zu fragen und *nicht* zu verstehen. Sie haben richtig gelesen: *nicht* zu verstehen, das heißt nicht fertig zu werden mit dem Fragen.

Paul Verlaine hatte übrigens aus seinem Namen durch Umstellung der Buchstaben ein Anagramm gemacht, das er gerne verwendete: aus Paul Verlaine wurde der „Pauvre Lélian". „Priez pour le pauvre Gaspard" heißt wohl auch: „Priez pour le pauvre Lélian."

Kaspar Hauser

Bei unserer heutigen Etappe will ich mit Kaspar Hauser anfangen und vor allem durch die Anregung *Ihrer* Assoziationen, liebe Leser, und Ihrer Phantasien deutlich machen, was der Mensch alles braucht, um auf diesem Erdboden und in dieser mitmenschlichen Einbettung zurechtzukommen.

Sie werden, dessen bin ich mir sicher, in Ihrer Summe alles das zusammentragen, was in den unterschiedlichsten Lehrbüchern steht und was im Grunde nur die durch Untersuchungen gesicherte Bestätigung dessen ist, was Menschen seit Jahrtausenden zur Förderung und Entwicklung ihrer Kinder, durch Instinkt und Erfahrung geführt, unternehmen oder unterlassen.

Dann will ich im darauf folgenden Kapitel ausführlich über Variationen der Beziehungs*losigkeit* sprechen, also über einen psychiatrisch besonders relevanten Themenkomplex, nicht nur wegen der Häufigkeit, sondern auch wegen der Tatsache, dass man aus der Beschädigung und dem Verlust besonders viel über das Funktionierende, Selbstverständliche lernen kann. Zwingende Beweise für diese Unterstellung sind die Befunde und Ergebnisse der Neuroanatomie (z. B. nach Hirnverletzungen), der Psychoanalyse (nach seelischen Traumata) und ganz allgemein der Psychologie.

Anschließend werde ich auf die gefährdenden und gefährlichen Beziehungen innerhalb der Institutionen eingehen, zum Beispiel in Heimen oder im Gruppenkontext.

Die beiden letzten Kapitel gelten den Zweierbeziehungen, einmal im täglichen Leben und schließlich im therapeutischen Zusammenhang.

Ein Freund schrieb mir, dass ich mir ein heißes Thema für diese achte Etappe ausgesucht hätte. Ich weiß es. Aber einer muss die heißen Eisen ja anfassen. Es lohnt sich darüber nachzudenken, was man helfen und schaden kann, wie man sich verhalten soll, um andere und sich selbst nicht in Gefahr zu bringen, ohne in Un-Menschlichkeit zu erstarren.

Jetzt aber zu Kaspar Hauser:

Er kam aus der Tiefe, aus dem Dunkel des Verlieses. Am Pfingstmontag des Jahres 1828 stand er auf dem Unschlittplatz der Stadt Nürnberg, bekleidet mit einer „Jacke aus grauem Tuch, dergleich langen Beinkleidern, kurzen Stiefeln und einem Hexenhut auf dem Kopf“. Er wusste nichts zu sagen und nichts zu antworten als „weiß ich nicht“, „hinweisen“ und „Ich möchte ein Reiter werden wie mein Vater einer war.“

Seine zarten und weißen Fußsohlen waren von roten Blutblasen unterlaufen. Nach dem Versuch einiger Verhöre brachte man ihn in ein Kerkerzimmer, ganz oben in einen Turm. Sobald man das Fenster öffnete, erschrak er vor der Helligkeit. Jahrelang, wahrscheinlich 13 Jahre lang, hatte er im Dunkeln gelebt.

Nach einiger Zeit hatte ihn der Gymnasialprofessor Daumer aus dem Gefängnis zu sich ins Haus geholt. Dieser und dessen Familie hatten sich viel Mühe um Kaspar Hauser gemacht. Der gelehrte Mann legte seine Beobachtungen kurz nach der Ermordung des jungen Mannes im Jahre 1832 nieder.

Der bedeutende Jurist Anselm Ritter von Feuerbach, der als Präsident des Ansbacher Appellationsgerichtes amtlich mit dem Fall befasst war und der sehr oft mit dem jungen Mann gesprochen hatte, verfasste nach seinen ausführlichen Recherchen eine kleine Schrift mit dem Titel „Kaspar Hauser oder Beispiel eines Verbrechens am Seelenleben eines Menschen“.

Er führte Folgendes aus:

Das Unternehmen, einen Menschen durch künstliche Veranstaltung von der Natur und andern vernünftigen Wesen auszuschließen, ihn seiner menschlichen Bestimmung zu entrücken, ihm alle die geistigen Nahrungsstoffe zu entziehen, welche die Natur der menschlichen Seele zu ihrem Wachsen und Gedeihen, zu ihrer Erziehung, Entwicklung und Bildung angewiesen hat: solches Unternehmen ist, ohne alle Rücksicht auf seine Folgen, an und für sich schon der strafwürdigste Eingriff in des Menschen heiligstes, eigenstes Eigentum, in die Freiheit und Bestimmung seiner Seele. Hierzu aber kommt vor allem noch dieses. Kaspar, während seiner Jugendzeit in tierischen Seelenschlaf versenkt, hat diesen ganzen großen und schönen Teil seines Lebens verlebt, ohne ihn gelebt zu haben.

Als Kaspar am Pfingstmontag auf dem Unschlittplatz erschien, hatte er in seinen Taschen ein Gebetbüchlein, einen kleinen Rosenkranz, einen Schlüssel, ein viereckig zusammengeschlagenes Papier, worin sich eine kleine Quantität Goldsand befand, außerdem einige leinene, blau und weiß geblumte Lumpen und, neben anderen religiösen Texten, ein bedrucktes Papier, auf dem der folgende Titel eines Traktates stand:

Die Kunst, die verlorene Zeit und übel zugebrachten Jahre zu ersetzen, gedruckt und zu finden in Burghausen.

Kaspar Hauser steht für das *gestohlene Leben*. Er steht damit für alle die fremden Gesellen, die Jahre und Jahrzehnte in unseren Stationen und Anstalten zugebracht haben und an die wir erinnern wollen, wenn wir von der missglückten oder verweigerten Beziehung sprechen.

Zeitweise sah es so aus, als ob es möglich wäre, jedenfalls auf materiellem Gebiet, etwas von dem Rätsel zu lösen. Kaspar Hauser, den man schon sehr früh für einen ausgesetzten badischen Prinzen hielt, schien im Jahre 1997 entzaubert zu sein. Der „Spiegel" hatte eine DNA-Untersuchung durch einen Münchner Rechtsmediziner veranlasst, wobei die blutbefleckte Unterhose des ermordeten Unbekannten untersucht wurde. Dabei ergab sich zweifelsfrei, dass die untersuchte Blutprobe mit dem Hause Baden nicht in Übereinstimmung zu bringen war. Aber die Entzauberung hielt nur kurze Zeit an. Im Jahre 2002 wurden verschiedene Gewebeproben, die vom Leichnam selber stammten, untersucht, und nun stand fest, dass das in München untersuchte Blut der Unterhose nicht zu dem Mann gehörte, der Kaspar Hauser war.

Ich möchte Sie auffordern, liebe Mitreisende, selbst zu phantasieren, was dem kleinen Bub und dem jungen Mann vorenthalten wurde. Denken Sie an all das, was Sie mit Ihren Kindern, Ihren Enkeln miterlebt haben, und stellen Sie sich vor, was unvorstellbar ist, was dieser Mensch, dessen Schicksal ich exemplarisch erwähnt habe, *nicht* miterlebt hat: das Summen zum

Schlafen, die zarte Begegnung der Wangen, das Wiegen und Streicheln, die Hilfe beim Schmerz, die Tröstung beim Schreien, das Weiterhelfen bei den ersten tastenden Bewegungen der kleinen Hände, der suchenden Füße, die ausgestreckte Hand, die Begegnung der Augen und die Verlässlichkeit der Wiederkehr. Sie merken es: Es gibt so viele unerlässliche Faktoren für die Menschwerdung, für die Erfassung der Bedeutung, die den Menschen und den Dingen zukommt – und auch für die Entwicklung einer Sprache, die es uns erlaubt, zusammen mit anderen Sinn zu finden, Welt und Glück zu gestalten. Menschen, die wie Kaspar Hauser aufwachsen, oder in beziehungsarmen oder beziehungsfeindlichen Institutionen groß werden, sind menschliche Analphabeten. Um die Brücke zum psychiatrischen Alltag zu schlagen: Sie werden auch besonders oft unsere Patienten. In der Kinder- und Jugendpsychiatrie merken wir noch, welche Wunden das Leben geschlagen hat, in der Erwachsenenpsychiatrie treffen wir auf „Psychopathen“ und „Persönlichkeitsstörungen“, die in Form einer „Diagnose“ in den Raum gestellt werden.

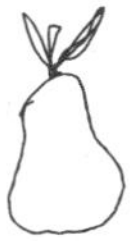

Vor Jahrzehnten hat mir ein Psychiater, dessen Namen ich nicht mehr weiß, berichtet, was er bei einer öffentlichen Diskussion gehört habe: Der große Psychiater Ernst Kretschmer habe dem großen Psychiater Kurt Schneider, der auf der anderen Seite des Tisches gesessen habe, zugerufen:

„Glauben Sie noch an Psychopathen?“

An diese Situation wurde ich erinnert, als mir vor etwa 40 Jahren, vor der Übernahme der Merziger Aufgabe, ein Landeskrankenhausdirektor, der auf der anderen Seite des Tisches saß, zurief:

„Sie haben ja keine Ahnung von der Anstalt!“

„Ahnung" und „Glauben": Im Grund müssten uns diese Begriffe stutzig machen. Aber sie werden für das Gegenteil benutzt: Wenn wir zum Beispiel sagen, dass jemand „Ahnung habe" und wenn wir darauf verweisen, dass wir fest an diese Entstehungsweise, diese Diagnoe oder diese Therapie „glauben". Wir sagen dann besonders häufig, dass wir „ganz sicher" seien, wenn wir nichts Sicheres wissen.

Die Entwicklung der Institutionen und der Therapie-Erfahrungen hat gezeigt, dass es immer wieder sinnvoll ist, das selbstverständlich Gültige in Frage zu stellen.

Nach diesem kurzen Exkurs zu den Prinzipien und zur Praxis von Wissenschaft und Psychiatrie komme ich, wie angekündigt, zu den Variationen der Beziehungslosigkeit.

Beziehung und Beziehungslosigkeit

Wenn ich von der Beziehung eines Menschen oder mehrerer Menschen spreche, dann meine ich den Ort und das Verhalten im mitmenschlichen Zusammenhang. Ein einfaches Beispiel: Ein Mensch kann mir sehr nahestehen, und ich versuche, so oft wie möglich bei ihm zu sein. Aber zu diesem Beispiel gibt es unzählig viele Variationen. Ein Mensch kann mir sehr eng beigesellt sein, etwa in einer Wohngemeinschaft, und ich fühle mich meilenweit von ihm entfernt. Und trotzdem bestimmt er mein Leben maximal durch die gleichzeitige Benutzung des Kühlschranks oder der Toilette. Im Beginn der geistigen Auseinandersetzung mit unserem Thema wollte ich eigentlich sagen, dass nur die vom Ich frei gewählte Beziehung eine Rolle spiele, aber es kann auch genau das Gegenteil der Fall sein. Denken wir zum Beispiel an die Beziehungsbildungen in der Institution. Ich werde darauf zurückkommen. Ich merke, wie ich beim Durchdenken immer wieder neue örtliche Möglichkeiten entdecke – in Familie, Schule, Kirche, Heim, Sportverein, Dorfgemeinschaft usw., die auf die Qualität und das Aussehen der Beziehung Einfluss nehmen. Und damit habe ich noch nichts über die Verhaltensvariationen gesagt.

So will ich vorwiegend deskriptiv vorgehen und im Verlauf dieser Etappe einiges beschreiben, das uns wahrscheinlich übereinstimmend zur Beziehung einfällt, und mich damit vielleicht dem Bedeutungsumfang annähern. Ich komme mir dabei so vor wie der Wolfsforscher, der im Beobachtungsfeld so viel wie möglich erfasst, oder wie Laurence Wylie, der in der Provence, im schönen Roussillon, ein Jahr lang alles aufgeschrieben hat, was ihm aus den Aktivitäten der Menschen zugänglich war, um so die condition humaine zu beschreiben.

Wenn ich jetzt zur Beziehungslosigkeit übergehe, dann muss ich mich fragen, welche sicheren Zeichen es dafür gibt. Matthias Claudius sagt, dass Existenz die erste Eigenschaft aller Dinge sei. Aber stimmt das für die Beziehung: Ist sie nur dann gut und stark, wenn der andere auch anwesend ist? Nein und wieder nein!

Engen wir deshalb unseren Auftrag ein und sprechen wir nur von der Beziehungslosigkeit in der Anwesenheit des andern. Wenn ein Mensch *bewusstlos* im Bett liegt, kann er keine Beziehung aufnehmen. Das meinen wir jedenfalls. Wir wissen ja nicht, was wir Menschen erleben und bewirken: noch im Mutterleib oder in der Umnachtung der Narkose oder in der Dunkelheit der schicksalhaft gekommenen, vielleicht reversiblen, Bewusstlosigkeit oder auf dem Weg in den Tod.

Sprechen wir jetzt von der Beziehungsfähigkeit dessen, der nicht bewusstlos im Bett liegt, der handeln kann. Oder kann er noch mehr? Die Menschen, die zum Beispiel beten, glauben daran.

Für mich war immer das Verhalten am Bett des Bewusstlosen der Prüfstein für die ärztliche Haltung. Jede Beziehung misst sich an Respekt, körperlicher Nähe und sprachlicher Annäherung, einer Annäherung, die aber auch averbal, zum Beispiel durch Streicheln der Wange oder kräftigen Händedruck, erfolgen kann. Ich habe keinen einzigen Verlauf erlebt, der hierdurch ungünstig beeinflusst worden wäre, aber ich habe sehr viele nicht bewusstlose Mitmenschen erlebt, Angehörige oder Freunde, die hieraus Kraft und Trost geschöpft haben, um ihr eigenes Leben zu ertragen oder das Leben des jetzt noch Bewusstlosen zu unterstützen. Außerdem gilt Folgendes: Keiner weiß, was der Bewusstlose mitbekommt, was er mitnimmt in das Reich, aus dem man nicht wiederkehrt, oder in das gemeinsame Weiterleben.

Ich erinnere mich an einen internistischen Hochschullehrer, der kein großes didaktisches Talent besaß – so dass am Ende der Vorlesung (bei der anfangs alle da sein mussten, da man ja aufgerufen werden konnte) nur noch die Aufgerufenen im Raume waren, die anderen waren nach und nach gegangen –, der aber, und das will ich berichten, einen hochbegabten Überflieger, der überall eine Eins plus erwarb, mit einer Zwei bestrafte, weil er am Bett eines Bewusstlosen, Sterbenden zwar nicht ungehörig, aber kalt und herzlos war. Diesen Unterricht habe ich nicht vergessen.

Ich selbst bin durch die gemeinsame Nacht mit einem bewusstlos Sterbenden zur Medizin gekommen, und einer der ersten Merziger Kongresse hatte das Verhalten des Arztes mit und bei bewusstlosen Patienten zum Thema.

Das war wohl ein unerwarteter Einstieg in das Reich der Beziehungslosigkeit. Nehmen wir ein *klassisches* Beispiel, nehmen wir den *Autismus*, den Eugen Bleuler vor mehr als hundert Jahren beschrieben hat. Ich meine damit nicht den Autismus der Ärzte, den Bleuler in seinem Meisterwerk „Das autistisch-undisziplinierte Denken in der Medizin und seine Überwindung“ dargestellt hat. Ich meine den Autismus der Menschen, die Bleuler als schizophren bezeichnete, also einen erworbenen Autismus – im Vergleich zu den später durch Kanner und Asperger beschriebenen Formen. Es ist der Autismus der Anstaltspsychiatrie und der aussondernden Welt – mehr als ein spezifisches Symptom der Erkrankung. Es ist der Versuch zu überleben, mit sich zurechtzukommen, nicht anzuecken, in Ruhe gelassen zu werden, in der einzig noch Stabilität verleihenden und Verletzbarkeit reduzierenden Kapsel zu verharren. Und es ist die stumm vorgetragene Bitte, die Bleuler einmal formuliert hat: „Nehmt mich doch bitte, bitte, wie ich bin!"

Das ist dann für den Arzt eine sehr schwere Entscheidung: Soll er zum Beispiel der Verwahrlosung und Vereinsamung, dem sich selbstständig entwickelnden Wildwuchs der Wahngedanken tatenlos zusehen? Aber was entwickelt sich, wenn ich eingreife, wenn ich dieses psychotische oder psychoreaktiv stabilisierende Gleichgewicht störe? Wir haben alle Lehrgeld zahlen müssen, vor allem in den siebziger Jahren, als wir geglaubt haben, das Schicksal mit unseren potenten Medikamenten und mit unseren sozialpsychiatrischen Ideen zwingen zu können. In dieser Zeit gab es nach meiner Erinnerung mehr Suizide als in der davorliegenden oder heutigen Zeit.

Und trotzdem. Wie schön war es, als Arzt *mit*zuerleben, aber auch für den Patienten zu *erleben*, dass man wieder zueinander gehörte. Am Lagerfeuer habe ich zusammen mit einem Ingenieur, der schon 20 Jahre in der Anstalt war und außer dem tagsüber ununterbrochenen Tragen eines Hutes keine persönliche Botschaft von sich preisgab, die alten Lieder gesungen, und er hat mich in die Vollkommenheit der Texte und des Sternenhimmels eingewiesen.

Auf Station habe ich in einem 40-Betten-Raum erlebt, wie ein etwa 40-jähriger Mann, ebenfalls schon 20 Jahre in der Anstalt (der immer nur lächelnd auf der Rückseite des Bettes, von mir aus gesehen: rechts, stand), zu sprechen anfing, als ich ganz konsequent nach den Regeln der Rogers'schen Gesprächstherapie vorging und behutsam die inneren Vorgänge benannte, die ihn zur Zeit bewegten. Es ist unvergesslich, wenn das Eis aufbricht.

Jürgen Lohmann von der Trierer Universität, der mich in der Gesprächstherapie unterwiesen hat, war selbst frappiert von den Einsatzmöglichkeiten der Methode, die man – wie es bei den meisten psychotherapeutischen Verfahren bedauerlicherweise der Fall ist – leider mehr den leicht gestörten als den schwer Kranken zugutekommen lässt.

Ich muss mich beschränken: Es gibt den Autismus auch des Depressiven, der im Allgemeinen psychotherapeutisch schwerer zu durchbrechen ist als die soeben geschilderten Formen. In diesen Fällen der schweren Depression ist oft die rasche, richtig ausgewählte und richtig dosierte Medikation die humanste Maßnahme.

Es gibt auch den Autismus des motorisch eingeschränkten Parkinson-Kranken, der regungslos und beziehungslos wirkt, obwohl in ihm die Emotionen oder der Wunsch nach Mitteilung und Interaktion nach draußen drängen. Und auch hier sind es die Medikamente, die den Panzer durchbrechen können – oder auch die Macht der Musik.

Im neurologischen Feld ist, um ein anderes Beispiel zu nennen, die Beziehungsstörung des Aphasie-Kranken von hoher Bedeutung, vor allem des Menschen, der alles mitbekommt und sprachlich nichts ausdrücken kann, des motorisch Aphasie-Kranken. Hier bedarf es hoher menschlicher, ärztlicher, logopädischer Kunst, um das Schicksal aller Beteiligten erträglich zu machen.

Nahe dabei, jedenfalls neuroanatomisch, ist die Beziehungsstörung des Dementen, der vor sich hin und an den anderen vorbeilebt. Man muss, wenn man mit ihm zusammenkommen will, ganz genau aufpassen, wann in dem vorbeiziehenden Karusell von Wörtern, Gedanken und Verhaltensweisen das Pferdchen kommt, auf das beide aufspringen können, um einen kleinen Weg gemeinsam zurückzulegen. Andererseits empfiehlt sich immer wieder die Rückbesinnung auf das Vertraute, das wir anbieten können: seien es die Gerüche der Kinderzeit, die alten Lieder oder der Rosenkranz. Fast immer gilt: Man kann eine Beziehung zum andern aufbauen, wenn man sich

Mühe gibt und Phantasie hat.

Aber die Hauptsache ist natürlich die Liebe und daraus hervorgehend die Motivation, der Wille, etwas zu erreichen.

Vor Kurzem habe ich bei einem mir sehr nahestehenden Menschen einen anderen Autismus erlebt, den Autismus des Sterbenden: Er wollte nicht in seiner „Beschäftigung" (wie er es nannte) gestört sein, vor dem Eintritt des Todes noch einmal sein Leben zu ordnen. Als ich das einem anderen berichtet habe, meinte dieser, als Kind die Regel gehört zu haben, man solle den Sterbenden in Ruhe lassen.

Von einem gefährlichen Kontext der Beziehung habe ich noch nicht gesprochen: Es handelt sich um die angeordnete oder ständig drohende Beziehungsstörung innerhalb der Institution. Sie geht einher mit spezifischen Risiken der Beziehung auf verschiedenen Feldern.

Im Terrarium der Institution: Wirrwarr der Beziehungen

Menschsein-Lernen ist wie Laufen-Lernen. Es lohnt sich, beim Bedenken schwieriger Sachverhalte mit den einfachen Analogien anzufangen. Ein Kind, das gerade auf die Welt gekommen ist, kann – wir wollen uns jetzt einmal auf die Lokomotion, also vorwiegend auf die Beine und den Rumpf, beschränken – motorisch noch nicht so viel. Bis zur Mitte des zweiten Lebensjahres wird es nacheinander lernen, sich hochzuziehen, durch den Raum zu robben, an der Hand zu gehen, bis es zum ersten Mal alleine vom Fleck kommt. Und dann muss es erst recht gehen und laufen und rennen lernen. Aber das kann es nur unter zwei Bedingungen. Zum einen müssen sich alle möglichen räumlichen Chancen bieten, um die passende individuelle Antwort des Bewegungsverhaltens zu entwickeln, und zum andern muss eine, muss einer in der Nähe sein, der aufpasst, dass nichts Schlimmes passiert.

So jedenfalls geht es auf unserer sublunarischen Welt zu, wie Fontanes Vater sagen würde. Auf diesem Krumen des Kosmos leben wir Menschen, und das neu zu den andern hinzukommende Lebewesen muss auch lernen, über die Beherrschung des Erdbodens hinaus, mit einem anderen Medium zurechtzukommen, der Gemeinschaft der Menschen: eingeschoben, eingebettet, eingezwängt zu sein zwischen verschiedene andere, die seinesgleichen sind. Eigenartigerweise hat vieles von dem, was mit dieser besonderen Anforderung zu tun hat, auf der Erde und zwischen den Menschen zu sein, in der Sprache einen Hauch bekommen, in der Welt der Grammatik einen „Spiritus asper".

Die griechische Übersetzung unseres deutschen Wortes „Hauch" heißt „psyche", und die mit diesem Hauch versehenen Begriffe heißen homo – der Mensch, heißen Heim und Heimat, heißen humus, womit die Verstorbenen bestattet werden, heißen Humanitas (etymologisch in gleicher Weise auf humus und homo zurückzuführen), heißen hegen, Haag und Hecke, aber auch „homois" – so der griechische Begriff für Gleichheit und égalité.

Manches von dem, was ich jetzt ausgeführt habe, ist etymologisch gesichert, manches frei konfabuliert: Wissenschaft und Erfindungen. Das muss ja nicht schaden.

Das Mit-dem-Menschen-Zurechtkommen muss auf dieser Erde ebenso wie das Laufen gelernt werden. Für diesen Zweck braucht das kleine Kind, braucht der Mensch möglichst viele situative Chancen, um die zu ihm passende individuelle Lösung zu finden, und er braucht eine, er braucht einen, der aufpasst, dass nichts Schlimmes passiert.

Wir haben vorhin von einem gelesen, von Kaspar Hauser, dem diese Entwicklungschance vorenthalten wurde. Und ich habe in deutschen Anstalten Menschen kennengelernt, die von frühester Kindheit an darum betrogen wurden. Ich habe einen Künstler kennengelernt, der als Kleinkind zusammen mit seiner schizophren kranken Mutter in die Anstalt kam, dort zu den geistig Behinderten gesteckt wurde und, weil er so hübsch und aufgeweckt war, über viele Jahre nicht mehr hergegeben wurde, bis er schließlich doch den Absprung und dann den normalen und den höheren Schulabschluss schaffte und schließlich das Studium. Aber das sind singuläre Geschichten fürs Märchenbuch, und die Realität, die sich für die sogenannten „Anstaltskinder" im Laufe der Jahre ergeben hat, sieht sehr viel düsterer aus. Im Allgemeinen wurde sie zu einer Wiederholung ihrer Vorgeschichte. Sie erinnern sich vielleicht an unsere Überlegungen zur Erbsünde während der fünften Etappe, die zum Reich der Schattenpsychiatrie führte. Ich verweise auch auf die Schicksale der Kinder, die man nach dem Zusammenbruch des Ceaușescu-Staates in den rumänischen Heimen angetroffen hat.

Wir verlassen jetzt einmal die spezielle Situation der Menschen, die von frühester Kindheit an um ihre Entwicklungschancen betrogen wurden, und wenden uns ganz allgemein den Menschen zu, die in die Betreuung, die Obhut einer Institution kommen, gleich ob sie die erwähnte chronische Entwicklungsbeeinträchtigung mitbringen und beibehalten oder ob sie einigermaßen „normal" in diese Systeme kommen. Das kann Ihnen übrigens morgen auch passieren. Sie müssen dazu kein Verbrechen begehen; es reicht schon aus, wenn Sie krankenhausbedürftig krank werden. Ich habe vor drei Jahren meine Erfahrungen als Patient gemacht, und da halfen mir weder der Status des früheren Chefarztes noch der privaten Versicherung.

Nicht aus einem Traum heraus, sondern aus der Erinnerung heraus, übertreibe ich jetzt bewusst, wenn ich im Hinblick auf *meine* Krankenhauserfahrung Robert Walsers „Traum" aus dem Jahre 1914 wiedergebe. In seiner Überzeichnung macht dieser Text deutlich, was uns im Alltagsleben, wenn wir nämlich krank und abhängig werden, und was uns im Sonderfall der institutionellen Unterbringung droht:

Ich habe einen traurigen, freudlosen Traum gehabt in der vergangenen Nacht. Wohl sechsmal erwachte ich davon, aber immer wieder, so, als sollte ich stets von neuem geprüft werden, fiel ich hinunter in die Gewalt der düsteren Einbildungen, in die Macht des fieberartigen Traumes. Mir träumte, daß ich in eine Art von Anstalt und Institut hineingekommen sei, in einen Sonderbund, in eine verriegelte, unnatürliche Absonderung, welche von höchst kalten und eigentümlichen Verordnungen regiert wurde.

Elend war mir zumute, und eiskalter Schauder rieselte mir durch die entsetzte, angsterfüllte Seele, die sich vergeblich sehnte, ein Verständnis zu finden. Alles war mir unverständlich, doch das Grausamste war, daß sie nur über die Ratlosigkeit und Hilflosigkeit lächelten, in der sie mich sahen. Nach allen Seiten schaute ich mich mit flehenden Augen um, damit ich ein freundliches Auge sähe, doch ich sah nur den offenen mitleidlosen Hohn mich mit seinen Blicken messen.

Alle, die da waren, musterten mich auf so sonderbare Weise, auf so rätselhafte Weise. Meine Angst vor der ringsum herrschenden Ordnung, deren Wesen mich mit Grauen erfüllte, wurde von Minute zu Minute größer, und mit ihr vergrößerte sich die Unfähigkeit, die ich offenbarte, mich in die seltsamen, absonderlichen Verhältnisse zu schicken. Deutlich erinnere ich mich, wie ich bald zu diesem, bald zu jenem Beamten in kummervoller, bittender Tonart sagte, daß ich "alles das", so drückte ich mich in der höchsten Herzbeklemmung aus, ja ganz und gar nicht verstehe, und daß man mich doch lieber hinaus in die Welt ziehen lassen wolle, damit ich meinen Mut und meinen angeborenen Geist wiederfände.

Doch statt mir zu antworten, zuckten sie nur die Achseln, liefen hin und her, zeigten sich sehr in Anspruch genommen, gaben mir zu verstehen, daß sie keine Zeit hätten, sich näher mit mir und mit meinem Unglück zu beschäftigen, und ließen mich in all der unaussprechlichen, fürchterlichen Bestürzung stehen. Augenscheinlich paßte ich gar nicht zu ihnen. Warum denn nun war ich zu ihnen hineingekommen in diese enge und kalte Umgrenzung? Durch viele Zimmer und Nebenzimmer tastete ich mich; ich schwankte hin und her wie ein Verlorener.

Mir war, als sei ich im Begriff, in dem Meer der Befremdung zu ertrinken. Freundschaft, Liebe und Wärme waren verwandelt in Haß, Verrat und Tücke, und das Mitempfinden schien gestorben seit tausend Jahren oder schien in unendliche Entfernung gestoßen. Eine Klage wagte ich nicht zu äußern. Ich hatte zu keinem, zu keinem dieser unverständlichen Menschen ein Vertrauen. Jeder hatte seine strenge, enge, stumpfe, wohlabgemessene Beschäftigung, und darüber hinaus stierte er wie in eine grenzenlose Leere. Ohne Erbarmen mit sich selbst kannten sie auch kein Erbarmen mit einem andern. Tot, wie sie waren, setzten sie nur Tote voraus. Endlich erwachte ich aus all dem Hoffnungslosen. O wie freute ich mich, daß es nur ein Traum war.

Ich komme zurück auf das Krankenhaus. Vor Jahren habe ich einen Kongress besucht, der dem Sterben-Lernen gewidmet war. In der Diskussion meldete sich ein Journalist, der über die letzten Tage seines Vaters, eines früheren Gewerkschaftlers, berichtete, über die letzten Tage des Lebens im Krankenhaus. Zu seinem Sohn meinte er: „Wir sind wieder ausgeliefert."

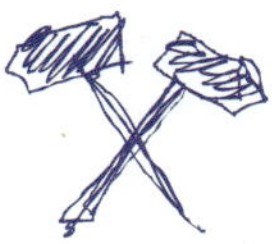

Das scheint mir das Kennzeichnende aller Institutionen zu sein: Sie setzen die Menschenrechte außer Kraft. In den geschlossenen Systemen von Krankenhaus, Erziehungsheim, Schule, Kirche, Gefängnis, Armee usw. gelten die Prinzipien der Französischen Revolution nicht mehr:

Liberté in der Schule, in der Kirche oder gar erst im Gefängnis?

Égalité in der Beziehung zwischen Erziehern, Pflegern und Zöglingen, Pfleglingen – wie diese schrecklichen Wörter heißen?

Fraternité, das heißt Freundschaft, Liebe, Brüderlichkeit über die Trenn-Gräben zwischen Herrschenden und Abhängigen hinaus?

Es ist zwangsläufig, dass das humane Gehenlernen dort nicht erfolgen kann oder auf Sonderformen eingeengt wird, die der Weite des außerinstitutionellen Alltags nicht entsprechen, in vielen Fällen sogar das unvoreingenommene Mitmenschsein beeinträchtigen oder behindern, wenn ich zum Beispiel zu einem deutschen Soldaten werde, der zu einem Feindbildverhalten erzogen wird, früher gegenüber dem Nachbarland, eindrucksvoll nachzulesen bei Erich Maria Remarque. Sie erinnern sich an unsere vorletzte Etappe: „Im Westen nichts Neues". Die Perversion unserer Menschsein-Erziehung betraf auch die Beziehung zwischen Protestanten und Katholiken, die getrennte Schulhöfe für die Pausen und getrennte aufrollbare Karten für den Geographieunterricht oder die Entwicklung der Säugetiere hatten.

Die Institutionen machen die normalen Beziehungen kaputt, und man kann nicht oft genug lüften, damit die Normalität einzieht.

Das ist übrigens auch der große Vorzug der offenen Psychiatrie: Von morgens bis abends kann ungehindert das Normale, nicht regelhaft Vorgegebene hinein und hinaus. Man könnte natürlich sagen: „Das Krankhafte ebenso." Aber das stimmt nicht ganz. So wie eine Mutter Verantwortung trägt, dass nichts Schlimmes an ihr Kind herankommt, so trägt auch ein therapeutisches Team Verantwortung, dass keiner auf die Straße läuft und unter die Räder kommt, dass keiner zu den Mitgliedern der schutzbedürftigen Gemeinschaft eindringt und jemanden erwürgt. Wo Verantwortung verlangt wird, muss man auch eingreifen und gemäß den Ausnahmen handeln. Aber man darf nicht die Ausnahme zur Regel machen: alle Türen zuschließen, alle persönlichen Bedürfnisse wie Essen, Trinken, Sexualität mit Ort, Zeit und Dosis vorschreiben, die Grundrechte einer freien Lebengestaltung ohne zwingenden Grund beeinträchtigen. Dafür gibt es Gesetze und Richter.

Für alle, denen ich vielleicht zu subjektiv bin und zu dick auftrage: Denken Sie bitte daran, dass ich keine Wahrheit weitergeben will, dass ich nur das Ziel habe, Ihnen bei der Ermittlung des für Sie Gültigen zu helfen. Auch die expressionistischen Maler haben nicht die Realität wiedergegeben. Und denken Sie bitte bei dem, was Ihnen übertrieben vorkommt, daran, dass ich das alles erlebt habe, wozu ich mich äußere.

Ich komme jetzt von den Einschränkungen der Beziehungsentfaltung und den fehlgeleiteten Beziehungen zu den missbräuchlichen und gestörten Beziehungen innerhalb der Institution. Dabei werde ich manches Wesentliche nur streifen, das am Ende unserer heutigen Etappe bei der Besprechung der therapeutischen Einzelbeziehung wiederkehren wird.

Die Beziehungen der Institution gründen sich bei den Herrschenden auf Auftrag, Regelwerk und Macht, bei den Abhängigen auf Erwartung, Vertrauen und Gehorsam. Die Ausgangsfaktoren bestätigen sich aber nicht lange. Aus Macht werden Allmacht und Willkür, aus Gehorsam Skepsis, Enttäuschung und unterwürfiges Verhalten. Es hat mir immer wieder wehgetan mitzuerleben und als Teil des herrschenden Systems zeitweise auch dazu schweigen zu müssen, wie Menschen erniedrigt wurden und dann noch lernen mussten, dankbar zu sein: als Haushaltshilfe des Oberarztes oder als Gärtner der Stationsschwester.

Die Abhängigen werden mitunter aber auch zum Spielball der Beziehungen in der oberen Hälfte des Systems, also innerhalb der herrschenden Schichten. Ich erinnere mich sehr genau an einen ehrgeizigen Arzt, der zu Zeiten der Vertretung gegenüber Chef und Oberarzt sein Potential unter Beweis stellen wollte und seine Bereitschaft, beherzt und nicht kleinmütig zu dosieren. Er gab der schmächtigen tief depressiven Lehrerin so viel Amitriptylin, dass sie delirant wurde, aber – danach – auch wieder gesund. Seine Dosierung lag noch innerhalb der Regeln der Kunst, wäre aber zu normalen Zeiten gemäß den Gepflogenheiten des Hauses nicht erfolgt.

Ich erinnere mich auch an den Vortrag eines berühmten systemtherapeutischen Chefarztes, den ich nach Merzig eingeladen hatte. Dabei beschäftigte er sich mit der Rolle der Psychopharmaka in der Therapie. Er meinte: „Die Neuroleptika gebe ich in diesen Fällen mehr wegen der Stationsschwester, die sie als meine Leistung erwartet, als wegen der zielorientierten Notwendigkeit."

In beiden Beispielen habe ich die professionellen Beziehungen zum Gegenstand gemacht. Natürlich gibt es innerhalb eines menschenreichen Systems auch viele persönlichen Beziehungen sowohl innerhalb der oberen Hälfte als auch innerhalb der unteren Hälfte als auch über den Trenn-Graben zwischen oben und unten hinweg. Das ist jetzt kein systematisches Durchdeklinieren der Möglichkeiten, das ich unternehme, sondern eigentlich nur das Türschild zu einem Gruselkabinett von Einzelschicksalen, die zu berichten wären. Ich spreche aufgrund meiner Berufserfahrung von Erziehungsheimen, Pflegeheimen, Landeskrankenhäusern, sogenannten Anstalten, von der Forensik und den Gefängnissen.

Um die erschütternden Schicksale nur kurz beim Namen zu nennen:

Der junge Mann aus der fünften Etappe wurde – neben anderen – auf seiner Station regelmäßig als „Hure" missbraucht.

Die Beispiele vom Kloster Ettal und von der Odenwaldschule kennen Sie bereits.

Über den Sadismus in den Pflegeheimen und die willkürlichen Tötungen haben Sie sicher schon einiges erfahren

und wohl auch über die Beziehungen in den Seilschaften, deren Mitglieder sich gegenseitig deckten.

Zum Schluss dieses Kapitels spreche ich über die Beziehungen der Abhängigen. Man macht sich viel zu selten klar, was es bedeutet, zwangsvereinigt zu sein.

Die Leute, die mit einem Partner ehelich oder unehelich zusammenleben und sich beklagen, haben sich wenigstens noch ihr Unglück persönlich ausgesucht. Die Menschen in den Institutionen können aber wirklich nichts dafür. Und was gibt es da an Animositäten, Getuschel, Schweigen, betroffenem Wegschauen jeden Tag aufs Neue am gleichen Tisch, direkt gegenüber, zum Beispiel im Altersheim. Das ist heute ja wohl die häufigste institutionelle Situation. Die Aussage gilt aber in gleicher Weise auch für das Gefängnis oder ein Jugendheim oder auch für eine Kurklinik.

Von den zahlreichen die menschliche Beziehung betreffenden Problemfeldern, die es in der Gruppe der Abhängigen gibt, will ich zum Abschluss dieses Kapitels die Sexualität herausgreifen. Es ist ja selbstverständlich, dass diese menschliche Grundausstattung, auf der der Fortbestand der Menschheit beruht, auch innerhalb der geschlossenen Systeme eine große Rolle spielen muss.

Und ich muss als Experte gestehen, dass wir bis zum heutigen Tag keine vernünftigen Lösungen gefunden haben. Offensichtlich ist es nicht zu schaffen, im Abnormen Normalität herbeizuführen oder zuzulassen, im Zoo den Dschungel zu simulieren. Sicher gibt es kleine Erfolge, auf die die andern oder ich stolz sind: die Tatsache, dass Langzeituntergebrachte zusammen wohnen können, die Tatsache, dass auf den geschlossenen Stationen Kondomautomaten aufgehängt sind, auch bei eingeschlechtlicher Belegung. Aber im Grunde geschehen diese Neuerungen nur gegen Widerstand und mit halbem Herzen, wie ein großzügiges Zugeständnis. Es ist eine Schweinerei, was wir mit den Menschen machen, wenn sie ohne Ausweg alle in einem Stall vereinigt sind.

Noch eine kleine Bemerkung zum Schluss: Sie gilt der autoerotischen Beziehung, der Onanie, der „einsamen Lust", wie die Kulturgeschichte der Selbstbefriedigung von Thomas W. Laqueur benannt ist. Vom Beginn des 18. Jahrhunderts an wurde ihre Diffamierung zu einer pädagogischen Geißel der Menschheit hochstilisiert, die bis zum heutigen Tag viele kindliche und jugendliche Seelen traumatisiert hat. Wer, wie ich, in der Anstalt gelebt hat, weiß, wie oft sie durch gezieltes Nachfragen für den Voyeurismus – mit pseudowissenschaftlicher Dokumentation – missbraucht wurde, auch als absehbares Fehlverhalten, das man sanktionieren konnte, auch als Ausdruck der menschlichen Schwäche, die zur Verspottung führte.

Wie leicht wäre es für uns Menschen, wenn wir die Beziehungen nicht beherrschen müssten: wie sie notwendig, erlaubt oder verboten sind, wenn wir nur laufen und uns ernähren und uns fortpflanzen müssten!

Doch die Verhältnisse, so heißt es in der Dreigroschenoper, sie sind nicht so!

„Der Mensch hat nichts so eigen ...": Rimbaud und Verlaine

Der Mensch hat nichts so eigen, so wohl steht ihm nichts an, als daß er Treu erzeigen und Freundschaft halten kann.

Zu meiner großen Überraschung erhielt ich diese Antwort, als ich einen von mir sehr geschätzten Künstler auf das Thema dieser achten Etappe ansprach und ihn um seine ersten Einfälle bat. Ich hatte nach den Beziehungen gefragt und nach den Gefahren der Beziehungen in der Kunst. Ich hatte auch von den beiden Männern Rimbaud und Verlaine gesprochen.

Wahrscheinlich sind wir durch das Aufsehen Erregende so verdorben, dass wir das eigentlich Normale gar nicht mehr wahrnehmen, dass sich nämlich zwei junge Männer, die gleiche Interessen haben und sich außerdem gut leiden können, anfreunden. Das ist eigentlich ganz normal.

Ich zeige Ihnen noch einmal die Ruderer von Friant

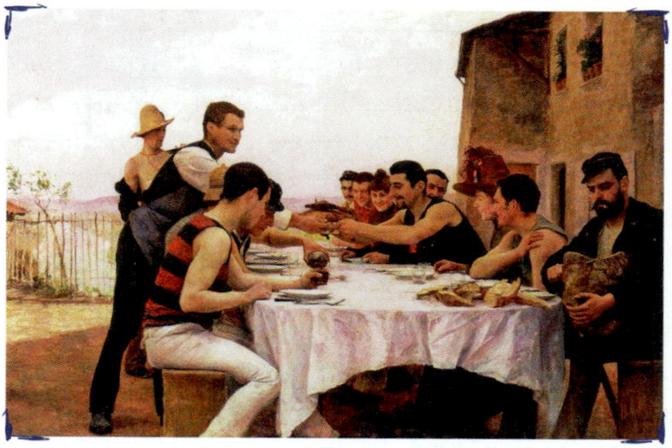

und dann die jungen Leute, die nicht rudern, sondern dichten wollten, unter anderen Rimbaud und Verlaine. Die Bilder stammen etwa aus der gleichen Zeit (von 1888 das erste, von 1872 das zweite).

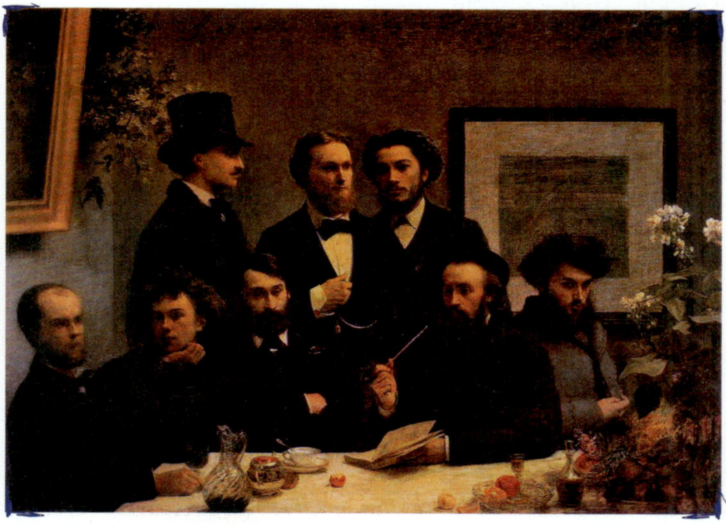

Es kommt immer wieder vor, dass sich Freundschaften bilden und auch, dass Streit entsteht. Es gibt sehr genaue und übereinstimmende Berichte von verschiedenen Seiten, die belegen, dass Verlaine nicht vorhatte, Rimbaud zu töten, sondern dass er in angetrunkenem Zustand mit der Pistole hantierte: „Das ist für dich, für mich, für uns alle" – und dass er dann zweimal schoss. Einmal streifte die Kugel das linke Handgelenk, einmal traf sie gezielt den Fußboden. Danach bat er in tiefer Verzweiflung, dass man auf *ihn* schießen solle. Das alles erfolgte nach intensiv verbrachten gemeinsamen zwei Jahren mit Suchen und Dichten, Umherschweifen und Trinken, mit wiederholter Trennung und Rückkehr, mit Rückruf und Erhörung. Es geschah nach erneuter Trennung und Wiedervereinigung am 10. Juli 1873 zu dem Zeitpunkt, als Rimbaud fest entschlossen wirkte, nach Paris abzureisen und Verlaine definitiv zu verlassen.

Wie Sie alle wissen, ist der Beginn jeder Beziehung der Aufbruch in ein unbekanntes Land. Man weiß nicht, was auf einen zukommen wird. Und deshalb machen sich auch viele Menschen gar nicht erst auf den Weg. Diejenigen, die sich nur das erlauben, das üblich und erlaubt ist, bleiben im Allgemeinen in Sicherheit, träumen aber vielleicht von anderen Erfahrungen – oder sie beneiden, bewundern die Wagemutigen und Unbedachten. Leider hat alles seinen Preis – wie die Freiheit, von der Schillers Soldaten in Wallensteins Lager singen:

Und setzet ihr nicht das Leben ein, nie wird euch das Leben gewonnen sein.

Im Falle von Verlaine und Rimbaud geht es zunächst um die künstlerische Verbundenheit und dann auch um die Freundschaft, eine Beziehung, die Simon Dach als spezifisch menschlich besungen hat. Ich möchte sie als eine der Beziehungen aus persönlicher *Entscheidung* bezeichnen, wobei offenbleiben muss, ob die Kognitionen oder die Emotionen, die Informationen oder die Hormone, die Entscheidung herbeigeführt haben.

Diesen eigentlich immer als Zweierbeziehung angelegten Verhältnissen will ich die Beziehungen der *Macht oder Abhängigkeit* gegenüberstellen, die im Allgemeinen noch viele andere Menschen in prinzipiell gleicher Weise betreffen. Ich denke dabei an die Nation, die Familie, die Armee, die Kirche, die Schule usw. So gut wie nie erfolgt die Aufnahme dieser Beziehungen in freier Wahl.

Und schließlich gibt es die *neutralen* Beziehungen ohne persönliche Ausprägung, z.B. in einem Wahllokal, auf einem Fußballplatz, in der Oper oder bei einem Rockkonzert, während eines Waldspaziergangs mit begegnenden Menschen. Im Grunde haben wir dann nichts miteinander zu tun.

Das menschliche und psychiatrische Problem erscheint immer dann, wenn die Menschen etwas miteinander zu tun bekommen, ob das nun durch Vergleich und Ehrgeiz erfolgt oder durch Bewunderung und Zuneigung, Verachtung und Ablehnung, Angezogensein und Sehnsucht, Abgewiesenwerden und Enttäuschung.

Man kann beim Einsatz des Lebens zwar das Leben gewinnen, man kann es aber auch schwer beschädigen und sein Glück verlieren.

Bei den Beziehungen aus freier Entscheidung ist es ja eigentlich von Anfang an klar, welches Risiko man eingeht. Bei den Beziehungen in Macht und Abhängigkeit ist es so etwas wie der größte anzunehmende Unfall, dass nicht das Produktions- und Aktionsziel erreicht wird, sondern die menschliche Katastrophe des Amts-Missbrauchs oder des Amts-Vergessens: Wo Verantwortung, Dienst und Zielorientierung die Richtung vorgeben sollten, setzen sich die persönlichen Interessen, Wünsche, Sehnsüchte, Begierden durch, manchmal auch deshalb, weil sich eine persönliche Beziehung entwickelt hat mit der ihr eigenen Dynamik. Im folgenden Kapitel der therapeutischen Begegnung und Beziehung, dem letzten Kapitel unserer heutigen Reise, wird noch einmal davon zu sprechen sein.

Die therapeutische Beziehung

Wenn zwei Menschen sich begegnen, ist zunächst noch alles offen. Ihre aufeinander bezogene Lokalisation im menschlichen Raum kann zufällig-neutral, machtbedingt asymmetrisch (das heißt dominant bzw. abhängig) oder persönlich entschieden sein. In den beiden letztgenannten *nicht* neutralen Fällen haben die ersten Gestaltungen des Treffens eine große Bedeutung für die Qualität der sich entwickelnden menschlichen Annäherung und Beziehung.

In diesen beiden nicht neutralen Fällen ergeben sich, ob nun primär bewusst ausgewählt oder nicht, im weiteren Verlauf gleichartige bzw. ähnliche Möglichkeiten und Probleme. Denn: Der Mensch hat nichts so eigen, so wohl steht ihm nichts an, als daß er Treu erzeigen und Freundschaft halten kann. Und vor der Freundschaft und Treue kommt es natürlich zur Annäherung und danach oder gleichzeitig – ebenso natürlich – immer wieder zur Liebe.

In dem Fall der durch eigene Entscheidung herbeigeführten Variante sind die Ergebnisse der Liebe und Freundschaft höchst erwünscht, bei der Abhängigkeitsvariante sind sie extrem gefürchtet. Ich werde ausführlich darauf eingehen.

Beginnen wir aber mit dem Beginn, mit der ersten Begegnung. Der Therapeut hat großen Einfluss darauf, was später einmal aus der Beziehung werden wird. Meistens wird der Patient gebracht; er schaut dann so unglücklich und verloren in die Welt wie der berühmte Pierrot oder Gilles von Antoine Watteau.

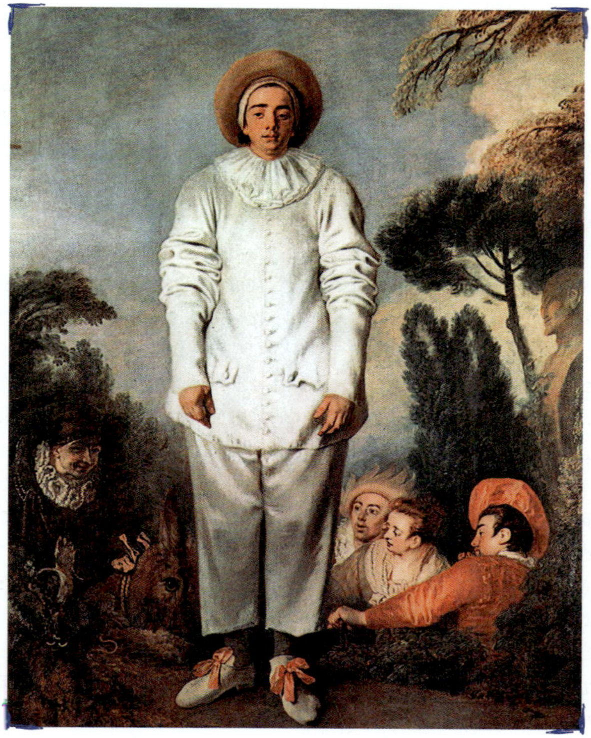

Er ist umgeben von fremden, unbekannten Gestalten. Der Betrachter der Ankunftsszenerie, der spätere Therapeut, ist seinerseits noch ähnlich unsicher, suchend, verloren wie sein späterer Patient. Es lohnt sich, diese Unwissenheit zu verstehen zu geben, zu bekennen, dass man selbst noch gar nichts weiß, dass man alles erst in Erfahrung bringen muss. Es gibt kaum einen schlechteren Beginn, als zu vermitteln, dass man das Entscheidende schon weiß, dass man eigentlich schon am Ende des Sich-Öffnens und -Austauschens ist.

Jakob von Gunten sagt in dem gleichnamigen Roman von Robert Walser zu seinem Bruder:

Ich hoffe, du verstehst mich nicht ganz, denn wenn du mich verstündest, Bruder, dann wärest du ja eigentlich grässlich.

Es ist wichtig, dass man zu dem neu Angekommenen hingeht, dass man ihn und die anderen begrüßt, dass man fragt, um wen es geht, und dass man von Anfang an keinen Zweifel daran lässt, wer die Hauptperson ist und dass man mit diesem Menschen natürlich zuerst sprechen will. Hier zeigt sich auch unsere Kunstfertigkeit, unsere Professionalität, wie weit wir unseren Beruf beherrschen. Denn wir dürfen den andern Menschen, die den Patienten gebracht haben, die die ganze Zeit das Leiden alleine abgefedert, erleichtert, getragen haben (und das später eventuell auch wieder übernehmen müssen) nicht den Eindruck vermitteln, als ob sie nicht zur Kenntnis genommen oder gar beschuldigt würden, als ob man sie nur los sein wolle und als ob man sie in Zukunft nicht mehr brauchte. Gerade in der Ausgangssituation müssen wir uns um den Rest der für den Patienten wichtigen Welt genauso intensiv kümmern wie um die Hauptperson, aber in der richtigen Dosis, der richtigen Reihenfolge und mit der gleichen Glaubwürdigkeit.

Von meinem Chef habe ich gelernt, dass man nie etwas ohne oder gegen die Familie unternehmen dürfe. Diese Regel hat sich immer bestätigt. Wenn man gegen sie verstößt, wird man schwer bestraft. Die Angehörigen können diese Kränkung nicht ertragen, vor allem dann, wenn der angekündigt positive Verlauf nicht eintritt. Sie vermitteln dann vielleicht dem Patienten andere kontraproduktive Sichtweisen und Einflüsse, nicht selten auch andere Therapievorschläge oder – im Geheimen – andere Therapeutenkontakte. Und wenn der Therapieverlauf nicht glücklich endet, ist es nicht die Krankheit gewesen, sondern der Therapeut.

Das Blut verbindet am stärksten. Es schafft die dauerhafteste Beziehung. In der englischen Sprache werden die Blutsverwandten als die Menschen bezeichnet, die die Beziehung haben: the relatives.

Nach der ersten Begegnung kommt eine zweite, eine dritte, und die Beziehung beginnt. Es ist von größter Bedeutung, zu fragen, was erreicht werden soll, was sein darf und was auf keinen Fall hinzunehmen ist.

Eine gewisse Orientierung gibt der Text des hippokratischen Eides:

> Den Kranken werde ich nach meiner Überzeugung und meinem Wissen die zuträgliche Diät verordnen und werde sie bewahren vor allen schädlichen und unrechten Dingen ....

> Immer, wenn ich in ein Haus eintrete, soll es mir um den Beistand der Kranken zu tun sein, und ich will mich reinhalten von jedem Unrecht und jedem geschlechtlichen Verlangen gegenüber Männern, Kindern und Frauen, Sklaven oder Freien.

Der Nutzen des Kranken, das Therapieziel, steht an erster Stelle. Es ist durchaus möglich und auch als erste therapeutische Intervention hilfreich, mit dem Patienten zusammen nachzudenken, wohin die Reise gehen soll.

Und dann kommt schon die Maxime: Der Arzt darf nicht schaden.

Und er darf sich keine sexuellen Erlebnisse im therapeutischen Zusammenhang verschaffen.

Es gibt manches für den Arzt Positive, was inzwischen allgemein zugestanden wird und auch vom Patienten als selbstverständlich toleriert wird:

Der Arzt darf mit seiner Kunst Geld verdienen, er darf ehrgeizig sein, gute Arbeit zu machen und einen guten Ruf zu erzielen. Er darf auch seine Selbstbestätigung aus der Qualität seiner Arbeit erfahren. Alle diese Egoismen sind erlaubt. Aber andere

Egoismen sind ebenso tabu wie die sexuellen Erlebnisse:

Der Arzt darf den Patienten nicht zum Objekt der von ihm zu beweisenden Theorien machen.

Der Arzt darf den Patienten nicht zum Objekt eines kollegialen Wettkampfes machen.

Der Arzt darf den Patienten nicht als Versuchsobjekt missbrauchen.

Der Arzt darf den Patienten nicht – ohne zwingende Indikation – zur Einnahmequelle machen ...

Summa summarum: Der Arzt darf über die eingangs erwähnten allgemein anerkannten und geduldeten Ziele hinaus kein persönliches Ziel bei der Behandlung seines Patienten anstreben und auch keine allgemein tabuisierten Ergebnisse hinnehmen.

Wenn diese Prinzipien anerkannt sind und zwei weitere Gebote zusätzlich anerkannt werden, dann ist fast alles erlaubt.

Die beiden zusätzlichen Gebote heißen Aufrichtigkeit und Zuverlässigkeit.

Warum ist das alles so wichtig? Ich will es mit einem Absatz aus einem Vortrag des Berner Psychologen Blaser beantworten:

Hier möchte ich ein Spannungsfeld zwischen dem sexuellen Übergriff in der Therapie und dessen Gegenpol aufspannen. Der Gegenpol ist für mich die starre Abstinenz. Wie wir gesehen haben, liegt die Wahrscheinlichkeit, daß ein Patient in eine sexuelle Affaire verwickelt wird, im Promillebereich. Was ich jedoch monatlich erlebe, ist nicht, daß sich Patienten über Therapeuten beklagen, sie seien vergewaltigt, belästigt, angemacht, betatscht, ausgenutzt worden, nein! Sie beklagen sich darüber, Mann oder Frau, daß der Therapeut dort gesessen und nichts gesagt habe: Zugehört habe er wohl, mehr nicht. Keine Andeutung von Zuneigung, Mitleid, keine Geborgenheit, kein Eros, nichts Väterliches, nichts Mütterliches. Kühle Distanz. Kühle Interpretationen und Konfrontationen, fleißiges Notizenmachen. Indifferenz, Passivität. Und das kommt nicht im Promillebereich vor, sondern wie ich behaupte in 30 bis 50 Prozent aller Psychotherapien und aller Sitzungen.

Wenn der Therapeut bei der intensiven persönlichen Zuwendung die von mir genannten Gebote und Verbote beachtet, kann eigentlich nichts schiefgehen.

Eines habe ich allerdings vergessen: Er muss Hilfe suchen oder den Fall abgeben – nach aufrichtigem Gespräch mit dem Patienten –, sobald er merkt, dass die Situation „zu heiß", also unbeherrschbar wird.

Vor Kurzem habe ich in den Bergen einen Freund besucht, der früher psychotherapeutisch tätig war und der sich zurückgezogen hat, um jetzt vor allem seiner Musik zu leben. Er spielte mir – mittels einer CD – eine in der letzten Zeit entstandene Aufnahme vor: Eine junge Frau sang Lieder ihrer unglücklichen Liebe, zu denen er die Musik komponiert hatte.

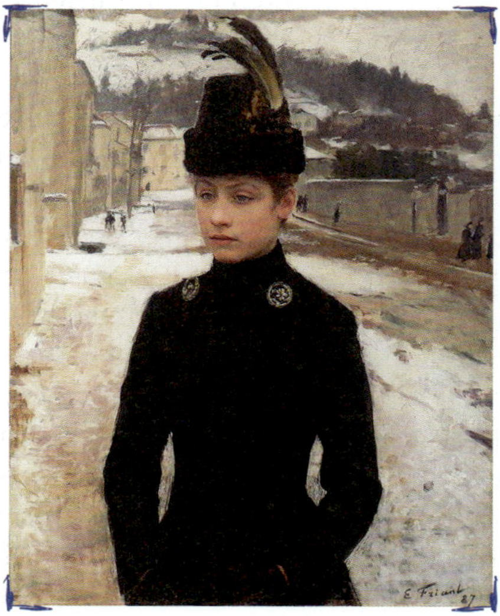

Er meinte, dass es dazu eine Geschichte gebe, die er mir erzählen wolle. Die junge Frau habe mit ihm zusammen künstlerisch gearbeitet, als der Mann ihrer Liebe, der von allem nichts gewusst habe, als ihr Psychotherapeut, in Urlaub gewesen sei. Mein Freund berichtete mir, dass er der jungen Frau geraten habe, sie solle sich einen anderen Psychotherapeuten suchen und zuvor dem jetzigen Therapeuten als Begründung ihres Wechselwunsches und als Dokument ihres Seelenzustandes die von ihr geschriebenen (und von ihm vertonten) Gedichte zeigen. Daraufhin habe ihr der Mann ihrer Liebe gestanden, dass es ihm ebenso gehe wie ihr. Beide, Patientin und Therapeut, seien jetzt ein glückliches Paar.

Es gibt also auch besondere Verläufe und Ausnahmen, aber sie dürfen nicht als Vorwand für eine primäre Freiheit des Auslebens dienen. Und dieser Fall zeigt auch, dass in Ausnahmesituationen professionell saubere Lösungen möglich sind.

Im professionellen Alltag, der durch eine übernommene Verantwortung gekennzeichnet ist, steht die Verantwortung an erster Stelle. Die Ärzte, Psychologen, Psychotherapeuten müssen sich immer wieder fragen und überprüfen, ob sie zur Erfüllung der übernommenen Aufgabe uneingeschränkt in der Lage sind. Wenn der Chirurg zu zittern beginnt, muss er mit dem Operieren aufhören, wenn der Arzt merkt, dass die Hormone seine Beziehungsgestaltung dominieren, dass seine Seele zittert, muss er selber Hilfe suchen und wahrscheinlich oft die Therapie beenden. Das gilt, glaube ich, nicht nur für die Psychotherapie.

Damit kommen wir zu einem sehr wichtigen Aspekt. Wer eine Therapie übernimmt, muss wissen, dass er sich in Gefahr begibt, in die Gefahr der menschlichen Beziehung mit Freundschaft und Liebe. Er muss wissen, dass das Bedrohungsgefühl und auch das Ergriffensein normal sind, dass man aber der Versuchung in keinem Fall erliegen darf, sowenig wie einem inzestuösen Wunsch. Er muss das von Anfang an wissen, er muss in seiner Ausbildung die zugehörigen Situationen kennengelernt und durchgespielt haben, er muss seine verlässlichen Helfer und Kollegen kennen. Nur die vom Patienten stammenden, durch das Schweigegebot identifizierbaren Inhalte dürfen ein Geheimnis sein, aber sonst darf es zwischen den beiden nichts Geheimes geben. Die ehrliche Dokumentation in der Krankenakte ist hier ein gutes Hilfsmittel.

Ich spreche nicht von einer Rarität. In den Untersuchungen von Pope fühlten sich etwa 90 % aller befragten Therapeuten sexuell zu Patienten hingezogen – nicht in 90 % der insgesamt behandelten Fälle, sondern 90 % der Therapeuten waren zu solchen Gefühlen fähig. Das muss eigentlich nicht wundern, denn es handelt sich ja um Menschen, bei denen man eine besondere Sensibilität voraussetzt.

Und es geht dabei nicht nur um die Psychotherapie, sondern um alle Situationen, in denen Menschen versuchen, einem anvertrauten und vertrauensvollen Mitmenschen näherzukommen, also zum Beispiel auch in Schulen. Der bereits erwähnte Roman Robert Walsers gibt ein bewegendes Beispiel, wie zwei auf Abstand bedachte, zugeknöpfte Erzieher, der Institutsleiter Benjamenta und seine Schwester, im Laufe der Zeit zu Opfern ihrer Beziehung werden, ebenso die Hauptperson Jakob von Gunten.

Als dieser, entsprechend dem erreichten Ausbildungsziel, darum bittet, dass man ihm eine Stelle vermittelt, erhält er zur Antwort:

Dir gebe ich keine Stelle, dir verschaffe ich noch lange nichts derartiges. Weißt du, mich verlangt, dich noch zu haben. Kaum besitze ich dich Burschen, so willst du fortrennen? Das gibt es nicht. Langweile dich hier im Institut so gut als du eben kannst. O, kleiner Weltverbesserer, in der Welt, draußen in der Welt erst, im Beruf, im Streben, im Erringen, da, da werden dir Meere von Langeweile, Öde und Vereinsamung entgegengähnen. Bleib du hier. Sehne dich noch ein Weilchen. Du glaubst ja gar nicht, welch eine Seligkeit, welch eine Größe im Sehnen, also im Warten, liegt. Also warte. Laß es dich immerhin innerlich drängen. Aber nicht zu sehr. Höre, mich würde dein Weggang schmerzen, es würde mir eine Wunde, eine ganz unheilbare, beibringen, es würde mich fast töten. Töten? Ich muß dich bitten, mich auszulachen, aber fest. Lach mich ganz unverschämt aus, Jakob. Ich erlaube es dir. Doch, sage du, was habe jetzt eigentlich ich dir zukünftig noch zu gestatten und zu verbieten? Ich, der ich dich soeben davon überzeugt habe, daß ich fast, fast abhängig von dir bin? Mich schaudert's, mich empört und beglückt es zu gleicher Zeit, Jakob, was ich da angestellt habe. Doch ich liebe zum erstenmal einen Menschen. Doch das fassest du nicht. Geh. Marsch. Mach, daß du hinauskommst. Ungezogener, wisse, daß ich noch strafen kann. Fürchte dich.

Es geht mir nicht um Mitleid für die Täter (Herr Benjamenta hat sich dann auch nicht an Jakob vergangen, sondern ist mit ihm zusammen, nach dessen freier Entscheidung – soweit es so etwas gibt – ins Ungewisse aufgebrochen). Es geht mir um die Vermittlung der tatsächlichen menschlichen Kondition, damit man vorbeugen und helfen kann, um die Verletzungen im Rahmen der therapeutischen Beziehung zu vermeiden.

Bei der Bearbeitung dieses Themas wurde mir klar, wie sehr ich mich doch als Arzt fühle, bei dem es in bestimmten Fragen und Situationen keine Kompromisse gibt. Das hat mich eigentlich überrascht, denn einmal – vor 25 Jahren – habe ich in einem mir zum Gegenlesen und zur Korrektur vorgelegten Interview meine Aussage „*Ich bin kein Arzt*" nicht gestrichen.

Es handelte sich um das berühmt-berüchtigte Buch „Wahnsinn" von Uwe Heitkamp und um meine Stellung zur Psychiatriereform. Auch heute würde ich diesen Satz in diesem Zusammenhang nicht streichen.

Wenn es aber um das Wohl und Wehe persönlich anvertrauter Menschen geht, gilt dieser Satz *nicht* mehr für mich.

So verabschiede ich mich zum Ende dieser achten Etappe als ein getreuer Schüler des großen Arztes von Kos mit dem Satz aus dem hippokratischen Eid:

Den Kranken werde ich nach meiner Überzeugung und meinem Wissen die zuträgliche Diät verordnen und werde sie bewahren vor allen schädlichen und unrechten Dingen.

Liebe Reisegenossen, falls Ihnen und anderen Lesern diese Erzählungen und Berichte gefallen haben, möchte ich, durch Ihr Interesse bestätigt, noch einen zweiten Band meiner Kunstreise vorlegen. Die neunte Etappe wird wieder nach Épinal gehen, dann zu den berühmten „Images d'Épinal", denen zur Zeit eine große Ausstellung gilt, aber auch zu den Emaille-Schildern der Wirtshäuser, die davon künden, dass alle Menschen ein Recht auf das Glück haben: „Le soleil luit pour tout le monde." Demnach werde ich in der neunten Etappe vom Glück (und Unglück) sprechen und von den Bildern und Romanen, die davon berichten. Die zehnte Etappe führt zu einem meiner großen Lehrer, zu dem Kalendermann Johann Peter Hebel aus Karlsruhe, und zu seiner Geschichte „Kannitverstan". Wir werden uns dabei mit dem Verstehen und Nicht-Verstehen befassen: in Psychologie, in Psychiatrie, im täglichen Leben. Und dann kann die Reise mit neuem Wind zu anderen Zielen weitergehen.

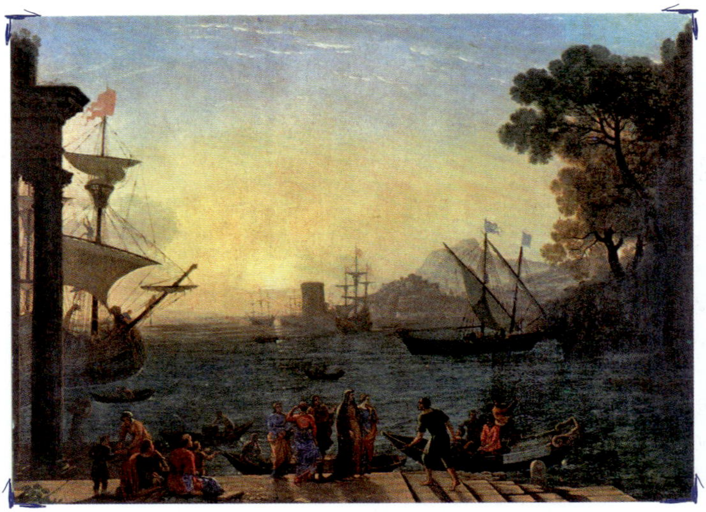

Ich komme auf das Motto dieses Bericht-Bandes zurück. Es drängt mich, noch vieles zu sagen, was ich funden habe und was die Zeit mich gelehret hat.

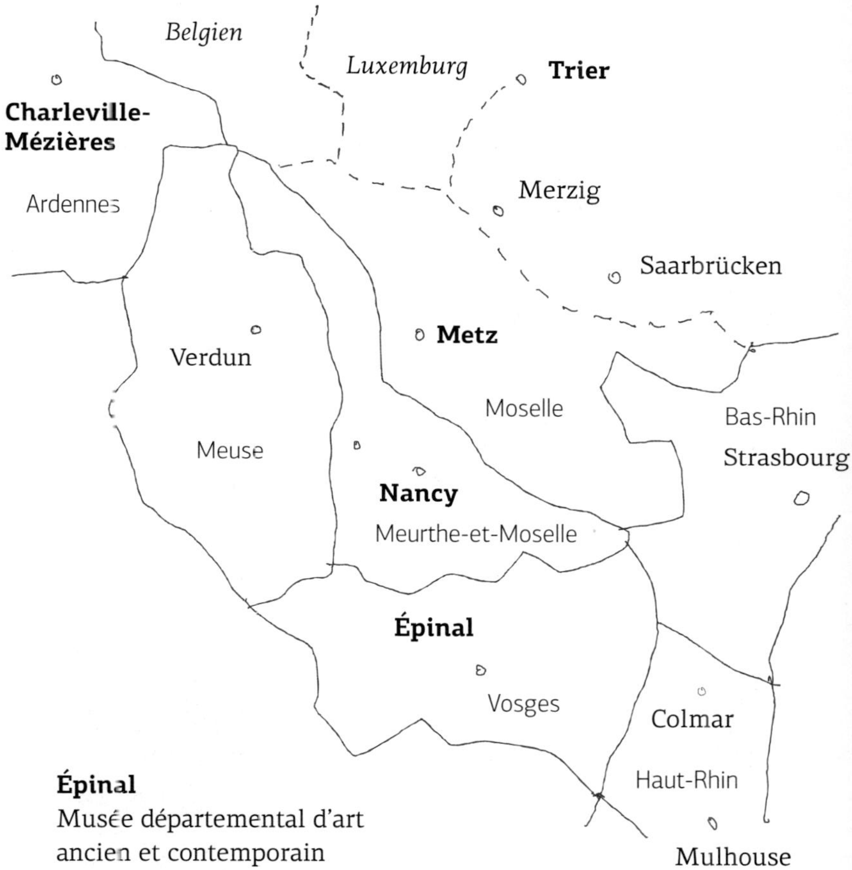

Épinal
Musée départemental d'art ancien et contemporain

Metz
Musées de la cour d'or

Nancy
Musée des Beaux-Arts
Musée de l'École de Nancy

Trier
Hohe Domkirche St. Peter zu Trier

Nach acht Etappen

Wolfgang Werners Reisen

Wolfgang Werner schreibt im Rückblick auf seine Tätigkeit als Klinikchef kein Kompendium, in dem er seine Erkenntnisse weitergibt, er nimmt seine Leser mit auf Reisen. In die Museen oder die Lebenswelt der Dichter reist er tatsächlich, ins Land der Psychiatrie aber in der Vorstellung. Er schreibt als einer, der sein Fach, die Psychiatrie, kennt und als ein aufmerksamer Menschenbeobachter, der von Künstlern gelernt hat, von Schriftstellern und Dichtern, die zu der Beobachtungsgabe das Sprachvermögen haben, Lebensäußerungen in Worte zu fassen. Unter ihrem Einfluss erhalten seine Sätze ihre Präzision, ihren Rhythmus und Klang. Und er weiß von den Gleichnissen und Parabeln der Bibel her, dass das Erzählen in Geschichten die einprägsamste Verfahrensweise ist, eine Botschaft zu vermitteln. Erklärungen vergisst man rasch, was man aber erzählt bekommt, behält man oft ein Leben lang. So lesen wir auch hier keine fachliche Abhandlungen, sondern einprägsame Erzählungen.

Aber auch von Malern, die die feinsten Sinne für die visuelle Wahrnehmung unserer Wesensart haben und deren Darstellung in Form und Farbe meistern, wurde er entscheidend zum Erfassen unserer Psyche angeregt. Wolfgang Werner ist selber Maler, nimmt also, was oder wen er anschaut, mit deutender, ja verstehender Aufmerksamkeit wahr. Das setzt ihn in den Stand, den Bereich des bloß Fachlichen zu übersteigen hin zu der persönlichen, auf Begegnungen beruhenden Erfahrung, die den Therapeuten den Systemzwängen der verwissenschaftlichten Medizin entzieht. Fachinternes wissenschaftliches Erkennen wird durch ein feinfühliges Ahnen in kaum erwartete Dimensionen der Empathie weitergeführt.

Wolfgang Werner geht mit dem Begriff „psychische Krankheit“ behutsam um, er redet lieber von seelischen „Störungen“. Er schildert Verhaltensauffälligkeiten und führt uns in das Verstehen eines unter seiner Lebenssituation leidenden Menschen ein. Er zeigt und weckt Mitgefühl. Für dieses Verfahren genügt die sogenannte objektive Wissenschaftssprache nur bedingt. Es braucht dazu eine sensiblere Ausdrucksweise. Er hat die Sprache an „seinen" Dichtern geschult, vor allen an Lenz, Büchner, Hebel, Robert Walser, Hofmannsthal, Frisch, Verlaine, Rimbaud, Koltès, Johannes Kühn u.a. Er zieht ihre Dichtungen zur Erhellung menschlichen Verhaltens heran. Wenn er die Dichter dann zitiert, tut er es natürlich auch als Mediziner, als ehemaliger Klinikchef, der sie mit psychologischer Aufmerksamkeit gelesen hat, um die gewonnenen Einsichten für die Therapie nutzbar zu machen. So profitiert der Psychotherapeut vom Dichter, aber auch das Werk des Dichters erfährt eine lebensnahe Interpretation. Und wir Leser erfahren eine Sensibilisierung in der Wahrnehmung von Kunst wie des geplagten Mitmenschen.

Wolfgang Werner schaut sich gern in der Nähe um. Die Werke der Maler (Hans Ruprecht Hoffmann, Claude Lorrain, Georges de la Tour, Émile Friant, Marlene Thiesen u.a.), die ihm zu Leitbildern werden, findet er in den Museen der Region, zu denen man ohne große Umstände hinfahren kann; denn zur fruchtbringenden Begegnung mit einem Bild braucht man das Original. Einem Druck fehlt die Atmosphäre, das mit dem pastosen Auftrag bewirkte Leuchten der Farben etwa. Kunst, die das Leben aufschließen soll, muss bis in ihre Machart wahrgenommen werden, sonst berührt sie nicht. Die Hinwendung zu beachteten Malern der Nähe, Dichtern der Nähe empfiehlt sich, denn wird das Menschliche vom Künstler tief genug gesehen, wird sein Werk auf der ganzen Welt verstanden, also bringt diese geographische Begrenzung keine Verkürzung der Aussage. Die Nähe erleichtert vielmehr den Zugang zum Text wie zum Bild.

Sein unkonventioneller und sehr persönlicher Umgang mit Hilfesuchenden weckt Assoziationen, die der Leser für vergleichbare Situationen weiterentwickeln kann. Wir – das sind nicht nur Psychotherapeuten, damit ist jeder von uns gemeint –

fassen Mut, eigenes Erleben in den Umgang einzubringen. Der Autor fachsimpelt also nicht, er stellt uns lebensunmittelbare Konstellationen vor Augen. Ein Beispiel seines erfindungsreichen Umgangs mit Leidenden ist die „Porotherapie". (Eine Methode des Heilens, deren Idee die „Fußreise zusammen mit dem psychisch Hilfsbedürftigen" ist. Porotherapie ist „bisher weder genügend angewendet und erprobt noch wissenschaftlich ausgewertet".) Der unter Störungen leidende Mensch wird als Freund und Partner mit auf den Weg genommen, und die Gespräche, ihm zu helfen, knüpfen bei seiner „gesunden Substanz" an. Der Therapeut bringt dabei sich selber ins Spiel, aber er dominiert nicht. Das Gespräch schafft persönliche Nähe, wobei es vorwiegend um „Gefühle, die (wechselseitig) mitgeteilt werden", geht. Dann gibt es keine Fälle einer definierten Krankheit mehr, nur noch persönliche Schicksale. Allein bei geweitetem Blick auf Person wie Umfeld und bei wahrhaftiger Anteilnahme kann man in diesem Sinne glaubwürdig therapieren. Der Therapeut taktiert nicht, er reagiert auf die Not seines Partners wie auf jedes positive Signal. Eine solche Begegnung kann nur erzählt werden.

Von Vorurteilen, die Wolfgang Werner als häufige Behinderung für viele Therapien beobachtet, berichtet auch Nietzsche in einer aphoristischen Notiz: „Wir vergessen zu leicht, dass wir im Auge fremder Menschen, die uns zum ersten Male sehen, etwas ganz Anderes sind, als Das, wofür wir uns selber halten: meistens Nichts mehr, als eine in die Augen springende Einzelheit, welche den Eindruck bestimmt. So kann der sanftmütigste und billigste Mensch, wenn er nur einen großen Schnurrbart hat, gleichsam im Schatten desselben sitzen, und ruhig sitzen, – die gewöhnlichen Augen sehen in ihm den Zubehör zu einem großen Schnurrbart, will sagen: einen militärischen, leicht aufbrausenden, unter Umständen gewaltsamen Charakter – und benehmen sich darnach vor ihm."

Benno Rech

QUELLENANGABE

Die für mich wichtigsten Einflüsse literarischer und nicht literarischer Art kann ich auch beim besten Willen nicht den einzelnen Stellen meines Textes zuordnen. Sie sind so in meine Gedanken eingeflossen, dass sie ein Stück von mir geworden sind.

Wenn ich prinzipielle Aussagen mache und dabei nicht angebe, dass ich sie von anderer Seite übernommen habe, dann ist es überwiegend wahrscheinlich, dass es sich um eigene Gedanken und Erkenntnisse handelt.

Wann immer ich weiß, dass die sinngemäß zitierten Aussagen aus einer anderen Quelle stammen, dann habe ich das auch in der Formulierung meines eigenen Textes zum Ausdruck gebracht.

LITERATUR

Diese Quellenangaben dienen ausschließlich zum Finden der Texte, aus denen wörtliche Zitate stammen. Sie geben auch nicht annäherungsweise wieder, welche Literatur für mich wichtig gewesen ist.

Die Quellenangaben zur Literatur sind in zwei Teile gegliedert:

I. Literaturübersicht
Hier sind die zu den wörtlichen Zitaten gehörenden Texte – soweit möglich und nötig – in alphabetischer Reihenfolge zu einer Literaturübersicht zusammengefasst und jeweils mit einer Kennziffer versehen.

II. Etappenübersicht
Hier erscheinen die in der Literaturübersicht aufgeführten Texte (mit der zugehörigen Kennziffer) in der Reihenfolge, in der sie erstmals zitiert werden.

I. Literaturübersicht

1) Ahr, N.: Das Versprechen. In: Die Zeit, 11. August 2011

2) Baissette, G.: Leben und Lehre des Hippokrates. Hippokrates-Verlag, Stuttgart, 1970

3) Beyer: Sprichwörterlexikon. Verlag C.H. Beck, München, ohne Jahresangabe

4) Bibel. Von Cansteinsche Bibelanstalt Witten und Lutherisches Bibelhaus Berlin, 1968

5) Binding, R.G.: Moselfahrt aus Liebeskummer. Rütten & Loening Verlag, Frankfurt am Main, 1936

6) Blaser, A.: Sexueller Missbrauch in der Psychotherapie: Urteil, Vorurteil und Konsequenzen. In: K.M. Bachmann und W. Böker (Hrsg.): Sexueller Missbrauch in Psychotherapie und Psychiatrie. Huber Verlag, Bern, 1994

7) Bonnefoy, Y.: Arthur Rimbaud. Rowohlt Taschenbuch Verlag, Reinbek bei Hamburg, 2005

8) Brecht, B.: Ausgewählte Werke in sechs Bänden. Suhrkamp Verlag, Frankfurt am Main, 1997

9) Brückenschlag, Zeitschrift für Sozialpsychiatrie, Literatur, Kunst, Band 26. Paranus-Verlag, Neumünster, 2010

10) Büchner, G.: Werke und Briefe. Münchner Ausgabe. Deutscher Taschenbuch Verlag, München, 1988

11) Camus, A.: Der erste Mensch. Rowohlt Verlag, Reinbek bei Hamburg, 1995

12) Char, R.: Einen Blitz bewohnen. Ausgewählte Gedichte französisch-deutsch, Fischer, Frankfurt am Main, 1995

13) Claudel, Ph.: Au revoir Monsieur Friant. Phileas Fogg, Paris, 2001

14) Claudel, Ph.: Das Geräusch der Schlüssel. Friedenauer Presse, Berlin, 2010

15) Claudius, M.: Sämtliche Werke. Deutsche Buch-Gemeinschaft. Berlin, Darmstadt, Wien, 1958

16) Dach, S.: Perstet amicitiae semper venerabile faedus! In: Das große Gedichtbuch (Hrsg.: K.O. Conrady). Athenäum, Kronberg/Ts., 1977

17) Damm, S.: Vögel, die verkünden Land. Das Leben des Jakob Michael Reinhold Lenz. Insel Verlag, Frankfurt am Main und Leipzig, 1992

18) Dehmel, R.: Dichtungen, Briefe, Dokumente. Hoffmann und Campe Verlag, Hamburg, 1963

19) Dörner, K.: Leben und sterben, wo ich hingehöre. Dritter Sozialraum und neues Hilfesystem. Paranus Verlag, Neumünster, 2012

20) Dülmen, R. van (Hrsg.): Hexenwelten. Fischer Verlag, Frankfurt am Main, 1987

21) Eichendorff, J. von: Gedichte. Schreiter'sche Verlagsbuchhandlung, Berlin, um 1900

22) Feuerbach, A., Ritter von: Kaspar Hauser oder Beispiel eines Verbrechens am Seelenleben eines Menschen (1832). Klett, Stuttgart-Düsseldorf-Leipzig, 2004

23) Fontane, Th.: Briefe. Aufbau-Verlag, Berlin und Weimar, 1980

24) Fontane, Th.: Gedichte in einem Band. Insel Verlag, Frankfurt am Main, 1998

25) Frisch, M.:. Stichworte (Hrsg.: U. Johnson). Suhrkamp Verlag, Frankfurt am Main, 1975

26) George, St.: In: Zeichen der Zeit (Hrsg.: W. Killy). Fischer, Frankfurt am Main und Hamburg, 1958

27) Giacometti, A.: Gestern, Flugsand: Schriften. Scheidegger & Spiess, 2006

28) Goethe, J.W.: Hamburger Ausgabe. Deutscher Taschenbuch Verlag, München 1982

29) Hasenclever, W.: Die Todesanzeige. In: Menschheitsdämmerung (Hrsg.: K. Pinthus). Rowohlt, Hamburg, 1959

30) Hebel, J.P.: Schatzkästlein des Rheinischen Hausfreunds. Manesse Verlag, Zürich, 1950

31) Heraklit: In: H. Diels und G. Plamböck: Die Fragmente der Vorsokratiker. Rowohlt Verlag, 1957

32) Hoddis, J. van: Dichtungen und Briefe. Arche Verlag, Zürich, 1987

33) Hölderlin, F.: Dichtungen. Rütten & Loening, Berlin, 1952

34) Hofmannsthal, H. von: Ausgewählte Werke in zwei Bänden. Fischer, Frankfurt am Main, 1957

35) Holzach, M.: Deutschland umsonst: Zu Fuss und ohne Geld durch ein Wohlstandsland. Hoffmann und Campe, Hamburg, 1993

36) Kegan, R.: Die Entwicklungsstufen des Selbst. Fortschritte und Krisen im menschlichen Leben. Peter Kindt Verlag, München, 1994

37) Killy, W. (Hrsg.): Ein deutsches Lesebuch in vier Bänden.

Fischer Bücherei KG, Frankfurt am Main und Hamburg, 1958

38) Koltès, B.-M.: Die Nacht kurz vor den Wäldern.* Verlag der Autoren. Frankfurt am Main, 2010

39) Koltès, B.-M.: Kampf des Negers und der Hunde. Verlag der Autoren. Frankfurt am Main, 2010

40) Koltès, B.-M.: Quai West. Verlag der Autoren. Frankfurt am Main, 2007

41) Koltès, B.-M.: Roberto Zucco. Verlag der Autoren. Frankfurt am Main, 2006

42) Kühn, J.: Salzgeschmack. Gedichte. Verlag „Die Mitte“, Saarbrücken, 1989

43) Kühn, J.: Meine Wanderkreise. Verlag „Die Mitte“, Saarbrücken, 1990

44) Kühn, J.: Leuchtspur. Carl Hanser Verlag, München, 1995

45) Kühn, J.: Nie verließ ich den Hügelring. Gollenstein Verlag, Blieskastel, 2002

46) Kühn, J.: Wanderziel. Unveröffentlicht, 12.06.98

47) Kühn, J.: Ich wüßte nicht ... In: Tel est le coeur, Katalog zur Ausstellung von Marlene Thiesen. Saarbrücken, 2013

48) Lassalle, H.: Zen-Weg zur Erleuchtung. Herder Spektrum, Freiburg, 1992

49) Lenz, J.M.R.: Werke. Philipp Reclam jun., Stuttgart, 1992

50) Lichtenstein, A.: Abschied. In: Frankfurter Anthologie, 5. Band (Hrsg.: M. Reich-Ranicki). Insel, Frankfurt a. M., 1982

51) Mörike, E.: Gedichte in einem Band. Insel Verlag, Frankfurt am Main und Leipzig, 2001

52) Munch, E.: In: Arnold, M.: Edvard Munch. Rowohlt Taschenbuch Verlag GmbH, Reinbek bei Hamburg, 1995

53) Remarque, E.M.: Im Westen nichts Neues. Kiepenheuer und Witsch, Köln, 1996

54) Rilke, R.M.: Die Aufzeichnungen des Malte Laurids Brigge In: Werke, Band III. Insel, Frankfurt am Main, 1986

55) Rilke, R.M.: Worpswede: Monographie einer Landschaft und ihrer Maler. Tredition Classics, Hamburg, 2012

56) Rimbaud, A.: Briefe und Dokumente (Hrsg.: C. Ochwadt). Verlag Lambert Schneider, Heidelberg, 1961

57) Schiller, F.: Nänie. In: Sämtliche Gedichte. Insel Verlag, Frankfurt am Main und Leipzig, 1994

58) Schiller, F.: Wallensteins Lager. In: Schillers Werke. Hesse & Becker Verlag, Leipzig, 1910

59) Schröder, J. (Hrsg.): Georg Büchner Lenz. Mit Oberlins Aufzeichnungen „Der Dichter Lenz, im Steinthale" und ausgewählten Briefen von J.M.R. Lenz. Insel Verlag, Frankfurt am Main und Leipzig, 1985

60) Schwitters, K.: Wir spielen, bis uns der Tod abholt. Briefe aus fünf Jahrzehnten. Verlag Ullstein, Frankfurt am Main und Berlin, 1986

61) Shakespeare, W.: Hamlet, zweisprachige Ausgabe. Übersetzt von Frank Günther.** Deutscher Taschenbuch Verlag, München, 2000

62) Sophokles: Philoktet. Suhrkamp Verlag, Frankfurt a. M., 2000

63) Stadler, E.: Vorfrühling. In: Das große Gedichtbuch (Hrsg.: K.O. Conrady). Athenäum, Kronberg/Ts., 1977

64) Trakl, G.: Rondel. In: Das große Gedichtbuch (Hrsg.: K.O. Conrady). Athenäum, Kronberg/Ts., 1977

65) Verlaine, P.: Gedichte. Französisch und deutsch (Hrsg.: H. Hinderberger). Verlag Lambert Schneider, Gerlingen, 1959

66) Walser, R.: Sämtliche Werke in zwanzig Bänden. Suhrkamp Verlag, Frankfurt am Main, 1986

67) Werner, W.: Psychiatrisches Alphabet. Paranus Verlag, Neumünster, 2009

68) Zech, P.: Sämtliche Dichtungen des Jean Arthur Rimbaud (Nachdichtungen). Fischer Taschenbuch Verlag, Frankfurt am Main, 1990

* Die zweite im Buch wiedergegebene Übersetzung stammt von mir (WW).

** Das Zitat aus der 2. Szene des II. Aktes, das diesem Buch den Namen gegeben hat, wurde von mir (WW) leicht verändert. Bei Frank Günther heißt es: „Welch Meisterwerk ist doch der Mensch!“ Im Original heißt es: „what piece of work is a man!“

II. Etappenübersicht:

Motto: 15

Vor der Reise: 67, 30, 61, 37

Erste Etappe: 34, 66, 12, 27, 31, 24, 48, 35

Zweite Etappe: 30, 24, 63, 13, 52, 33, 54, 34, 50, 9, 11

Dritte Etappe: 59, 4, 17, 10, 34, 49

Vierte Etappe: 10, 4, 66, 8, 19, 1, 23, 60

Fünfte Etappe: 3, 49, 10, 14, 38, 40, 65, 47, 39, 41, 29, 18

Sechste Etappe: 26, 32, 5, 20, 4, 25, 62, 28, 57, 8, 11, 53, 66

Siebte Etappe: 33, 38, 28, 42-46, 55, 21, 51, 64, 56, 7

Achte Etappe: 44, 68, 56, 61, 4, 36, 18, 22, 66, 8, 16, 58, 2, 6, 15

KUNSTWERKE

Diese Quellenangaben nennen die Orte, an denen sich die erwähnten Kunstwerke, sofern sie öffentlich zugänglich sind, befinden. Der persönliche Besuch dieser Orte ist unumgänglich, wenn der Suchende das Bild in seiner ganzen Ausdruckskraft erleben will.

Zu den im Buch vorhandenen Fotografien gibt es keine besondere Liste.

Alle Schwarz-Weiß-Fotografien (außer Seite 157, 199 und 266) stammen von dem Fotografen Werner Goebel (Prix Charlemagne 1998), alle farbigen Aufnahmen vom Autor (WW).

Die Quellenangaben zu den Kunstwerken sind in zwei Teile gegliedert:

I. Übersicht zu den öffentlich zugänglichen Orten

Hier sind die öffentlich zugänglichen Orte, an denen sich in diesem Buch erwähnte Kunstwerke befinden, in alphabetischer Reihenfolge aufgeführt und mit einer Kennziffer versehen.

II. Etappenübersicht

Hier wird, durch Nennung der Kennziffer, angegeben, an welchem öffentlich zugänglichen Ort sich Kunstwerke befinden, die in der jeweiligen Etappe aufgesucht oder erwähnt werden.

Die Orte erscheinen in der Reihenfolge, in der die zugehörigen Kunstwerke genannt werden.

I: Übersicht zu den öffentlich zugänglichen Orten

1) Épinal: Musée départemental d'art ancien et contemporain

2) Metz: Musées de la cour d'or

3) Nancy: Musée des Beaux-Arts

4) Musée de l'École de Nancy (auch als „Jugendstilmuseum" bezeichnet)

5) Trier: Hohe Domkirche St. Peter zu Trier

II. Etappenübersicht

Erste Etappe: 1, 4

Zweite Etappe: 4, 2, 3

Dritte Etappe: 2, 4

Vierte Etappe: 1, 3, 5

Fünfte Etappe: –

Sechste Etappe: 1, 4

Siebte Etappe: –

Achte Etappe: 4, 3, 1

Notizen zur eigenen Reise